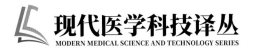

现代医学科技译丛
MODERN MEDICAL SCIENCE AND TECHNOLOGY SERIES

高级血流动力学监测 基础和新观点

Advanced Hemodynamic Monitoring

Basics and New Horizons

[俄罗斯] 米哈伊尔·Y. 基洛夫/Mikhail Y. Kirov

[俄罗斯] 弗谢沃洛德·V. 库扎科夫/Vsevolod V. Kuzkov　主　编

[德] 贝恩德·绍格尔/Bernd Saugel

刘锦纷　主　审

徐卓明　副主审

张　浩　主　译

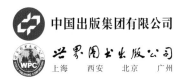

中国出版集团有限公司

世界图书出版公司

上海　西安　北京　广州

图书在版编目（CIP）数据

高级血流动力学监测：基础和新观点 /（俄罗斯）
米哈伊尔·Y.基洛夫,（俄罗斯）弗谢沃洛德·V.库扎科
夫,（德）贝恩德·绍格尔主编 ; 张浩译 . -- 上海：上
海世界图书出版公司 , 2025.1
　　ISBN 978-7-5192-9784-8

　　Ⅰ.①高… Ⅱ.①米… ②弗… ③贝… ④张… Ⅲ.
①血液动力学 - 监测 Ⅳ.① R331.3
　　中国国家版本馆 CIP 数据核字 (2024) 第 092309 号

First published in English under the title
Advanced Hemodynamic Monitoring: Basics and New Horizons
edited by Mikhail Y. Kirov, Vsevolod V. Kuzkov and Bernd Saugel
Copyright © Springer Nature Switzerland AG, 2021
This edition has been translated and published under licence from
Springer Nature Switzerland AG.

书　　名	高级血流动力学监测：基础和新观点	
	Gaoji Xueliu Donglixue Jiance : Jichu He Xinguandian	
主　　编	[俄罗斯] 米哈伊尔·Y.基洛夫	
	[俄罗斯] 弗谢沃洛德·V.库扎科夫	
	[德] 贝恩德·绍格尔	
主　　译	张　浩	
策　　划	曹高腾	
责任编辑	芮晴舟	
出 版 人	唐丽芳	
出版发行	上海世界图书出版公司	
地　　址	上海市广中路 88 号 9-10 楼	
邮　　编	200083	
网　　址	http://www.wpcsh.com	
经　　销	新华书店	
印　　刷	运河（唐山）印务有限公司	
开　　本	889 mm × 1194 mm 1/16	
印　　张	19.25	
字　　数	485 千字	
版　　次	2025 年 1 月第 1 版　2025 年 1 月第 1 次印刷	
版权登记	图字 09-2023-0750 号	
书　　号	ISBN 978-7-5192-9784-8	
定　　价	160.00 元	

译者名单

主　审　刘锦纷　上海交通大学医学院附属上海儿童医学中心

副主审　徐卓明　上海交通大学医学院附属上海儿童医学中心

主　译　张　浩　上海交通大学医学院附属上海儿童医学中心

副主译　孙　琦　上海交通大学医学院附属上海儿童医学中心
　　　　任　宏　上海交通大学医学院附属上海儿童医学中心
　　　　叶霖财　上海交通大学医学院附属上海儿童医学中心
　　　　孙思娟　上海交通大学医学院附属上海儿童医学中心

译　者（按姓氏笔画排序）
　　　　王　正　上海交通大学医学院附属上海儿童医学中心
　　　　冯　蓓　上海交通大学医学院附属上海儿童医学中心
　　　　李德宝　上海交通大学医学院附属上海儿童医学中心
　　　　肖颖颖　上海交通大学医学院附属上海市儿童医院
　　　　陈　典　上海交通大学医学院附属上海儿童医学中心
　　　　陈　浩　上海交通大学医学院附属上海儿童医学中心
　　　　陈　敏　温州医科大学
　　　　郑偲勰　上海交通大学医学院附属上海儿童医学中心
　　　　胡雨晴　上海交通大学医学院附属上海儿童医学中心
　　　　崔　青　上海交通大学医学院附属上海儿童医学中心
　　　　颜　艺　上海交通大学医学院附属上海儿童医学中心

审　校（按姓氏笔画排序）
　　　　张明杰　上海交通大学医学院附属上海儿童医学中心
　　　　龚霄雷　上海交通大学医学院附属上海儿童医学中心
　　　　滕　腾　上海交通大学医学院附属上海儿童医学中心

主审简介

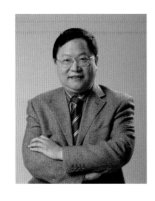

　　刘锦纷，男，汉族，1952年9月出生，中共党员，主任医师，博士生导师；现任国家心血管病中心先心病主任委员，上海市结构性心脏病虚拟现实工程中心主任。从事先天性心脏病的临床和基础研究，作为课题负责人，完成或负责国家自然科学基金、973项目、卫生部行业基金、市科委重点课题、科技攻关项目等重大项目。获得宋庆龄儿科医学奖、宋庆龄樟树奖、国家科学技术进步奖二等奖、上海市医学科技进步奖一等奖及国务院特殊津贴等。2004—2012年任上海交通大学医学院附属上海儿童医学中心院长，2013—2020年任上海市小儿先天性心脏病研究所所长，中华医学会儿外科学分会第七和第八届心胸外科学组组长，卫生部新农合先心病新农合项目专家组成员。2010年起任世界儿科与先天性心脏病外科协会会员、美国胸腔外科协会会员和 *World Journal for Pediatric and Congenital Heart Surgery* 杂志副主编。以通讯作者和第一作者发表SCI收录文章超过30余篇。年手术例数超过500例，其中复杂手术超过80%。在本专业多个领域的发展做出开拓性的重要贡献：①率先在国内建立新生儿围产期综合诊疗模式，使胎儿先心病确诊率由早期的70%~80%提高至90%以上，与国际先进水平保持同步。新生儿复杂先心病年手术例数约150例，达到国际领先水平；②巨大浸润性纵隔肿瘤的综合治疗，目前该类肿瘤完整切除率提高至80%，并发症发生率低于5%，为国际先进水平；③率先进行三尖瓣下移的锥形重建手术的推广；④率先开展虚拟心脏手术的研究。

主译简介

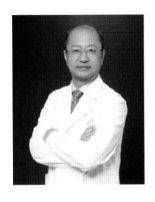

　　张浩，男，主任医师，博士研究生导师，现任国家儿童医学中心、上海交通大学医学院附属上海儿童医学中心院长，福建省儿童医院院长，上海交通大学特聘教授，上海市小儿先天性心脏病研究所所长，上海市儿童罕见病临床医学研究中心主任，上海市儿童心血管疾病研究中心主任。主持国家自然科学基金杰出青年项目、国家自然科学基金区域联合创新基金、国家自然科学基金面上项目、国家重点研发计划项目等多项课题研究。先后获国家科学技术进步奖二等奖、国家卫健委有突出贡献中青年专家、树兰医学青年奖、中国青年科技奖等。入选国家"万人计划"科技创新领军人才、上海市医学领军人才。担任国家心血管病专家委员会先天性心脏病专委会秘书长，中国病理生理学会血管医学专委会主任委员，中华预防医学会出生缺陷防控专委会委员，《中华心血管病杂志》通讯编委，《中国循环杂志》编委，*World Journal for Pediatric and Congenital Heart Surgery* 编委，*Lancet Child & Adolescent Health* 杂志国际顾问及 *European Heart Journal* 中文版主编。

中文版序

心血管系统是构成人体正常形态和功能的最主要的基础系统。心脏和血管的病理生理变化，将引起相应的血流动力学的一系列变化，这些变化在外科手术和重症监护中扮演着至关重要的角色。随着人工智能及其算法的不断进步，未来基于人工智能和机器学习进行全系统智能监护和预后预测将成为可能。

《高级血流动力学监测：基础和新观点》是由俄罗斯的米哈伊尔·Y. 基洛夫（Mikhail Y. Kirov）教授、弗谢沃洛德·V. 库扎科夫（Vsevolod V. Kuzkov）教授和德国的贝恩德·绍格尔（Bernd Saugel）教授共同主编的专业著作。该书由国际知名的施普林格（Springer）出版集团于 2021 年正式出版。基洛夫教授是俄罗斯莫斯科移植学和人工器官研究所的研究员，同时也是俄罗斯国立医科大学麻醉学和重症监护医学系的主任，欧洲麻醉学会重症监护分会的委员，俄罗斯麻醉学协会的副主席。库扎科夫教授是俄罗斯国立医科大学麻醉学和重症监护医学系的教授，欧洲麻醉学会教育学分会的委员，世界麻醉医师协会联合会 Update in Anesthesia 杂志的编辑。绍格尔教授是德国汉堡 - 埃彭多夫大学医学中心麻醉学和重症监护医学中心的教授和高级顾问，欧洲麻醉学会监测、超声和设备分会的主任委员。上述三位教授著作颇丰，在血流动力学研究领域享有盛誉。本书就是他们对血流动力学监测的研究成果，全面而深入地介绍了心血管相关的基本概念、生理知识及其在外科手术和重症监护中的应用，并深入探讨了人工智能和机器学习在心血管病理生理监测中的新发展和应用。

本书由上海交通大学医学院附属上海儿童医学中心的刘锦纷教授担任主审，徐卓明教授担任副主审，张浩教授担任主译，其他译者和审校人员也都是心血管外科临床一线的医师或科研人员，他们对血流动力学有着深刻的理解。本书的翻译力求达到信、达、雅，使读者能够最大程度地获得相关领域的知识和最新进展。

本书不仅适合作为医学生和实习医生的基础教材，也适合作为心血管专业医师、麻醉和重症监护医师的参考手册以及相关研究人员的参考资料。译者期望这本译著能够促进我国心血管及其相关专业的发展和学科进步。

上海交通大学医学院附属上海儿童医学中心

原著序

    由于血流动力学监测技术在围手术期和重症监护中均具有重要的临床意义，早在 2019 年我们就已经酝酿撰写这本名为《高级血流动力学监测：基础和新观点》的书籍。我们期望这本书的面世能为专科医生和住院医生，特别是麻醉师和重症监护医生，提供实用和简明的血流动力学监测的相关知识，因为他们在临床实践中需要掌握大量关于现代血流动力学监测的知识技能。

    本书由国际著名的血流动力学监测和管理的专家学者所撰写，涵盖了血流动力学的生理学背景知识，有创、微创和无创的血流动力学监测的基本技能，围手术期和重症监护医学中以血流动力学治疗为目标的策略和方法，还包括标注"操作建议和要点"的说明框，以及"表格和图片"风格式的总结归纳。本书内容丰富，包括了目前所有的血流动力学监测方法、实际应用的操作步骤和未来的发展方向。

    我们相信本书将为监测患者血流动力学的变化和进行个性化管理提供参考帮助。特别感谢所有作者的专业知识、不辞辛劳及贡献。非常感谢瓦莱里·利赫万采夫教授的校对工作。

    最后，我们要感谢施普林格出版社编辑和制作人员的帮助，特别是项目协调员萨西雷卡·尼詹森、项目经理维格内什·马诺哈尔和编辑安德里亚·里多尔蒂。

    我们希望这本书能为临床实践提供有意义的指导。

米哈伊尔·Y. 基洛夫（Mikhail Y. Kirov）

弗谢沃洛德·V. 库扎科夫（Vsevolod V. Kuzkov）

贝恩德·绍格尔（Bernd Saugel）

原著前言

心脏和血管的病理生理改变以及由此带来的血流动力学的改变在手术患者和危重症患者中均较为常见。所以，血流动力学监测是手术室和重症监护病房（intensive care unit，ICU）多模态患者监测的"房角石"。得益于技术的持续进步，获取反映全身和微循环状态的血流动力学参数已成为现实。

现代麻醉学和重症医学要求临床医生对血流动力学监测有深入的理解。因此，本书首先介绍了血流动力学监测的基本参数，包括体循环动脉血压、肺动脉压和中心静脉压，以及压力监测的背景知识和相关技术（第1章至第4章）。其次，介绍血流量在器官灌注中的关键作用。心输出量可以通过多种不同的方法来测量，包括热稀释、脉搏波形轮廓分析、超声和生物阻抗技术（第5章至第11章）。再次，介绍反映心脏容积的前负荷变量，如全心舒张末期容积和血管外肺水反映肺含水情况（第12章至第14章）。然后，介绍血流动力学管理的知识，包括预测和监测心血管对液体治疗的反应；基于心肺交互作用的动态液体反应性评估指标以及预测液体反应性的试验方法（第15章至第17章）。接着，介绍代谢和微循环监测。心血管系统的主要功能是运输血液以满足组织和细胞的代谢需求。目前大多数的治疗能够优化氧输送，但不能降低氧消耗。因此，代谢和微循环监测可能有助于更深入地了解组织严重缺氧的机制并发现新的治疗途径（第18章至第20章）。次之，介绍血流动力学管理的最终目标（第21和第22章）和休克重症患者的临床结局（第23章至第26章）。最后，展望创新的监测技术和方法，包括新的传感器技术、闭环式血流动力学管理以及基于人工智能和机器学习的预测分析（第27至第29章）。

理想的血流动力学监测技术的特征包括：可提供具有较高准确性、精度和响应及时的血流动力学指标；允许直接解释和识别血流动力学特征；可独立操作；并发症风险低；经济；能够提供治疗及干预的手段。但现实中并不存在理想的血流动力学监测技术，而高级血流动力学监测使个性化的血流动力学管理成为可能，最终患者的预后有望得到改善（见图1）。

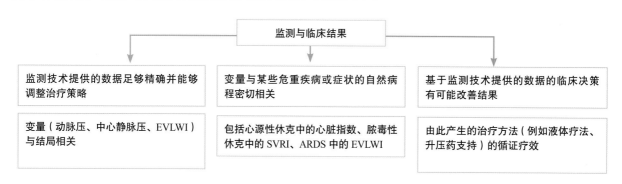

图1 血流动力学监测与临床结果之间的关联
EVLWI：血管外肺水指数；SVRI：体循环血管阻力指数；ARDS：急性呼吸窘迫综合征

目　录

第 1 部分　压力监测

第 2 部分　心输出量的测量

第 3 部分　容量参数的监测

第 4 部分　液体反应性的评估和动态试验

第 5 部分　微循环监测

第 6 部分　围手术期医学的血流动力学监测与治疗

第 8 部分　血流动力学监测和治疗的未来

第1部分　压力监测

1. 压力：生理背景

康斯坦丁·M. 列别金斯基（Konstantin M. Lebedinskii）

本章的目的是阐明压力及压力梯度与其他全身和局部循环变量之间的基本关系。后续章节再详细聚焦体循环的动、静脉压和肺循环的肺血管压。所以，本章只讨论各个参数及其相互作用的共性问题。

1.1 基础物理学和生物力学

压力（压强，P）定义为单位面积（S）上的作用力（F），即 P = F/S。静水压力与流体柱高度 h、流体密度 ρ 和重力加速度 g（9.8 m/s²）成正比：P = g×ρ×h。帕斯卡定律（1647 年）假定任何一点的静息流体压力都保持恒定，并在各个方向上均匀分布。该定律应用于心血管系统的唯一限制是均质流体介质的连续性，例如在血管系统等连接通路中[1]。在组织或器官水平，解剖屏障可以划分出具有不同压力的隔室，即形成所谓的跨壁压力。因此，帕斯卡定律不适用于任何异质结构，无论是微观结构（从细胞水平到单一组织）还是宏观结构（胸部或者腹部脏器）。

在流体动力学中，压差（ΔP）是流动驱动能量的一种度量，这与电力学中的电压（或电位差）有相同的含义，即通过电路推动带电粒子形成电流。这个类比对理解血压的物理学和生理学原理很有帮助。欧姆定律（1826 年）指出对于直流电路的任何部分，电流 I 与电压 U 成正比，与电阻 R 成反比，即：I = U/R。欧姆定律最初用于描述热的传导性，但也可应用于流动的气体或液体，即用血流 Q 替换电流，压差 ΔP 替换电压，同时液体阻力 R 就等效于电阻。血管阻力计算公式：R = ΔP/Q，体循环使用平均动脉和中心静脉压的差值，肺循环使用平均肺动脉压和肺动脉闭塞压的差值，且两者分母保持不变，即心输出量。因此，若压力差恒定，组织血流量随局部血管阻力降低而上升，而广泛的血管扩张需增加心输出量以维持体循环动脉压（例如，分布性休克）[2,3]。

在电路中，功率（W）表示为 W = U×I = I²×R。同样的方程也适用于泵功率：W = ΔP×Q，假设 R = ΔP/Q，则 ΔP = Q×R，我们得到相同的方程式：W = Q²×R，即恒定的压力差 ΔP 下，功率 W 更依赖于流量 Q 而非阻力 R。例如在短路情况下，阻力 R 下降会导致电流 I 上升，从而产生大量的热量（I²×R×t，根据 1841 年詹姆斯·焦耳定律）。在血液循环中，总体功率主要取决于心脏增加心输出量的能力。因此，即使血压下降，体循环阻力 R 下降总会导致血流和功率的增加，但不适用于所谓"固定心输出量"的患者（如严重主动脉瓣狭窄）[3]。

1.2 压力单位

国际单位制（SI）中的压力测量单位为帕斯卡（Pa），它是指单位平方米面积上施加的牛顿力。多年来，由于习惯使用传统测量单位，尽管进行了多次尝试，但未能在日常医疗实践中推广使用千帕（kPa），而这种习惯源自早期的测量仪器。虽然无液气压计于1844年就已问世，但Torricelli（1644年）发明的水银气压表以及后来的水柱压力计仍是测量血压最常用的工具。因此，作为血流动力学和血气分析测量的压力单位，1 mmHg（1 mmHg = 133.322 Pa，或称为Torricelli，Torr）在世界范围内比Pa更为常见。而1 cmH$_2$O（1 cmH$_2$O = 98.0665 Pa）在某些情况下仍被用于中心静脉压（CVP）和腹内压的测量，它的近似单位，1 mbar = 100 Pa，在呼吸力学中更常用。最后，自2019年5月以来，官方不推荐进一步使用mmHg[4]。

1.3 压力测量

测量意味着与另一个值进行比较。医学中最常见的压力测量方法是压力表测压（gauge pressure，表压），是将当前大气压力设为零水平进行测量，是相对压力，而绝对压力是在真空环境下测量，是表压和实际大气压力的总和。一般地说，相对压力（ΔP）表示两个压力值之间的差值，虽然ΔP对器官灌注至关重要，但在血流动力学监测中，这个变量主要通过其他监测指标间接计算，非直接测量，例如，脑灌注压是平均动脉压和颅内压的差值[5]。

目前，透明水柱式压力计已被广泛应用于中心静脉压或腹内压测量。为克服普通无创血压计无法进行连续测量和图形化显示的缺陷，20世纪70年代，人们发明了可将压力信号转换为电信号的电压力传感器。其最基本的结构是膜片，在一定跨壁压力（即测量压力与参考零点之差）下发生形变，膜的形变导致传感器电阻、电容发生相应比例的变化，或通过线圈内的铁磁芯运动产生电流[6]。模拟-数字转换器进行后期数据处理，包括过滤、放大、记录、图形显示、统计分析、自动解释等，将其转换为数字格式[7]，目前传感器的精度约为±1.5%[8]。

根据帕斯卡定律，在测量交通血管内的压力时，我们需要选择一个合适的零点（基线）参照平面，并保持稳定。进行精确测量时，将零点置于水平位置较符合生理学要求[9]，因此通常中心静脉压测量以右心房水平为基线，而水平仰卧位时，经膀胱的腹腔内压测量以耻骨联合水平为基线等。对那些相对较低压力的精确测量，包括肺动脉压，稳定且恰当的基线设定和可靠的传感器零点调定，是必不可少的[10]。但由于动脉压远高于静脉压或肺血管床压，其测量对于基线的选择和稳定性不敏感，因此在床旁将所有压力传感器均以右心房作为基线水平（"循环零点水平"，仰卧位-腋窝胸大肌下缘）进行测量仍是较为便利的[11,12]。

实操建议

压力传感器零点的漂移，是导致静脉压和肺动脉压测量值与实际值显著偏离的最常见原因，尤其是显示器上的曲线形态仍为正常时。

1.4 压力曲线和数值

不论如何选择测量点和测量方法，心动周期内动脉压（AP）的最大值代表收缩压（SAP），最小值代表舒张压（DAP），而两者之间的差值称为脉压（APpulse；图 1.1b；表 1.1）。脉压是指触诊动脉时可直观感受到的每个脉冲（脉搏充盈）。

表 1.1　心血管系统不同压力值的正常范围 [13,14]

参数	测量或计算技术	正常范围（mmHg）
左心房压	直接（有创）测量	0~17
左心室收缩压		100~140
左心室舒张压		3~12
动脉收缩压	直接（有创）或无创测量	115~139
动脉舒张压		75~89
平均动脉压		70~105
脉压	计算 SAP-DAP 的差值	40~60
右心房压	通过 Swan-Ganz 导管直接测量	0~7
右心室收缩压		15~30
右心室舒张压		3~8
肺动脉收缩压		15~30
肺动脉舒张压		4~15
平均肺动脉压	通过 Swan-Ganz 导管直接测量；基于三尖瓣反流的超声心动图评估	10~20
肺动脉闭塞压	通过 Swan-Ganz 导管直接测量	6~12
中心静脉压	通过中心静脉导管直接测量	3~9

平均动脉压（MAP）可定义为整个动脉搏动周期的平均压力值 [15]。平均动脉压在动脉压力曲线上为一条水平线；水平线以上的曲线下面积和水平线以下的曲线上面积相等（图 1.1a、b）。MAP 的物理模型可以理解为动脉压力通过在动脉和压力传感器之间使用长而充满液体的软管，以完全消除振动，从而测量平均压。因此，MAP 是一个恒定的压力水平，保证了大循环的血流灌注，效果等同于振荡的动脉压。

直接和振荡血压监测仪都不是通过 SAP 和 DAP 计算 MAP，而是通过数字或模拟方法进行测量（见第 2 章）。因此不能理解为何用计算公式"MAP = DAP+1/3APpulse"估计平均动脉压的方法如此根深蒂固 [16]，对于"正常"的 AP 曲线似乎是如此，但任何脉冲 / 周期比的变化都会导致该公式计算产生明显误差（图 1.1）。

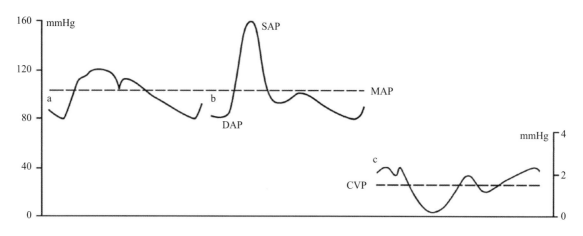

图 1.1　主动脉根部（a）、胫动脉（b）和中央静脉（c）的血压曲线
SAP：收缩动脉压；MAP：平均动脉压；DAP：舒张动脉压；CVP：中心静脉压

当测量点从主动脉根部移至外周动脉时，由于 SAP 升高的同时 DAP 降低，脉压增大（图 1.2）。造成这一现象的原因是在脉搏波动向外周动脉扩散过程中，外周动脉分支越来越狭窄和僵硬[17]。与 SAP 升高不同，MAP 在较大动脉内几乎保持不变，但由于 DAP 和重搏切迹下降而逐渐下降。

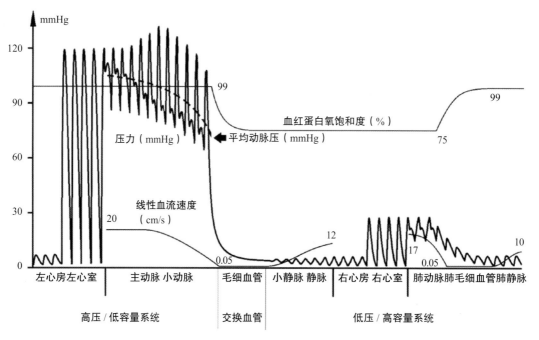

图 1.2　连续循环段中的血压、平均流速和血红蛋白氧饱和度

尽管临床常用恒定不变的平均值描述 CVP，但 CVP 其实是来回振荡摆动的。因为 CVP 受到多种因素的影响，如"胸腔泵""肌肉泵"，甚至人体平静屏气时心脏腔室和瓣膜的功能运动均影响 CVP（图 1.1c）。虽然心率和呼吸频率对 CVP 摆幅的影响幅度不如动脉压的摆幅，但在静脉压曲线还是有明显反应的。

循环系统中唯一不能从其压力和血流振荡中观察到心率的血管是毛细血管，但并不意味毛细血管的血流是稳定和非搏动的。相反，毛细血管内的血流受血管分支结构、非线性的血液流质、白细胞通过等因素的影响也有波峰波谷并上下振荡[18]。毛细血管最前端的血流搏动可以通过床旁脉氧仪进行观察。但脉氧仪只分析远端搏动性的血流，因此通常不能检测到整个毛细血管的氧饱和度情况。然而，当毛细血管舒张时（如输注硝酸盐或罕见的指尖改变，不要忘记开红外灯），由于搏动性血流扩张到毛细血管床，尽管 SaO_2 正常但 SPO_2 可下降[19]。正好与人们的普遍认知相反[20]，脉氧仪并不是测量动脉的氧饱和度，测量的是搏动性血流的氧饱和度，且与解剖位置无关。在罗曼语如法语中，将脉氧仪命名为"脉搏饱和度计"就显得极为贴切。

1.5 血压、心输出量和组织灌注

为什么动脉压需维持在 120/80 mmHg，而毛细血管床入口处的静水压正常值只有 25~35 mmHg？

第一个原因是维持充足的血流量的需要。与自来水管道类似，管道的高度决定了动脉压，一定的动脉压维持一定的流量。身高 6 m 的长颈鹿正常动脉压需维持在 240/120 mmHg 左右。当某人身高有 1.83 m 时，意味着其在直立体位时大脑灌注压需要比脚后跟高 1830 mmH_2O（或 135 mmHg）。所以，其可以很轻松地进行倒立等运动，由于 120/80 mmHg 的动脉压可以在不同的体位下维持稳定的脑血流灌注。因为四足动物罕见发生原发性高血压，进化生理学家认为血压升高恰巧弥补了人直立后的缺陷[21]。

第二个原因可以通过与电力系统的类比来解释，为什么 12 V 或 24 V 不能满足居家用电的需求却可以满足小汽车的需求？显然，因为在居家用电中同时有低功率（25 W）和高功率（5 kW）高电阻的家电，而低电压无法带动高功率高电阻的电器。人体也有如肾脏及肾小球滤过装置、门静脉系统、垂体、性腺、胎盘等高血流阻力的血管床，单纯调节血管壁弹性张力的大小不能满足这些高阻力器官的灌注需求[22]。这也是动脉压需要"最小值"的主要原因。一旦动脉压低于最小值，即使心输出量增加，这些区域也无法充分灌注。在正常血管张力的患者中，一般认为 MAP 最小值为 65 mmHg[23]。

虽然"器官需要的是充分的血流灌注而不是压力"（Adolf Jarisch，1929 年），但由于血管阻力的存在，一定的压力梯度对于充分的灌注显然是必要的。对于不同的器官，ΔP 值可以表示为 MAP 与 CVP（如皮肤、脂肪、静息骨骼肌）、间质压力（如颅内器官 - 大脑、肾脏、运动骨骼肌）或区域静脉压力（如胃和肠道的门静脉系统）的压力差，也可以表示为两个静脉血管之间的压力差（如门静脉 - 下腔静脉压力差即肝脏灌注）[5,24]。肺血流分布取决于肺泡和肺间质压力以及因为重力形成上下关系的四个水平区域的肺叶位置所形成的压力差 [由 John B.West（1964）和 Mike（J.M.B.）Hughes（1968）等提出（引自 Hall[25]）]。

通过局部血管阻力控制血流是所谓"自我调节"的基本机制，也是当动脉压在一定范围内变化时器官维持最佳稳定灌注的一种能力。如果缺乏这种限制灌注的能力，血流量仅取决于血压，则极易造成器官损伤。脑血流的自我调节是目前人们认识最透彻的血流自我调节的生理模型，其机制包括肌源性、神经源性和局部代谢反馈等[26]。在高渗患者中，这些机制受到了损害。脑血流自我调节的正常 MAP 范围约为 75~150 mmHg，但在高渗患者，调节范围向右偏移且调节范围也一定程度的缩小[27]。

最后要阐述的是，压力是调节组织液交换的主要因素之一。从经典的 Starling 理论（1896 年）到最新的生理学教科书[25,28,29]都认为整个毛细血管网内的静水压力是逐渐下降的，因而能使小动脉末端的液体经毛细血管网滤过后再吸收进入小静脉端。最近基于糖萼作用识别的毛细血管液体交换理论的修改版本提出，没有任何直接证据证明毛细血管中存在液体的重吸收[30,31]。因此，由于不存在重吸收，所以，并非 10% 而是 100% 的液体通过毛细血管滤过后通过淋巴系统进入了循环系统[31]。

1.6 小结

很显然，血流动力学的目标和金标准是通过单个器官或组织的稳定的血量（每 100 g 组织每分钟的毫升数）。但由于该值不易获取，故在临床实践中医生常用全身性的替代指标。其中，血压是最先获得的指标，而心输出量将近过了 100 年后才获得。二者之间的相互关系十分复杂，虽然心输出量是维持全身灌注的基础，但当 MAP 低于最小值时，心输出量对于维持器官灌注的作用就无效；相反，当心输出量较低时，外周血管的收缩才能保证血压正常，但常常导致外周器官灌注不足。

要点

- 静水压遵循帕斯卡定律，因此取决于身体与测量水平的高度差；而同一血管系统内的压差则反映了流体的动能。
- 对于一个特定的器官，灌注压不仅取决于全身静脉压力，还取决于刚性器官（组织）内的间质压；而对于肺血管床而言，灌注压还取决于肺组织的位置高度。
- 组织器官的动脉压由器官本身所决定，因器官内的血管阻力远大于局部或全身的血管张力。
- 传感器应在右心房水平进行归零、校准、固定，特别是测量中心静脉和肺动脉时，以避免意外的"零"值漂移。
- 局部和全身血管舒张的差异可以用地方和中央的预算关系进行类比。局部血管舒张服务于局部灌注，全身血管舒张服务于全身循环需求。

参考文献

[1] Schuren J, Mohr K. Pascal's law and the dynamics of compression therapy: a study on healthy volunteers. Int Angiol. 2010;29(5):431–5.

[2] Wolff CB, Collier DJ, Shah M, Saxena M, Brier TJ, Kapil V, Green D, Lobo M. A discussion on the regulation of blood fow and pressure. Adv Exp Med Biol. 2016;876:129–35.

[3] Bennett D. Arterial pressure: a personal view. In: Pinsky M, Payen D, editors. Functional hemodynamic monitoring. Berlin, Heidelberg, New York: Springer; 2005. p. 89–97.

[4] SI Brochure: the International System of Units (SI). 9th ed. Sèvres: Bureau International des Poids et Mesures; 2019. 216 p.

[5] Bernard F, Albert M, Brunette V. Individualizing cerebral perfusion pressure targets. Crit Care Med. 2018;46(2):e175.

[6] Beatty P. Measurement of pressure and gas fow. In: Ward's anaesthestic equipment. 6th ed. Saunders Elsevier;

2012. p. 27–39.

[7] Lebedinskii KM, Kovalenko AN, Kurapeev IS, Karelov AE, Len'kin AI, Subbotin VV, Volkov PA, Martynov DV. Physical and physiological problems of medical monitoring. Tech Phys. 2020;65(9):1343–59.

[8] Gardner RM. Accuracy and reliability of disposable pressure transducers coupled with modern pressure monitors. Crit Care Med. 1996;24(5):879–82.

[9] Tse B, Burbridge MA, Jaffe RA, Brock-Utne J. Inaccurate blood pressure readings in the intensive care unit: an observational study. Cureus. 2018;10(12):e3716.

[10] Magder S. Invasive intravascular hemodynamic monitoring: technical issues. Crit Care Clin. 2007;23(3):401–14.

[11] Schummer W. Zentraler Venendruck. Anaesthetist. 2009;58:499–505.

[12] Ortega R, Connor C, Kotova F, Deng W, Lacerra C. Use of pressure transducers. N Engl J Med. 2017;376(14):e26.

[13] Williams B, Mancia G, Spiering W, Agabiti Rosei E, Azizi M, Burnier M, et al. 2018 ESC/ESH Guidelines for the management of arterial hypertension. Eur Heart J. 2018;39(33):3021–104.

[14] Mittnacht AJC, Reich DL, Sander M, Kaplan JA. Monitoring of the heart and vascular system. In: Kaplan's cardiac anesthesia. 7th ed. Philadelphia: Elsevier; 2017. p. 390–426.

[15] Ackland GL, Brudney CS, Cecconi M, Ince C, Irwin MG, et al. Perioperative Quality Initiative consensus statement on the physiology of arterial blood pressure control in perioperative medicine. Br J Anaesth. 2019;122(5):542–51.

[16] Kam P, Power I. Principles of physiology for the anaesthetist. 3rd ed. CRC Press; 2015. 478 p.

[17] Fortier C, Agharazii M. Arterial stiffness gradient. Pulse (Basel). 2016;3(3–4):159–66.

[18] Forouzan O, Yang X, Sosa JM, Burns JM, Shevkoplyas SS. Spontaneous oscillations of capillary blood fow in artifcial microvascular networks. Microvasc Res.

[19] 2012;84(2):123–32. Schramm WM, Bartunek A, Gilly H. Effect of local limb temperature on pulse oximetry and the plethysmographic pulse wave. Int J Clin Monit Comput. 1997;14(1):17–22.

[20] Jubran A. Pulse oximetry. Crit Care. 2015;19(1):272.

[21] Schulte K, Kunter U, Moeller MJ. The evolution of blood pressure and the rise of mankind. Nephrol Dial Transplant. 2015;30:713–23.

[22] Henderson JR, Daniel PM. Portal circulations and their relation to counter-current systems. Q J Exp Physiol Cogn Med Sci. 1978;63(4):355–69.

[23] Cecconi M, De Backer D, Antonelli M, Beale R, Bakker J, Hofer C, Jaeschke R, Mebazaa A, Pinsky MR, Teboul JL, Vincent JL, Rhodes A. Consensus on circulatory shock and hemodynamic monitoring. Task force of the European Society of Intensive Care Medicine. Intensive Care Med. 2014;40(12):1795–815.

[24] Horoz OO, Yildizdas D, Sari Y, Unal I, Ekinci F, Petmezci E. The relationship of abdominal perfusion pressure with mortality in critically ill pediatric patients. J Pediatr Surg. 2019;54(9):1731–5.

[25] Hall JE. Guyton and hall textbook of medical physiology. 12th ed. Philadelphia: Saunders Elsevier; 2011. 1091 p.

[26] Dagal A, Lam AM. Cerebral autoregulation and anesthesia. Curr Opin Anaesthesiol. 2009;22:547–52.

[27] Novak V, Hajjar I. The relationship between blood pressure and cognitive function. Nat Rev Cardiol. 2010;7:686–98.

[28] Behrends JC, Bischofberger J, Deutzmann R, et al. Physiologie. 3rd ed. Stuttgart: Thieme; 2017. 831 p.

[29] Hick C, Hick A. Kurzlehrbuch Physiologie. 9th ed. Munich: Urban & Fischer Elsevier; 2020. 493 p.

[30] Becker BF, Chappell D, Jacob M. Endothelial glycocalyx and coronary vascular permeability: the fringe beneft. Basic Res Cardiol. 2010;105:687–701.

[31] Levick JR. Revision of the Starling principle: new views of tissue fuid balance. J Physiol. 2004;557(3):704.

高级血流动力学监测：基础和新观点

2. 体循环动脉压

康斯坦丁·M. 列别金斯基（Konslanlin M. Lebedinskii），尤利娅·B. 米哈列娃（Yulia B. Mikhaleva）

本章的目的是讨论在手术室、急诊室和重症监护室等场景下的体循环动脉压的临床监测和管理。

2.1 生理学基础

第 1 章详细描述了血压的一般生理学基础。在此，我们将强调体循环动脉压的特点和在临床实践中的重点。

动脉血压值取决于测量点。在一定程度上，距左心室越远，大动脉的收缩压（SAP）越高而舒张压（DAP）略有下降（见图 1.1 和图 1.2）。由于血流始终保持单向流动，外周动脉的平均动脉压（MAP）应低于主动脉。然而，桡动脉或胫动脉的脉压差（PP = SAP − DAP）比主动脉根部高的最好解释可能是所谓的海啸式的波浪效应，即在开阔的海面上只有（偶尔，甚至不能）1 米高的长波浪；但当进入浅水和狭窄区时，波浪可高达 30 米。由于血流在动脉血管床行进时呈波浪起伏的样式，因此，波浪动力学完全也可以应用于这一解释[1]。

PP 与每搏输出量（stroke volume，SV）成正比。而心电图上 R 波波峰与局部脉搏波的起点形成的所谓的脉搏波的瞬变时间（pulse wave transit time，PWTT）与局部 PP 存在以下的线性函数关系：

$$PP = SV / K = \alpha \times PWTT + \beta \qquad (2.1)$$

其中，K 为脉搏波轮廓分析的校准系数，α 为实验常数，β 根据 PP 和 α 值计算[2]。公式（2.1）提供了根据 PP 和 PWTT 计算 SV 的可能，也是无创监测方法估计连续心输出量的基础[3]。

一般认为，DAP 主要由全身血管阻力决定，而 PP 则反映 SV 和一定程度的主动脉顺应性[4]。虽然目前有很多保留和例外（如 DAP 显著降低的严重主动脉瓣关闭不全患者），但上述简单规则还是可以应用于血流动力学的评估。严格地说，所有 4 个压力值（MAP、SAP、DAP、PP）在每个心动周期中都是独立的，并且主要与 SV 的波动有关。在心律稳定的前提下，压力值的变异度可用于机械通气患者的前负荷的评估（见第 15 章）。

如同其他生理变量一样，体循环动脉压也需要维持在一定限度或正常范围内，极低和极高的体循环动脉压均需要立即干预。动脉压的生理变动范围似乎与器官或组织灌注的自调节能力有关，即器官或组织具有与 MAP 水平无关的维持稳定血流的能力（每 100 克组织每分钟的毫升数）[5]。从灌注的角度考量，这些自调节的范围是已知的，且不是为了满足单个器官或组织的需求，而是满足绝大多数关键阈值的需求。在 MAP 为 50~150 mmHg 的范围内，大脑正常的自动调节功能可使大脑的血流保持稳定，而 MAP 在 75~170 mmHg 可使肾血流保持稳定[4]。然而，在慢性高血压患者中，这些器官所需要的 MAP 的上下限均向右移动（图 2.1）。临床研究证明，MAP < 65 mmHg 持续 10 分钟可显著增加缺血性脑卒中的风险[6]。因此，所谓的体循环动脉压的"临界值"是器官产生灌注不足时的最低 MAP 或 SAP（首先发生在高血管阻力的肾脏），且临界值因不同患者而异[7]。亚临界低血压是否会导致器官缺血性损伤或始终保持在可能诱发危重事件的水平上，主要取决于亚临床低血压的程度和持续时间。一项包含 5127 例患者的回顾性研究显示，急性肾损伤（AKI）与 MAP < 60 mmHg 持续 11~20 分钟相关；MAP < 55 mmHg 持续 10 分钟可使非心脏手术后 2 天内的患者增加 AKI 的风险[8]。另一项研究证实，年龄小于 60 岁人群的 AKI 风险阈值也是 MAP < 55 mmHg 持续 10 分钟[9]。低血压程度和持续时间与缺血性脑卒中风险之间也存在负相关关系：在 7457 例接受心脏体外循环手术的患者中，MAP 55~64 mmHg 10 分钟，脑卒中风险增加 13%；而 MAP 低于 55 mmHg 10 分钟，脑卒中的风险增加 16%[6]。

最后，体循环动脉压也可用于计算体循环血管阻力(systemic vascular resistance, SVR)SVR ＝ ΔP/Q。虽然对于监测目的而言，血管阻力实际上是压力和流量的计算值。但在循环生物力学中，不论全身循环还是局部循环，流量和压力是由心脏收缩和血管阻力之间的相互关系所决定的[10]。与此同时，从信息学的角度来看，SVR 的计算数值除了提供驱动压力和心输出量的差异外，并没有提供任何额外的独立数据。例如，如果心输出量接近上限，同时 MAP 更接近下限，则 SVR 可能将低于临界值的下限。但是，我们有理由认为此时的 SVR 是不正常的吗？

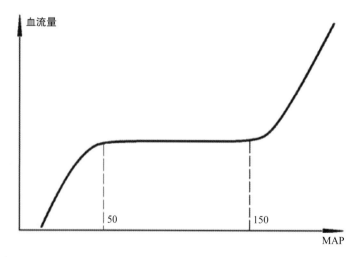

图 2.1 血流量自调节现象 （MAP 平均动脉压）

2.2 测量方法的演变

虽然发现血液循环的 William Harvey（1578—1657）使用"紧绷和松弛的绷带"分别压迫了动脉和静脉，但第一次进行血压测量的是英国牧师 Rev.Stephen Hales（1677—1761），1727 年，他将一根玻璃管连接的短黄铜套管插入了一个垂死的老人的颈动脉内进行了血压测量。1876 年，奥匈帝国的内科医生 Samuel Siegfried Karl Ritter von Basch（1837—1905）首次发明了通过水银柱气压计底部的橡胶球逐渐压迫桡动脉测量血压的血压计。

1896 年，罗马儿科医生 Scipione Riva-Rocci 使用了一个只有 5 cm 宽的普通的自行车轮胎的橡胶圈和相同的水银气压计来测量脉搏消失时的收缩压。1901 年，德国生理学家 Friedrich Daniel von Recklinghausen 发现，由于橡胶圈太窄，这一方法测得的血压明显偏高，因此将橡胶圈宽度改为了 13 cm[11]。圣彼得堡军事医学院的外科医生 Nikolay S. Korotkoff（1874—1920）在准备博士论文时，用带有里瓦 - 罗奇袖带的血压计来阻止血液流向动静脉瘤，并可以通过听诊加以确认。随即，在 1905 年由著名的内科医生 Mikhail V. Yanovskii（1854—1927）和其所在的学校发展了使用湍流噪声的无创测定 SAP 和 DAP 的方法。

1931 年，F.D. von Recklinghausen 发明了基于压力逐渐释放过程中产生的压力振幅的变化而发展的振荡测压法，目前已被广泛应用于 NIBP 监测技术上。1947—1949 年，Lysle H. Peterson、Robert D. Dripps、Kenneth F. Eather 和来自费城的 George C. Risman 发表了几篇关于通过塑料血管内导管直接测量动脉压的论文。1967—1973 年，捷克生理学家 Jan Peňáz 首次提出并申请了关于所谓的血管解压（或容积钳）的连续无创动脉压监测技术的原理和专利。

手术过程中的血压监测登记是由著名的 Harvey W. Cushing（1869—1939）于 1895 年提出并增加到包含体温、心跳和呼吸频率的麻醉记录（"醚图"），1901 年，Harvey W. Cushing 在参观马特奥（帕多瓦）时把血压也增加到了"醚图"中。彼时，Riva-Rocci 的血压计已经成为标准的血压测量仪器[12]。

2.3 振荡血压测量法

这种被称为普通 NIBP（无创血压）是世界各地最广泛应用的血压监测技术并在几十年前已被纳入麻醉安全标准。它的原理是通过对远端肢体气动袖带内压力下降引起的压力振荡进行配准和分析以获得测量值。测量原理如图 2.2 所示。

在第一阶段 A，压缩器（或气动阀）使袖套中的压力上升超过 SAP 的预期水平。在 B 阶段，待压力稳定后，打开释放阀，袖带压力开始以大约 2 mmHg/s 的速度放气（C 阶段）。袖带压力超过 SAP 前，压力传感器都可以记录到微弱的振荡，直到袖带压力超过 SAP 后，动脉脉搏从上向下"戳"进袖套，为压力感受器带来较大的振荡波。当袖带压力下降到 SAP 水平时，脉搏波深度传导至袖带，致使袖带与动脉之间的接触点迅速上升，放大压力振荡的幅度（D 阶段）。平均袖带压力可以通过机械振荡或数字振荡的阻尼获得，振幅开始上升的时刻它反映的是 SAP；当振幅达到最大值时，它反映的是 MAP，最终振荡消失时获得的值则为 DAP。最终的 E 阶段压力降至零。

Korotkoff 血压测量法和振荡血压测量法第一眼看起来相似，但二者在物理学上的差异分别与声音的频率（> 20 Hz）和心率（1~2 Hz）有关。尽管振荡血压测量法为麻醉师解放了双手节约了时间，却易受到噪声的影响。在测量时，如果振荡血压测量法有任何疑问或监测错误，我们会立即手动测量（或更准确地说双耳测量）。当问题依然存在，如果条件许可，可进行 DAP 监测。

"袖带技术"的错误来源和可能发生的不良事件见表 2.1。避免错误和人为误差最重要的原则包括：

①适当的袖带尺寸（其宽度应为肢体周长的20%~40%）；②适当的袖带位置（气动管入口应位于搏动最显著的动脉）；③适当的压力降低速率（约2 mmHg/s）[4]。

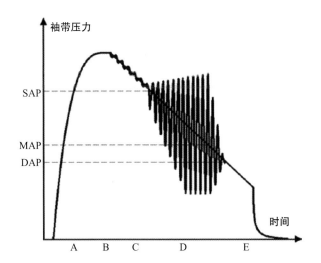

图2.2 动脉压振荡法测量原理（缩写和名称见正文）
DAP：舒张动脉压；MAP：平均动脉压；SAP：收缩动脉压

表2.1 无创动脉压测量和监测的误差和不良事件来源[17]

错误、伪影或不良事件的原因	错误方向，结果	预防措施
1. 袖带太窄（<肢体周长的20%）	高估	如果常用的袖带缠绕张力较大或重叠较大，请更换肢体的节段（前臂、大腿）或采用不同宽度的袖带
2. 袖带太宽（>肢体周长的40%）	低估	
3. 袖带压力释放太快（>3 mmHg/s）	低估	保持最佳袖带压力释放率，不允许超过
4. 袖带下组织僵硬（水肿、颤抖）	高估	改变袖带位置、治疗颤抖及"手动"测量
5. 压力非常低（SAP<60~70 mmHg）	振荡法高估	查找并治疗病因，如果可能，转向直接（有创）监测
6. 压力非常高（SAP>180~200 mmHg）	振荡法低估	
7. 发抖	自动测量误差	颤抖的预防和治疗，"手动"压力测量（见第4点）
8. 气动管进入袖带的入口远离动脉在皮肤上的投影	无法进行振荡测量	将气动管入口准确放置在动脉上方
9. 外科医生的腹部或助手的臀部压在袖口上	无法测量或严重的双向误差	提前考虑好袖带的放置位置，或者在整个手术过程中告诉同伴
10. 由于测量误差，压缩机在连续模式下循环	肢体缺血，骨筋膜室综合征，血栓性静脉炎，尺骨感觉异常	聆听压缩机的声音并在必要时手动中断测量
11. 袖带泄压阀故障或静态模式意外启动		将脉搏血氧计传感器放置在与袖带相同的肢体上

注：SAP：收缩动脉压

实操建议

为避免袖带加压导致的肢体意外缺血，应将脉氧仪传感器放置在绑有 NIBP 袖带的手臂的手指上监测血氧饱和度。这样在检查收缩压值的同时，可监测当前袖带压力下降的数字和屏幕上的脉氧描记曲线。

2.4 有创动脉压力监测

直接进行压力测量是显而易见的金标准，因其准确性和精度只取决于测量系统（包括动脉导管、压力传感器、数字监测器、加压冲洗袋、停止旋塞和连接管）的特性。

有创压力监测需要在动脉放置监测管，其适应证包括两个部分：①需要直接压力监测；②频繁动脉采血[13]。第一部分具体包括已经出现的或预期可能出现的血流动力学障碍（休克、初始治疗无效、大量容量丢失及置换、颅内手术、严重创伤、严重的心血管疾病或心脏骤停、已控制的低血压或低体温）、心脏和（或）大血管手术以及无法进行无创动脉压检测（如病态肥胖患者）。第二部分具体包括需要实时监测血气、酸碱平衡状态、电解质、葡萄糖水平以及凝血功能的临床情况。

至于禁忌证，所有绝对禁忌证均与置管位置有关，如局部皮肤和血管病变、侧支血管供应障碍等。绝对需要放置动脉导管的情况下，所有增加置管风险的身体状况和疾病都可列为相对禁忌证[14]。

动脉插管的选择通常是基于技术方便。首先导管应容易固定；其次，护理人员应能随时看到所有系统装置，特别是液压连接部分的情况[15]。不可见的连接断开即使仅 5 分钟也可能是致命的。因此，桡动脉是最常见的选择；尽管靠近易感染的部位，临床也经常使用股动脉[16]。

实操建议

为避免意外断开，动脉导管的所有部分和连接装置，从导管进入皮肤到加压冲洗袋均应在护理人员的视野下。

每个精确的监测系统都有其单独的固有频率 f_c 和阻尼系数 ζ。由于在监测过程中，测量系统的液柱随动脉压力的波动而波动，随着波动幅度的增加，当 f_c 等于心率的整倍数时将产生共振。相应地，收缩压被高估而舒张压被低估。阻尼系数 ζ 的范围是从 0（系统完全不抑制振荡）至 1（系统完全抑制振荡，此时 MAP 呈一水平的横线）。当 ζ 值过低时，系统会随着心率（HR）的增加而放大振荡的振幅，而过高的 ζ 值会导致振幅被压缩而成为"圆角"曲线。为了避免上述现象，f_c 应 ≥ 10 Hz，最佳 f_c 为 10~20 Hz，而最佳 ζ 似乎为 0.4~0.6 之间[13]。

压力监测系统的标准检查程序称为"弹出试验"（图 2.3）。为进行一次测试，基于冲洗袋的一次高压冲击，检测者需能在短暂的高压冲击后快速关闭旋塞。这会导致测量系统中出现几个有阻尼的无压力振荡，因而提供了判定其振动特性的可能性。为了避免相当复杂的计算，我们可以认为，周期 T

为 0.1~0.05 s 且相邻曲线肩（A_1/A_2）之间的最佳阻尼是 4~10 倍。在最佳阻尼系统中，动脉压曲线指示恢复的自由振荡次数通常为 2~3。在临床中，绝大多数的压力监测系统都是无阻尼的，拥有相对较低固有频率（图 2.3 中的系统）。因此，压力监测系统的主要目标是避免固有频率的进一步下降，以减少 HR 上升引起共振[17]。

尖端带有近端（即动脉内）压力传感器的导管（固态压力导管）虽然更贵但不存在固有频率和阻尼强度的问题，但近端压力传感器的使用目前仍局限在实验室中[18]。

表 2.2 汇总了使用直接动脉线时出现错误、伪影和不良事件的可能原因。

实操建议

当启动直接的体循环动脉压监测后就不要取下 NIBP 袖带，因为"直接"动脉压高度不稳定，取下后再换上 NIBP 袖带往往会令使用者来不及操作[19]。

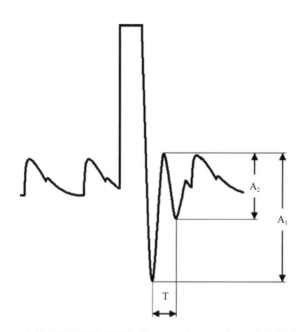

图 2.3　直接动脉压监测系统的"Pop-test"（A_1 和 A_2 相邻的曲线肩）

表 2.2　有创（直接）动脉压监测的误差、伪影和不良事件的来源[17]

错误、伪影或不良事件的原因	错误方向，结果	预防措施
1. 导管太粗	动脉壁损伤	正确选择组装测量系统的元件；拒绝为此目的使用"临时手段"
2. 导管太细	低 f_o 和高 ζ	
3. 连接管太长		
4. 连接管太软		
5. 连接管太短	低 ζ	

续表

错误、伪影或不良事件的原因	错误方向，结果	预防措施
6. 系统里存在空气泡	低 f_c 和高 ζ	定期高效的系统冲洗
7. 部分导管被栓子闭塞		
8. 全部导管被栓子闭塞	显示压力曲线中断	
9. 导管扭结或断裂	低 f_c 和高 ζ	肢体段、导管和连接管起始段的固定；有效镇静，治疗严重的运动不安
10. 将导管插入动脉壁	患者病情没有变化，血压曲线突然消失	
11. 压力传感器 "零漂移"	血压值指示不正确，同时保持压力曲线的正确形状	定期将传感器调零在患者右心房的水平（仰卧位 - 腋窝胸大肌下缘的水平）
12. 压力传感器相对于右心房水平的错位		
13. 导管尖端在动脉管腔内颤动，通常口径差异较大	曲线的异常形状——HR 频率的伪影；可能类似于低 ζ	将导管轻轻拉出动脉，同时评估曲线，然后重新固定导管
14. 系统断线或大泄漏	血压数字突然下降、曲线形状扭曲、大量失血	仔细连接所有系统元件，排除无螺纹的接头。整个系统应该随时完全可见
15. 发抖、发冷	"锯齿曲线"	原因识别和治疗
16. 远端动脉入路（桡动脉、股动脉或更远端）	与主动脉血压数据相比，高估了血压数据	了解并纠正或选择更中心的入路（腋窝或肱动脉）
17. CPB 后复温时血管急剧舒张	低估桡动脉血压值	知道并纠正，无法预防
18. 球囊在主动脉内反搏中的作用	由于计算 IABP 峰值而导致 HR 高估	基于 IABP 操作多重性的 IIR 图修正
19. CABG 采集乳内动脉侧锁骨下动脉的组织张力和压迫	同侧手臂动脉数值下降及曲线形状扭曲	选择对侧手臂动脉，或者双侧采集，股动脉插管术
20. 穿刺和插管造成的动脉损伤	血栓、出血、血肿	仔细逐步执行所有技术预防措施
21. 使用系统时造成动脉损伤	血栓、血肿	参见第 8、9 点
22. 血栓栓塞或气泡从导管泵入远端血管床	肢体缺血	监控系统仔细密封组装，定期有效冲洗。如果有明显的血栓形成迹象，请勿用高压冲洗系统，而应立即拔除导管
23. 将血栓栓塞或气泡逆行泵入主动脉	体循环栓塞	

注：f_c：监测系统固有频率；ζ：监测系统阻尼系数；HR：心率；CPB：体外循环；IABP：主动脉内球囊反搏；CABG：冠状动脉旁路移植术

2.5 血管减压（容积钳）技术

血管减压（容积钳）技术提供了连续无创动脉压（continuous non-invasive arterial pressure，CNAP）监测的唯一可能性，目前包括 Finapres、Finometer、Portapres、Cardiapres 以及其他类似的设备，其原理是通过掌指上的充气袖带使动脉壁保持永久的无负荷（零跨壁压 / 血管减压）；而零跨壁压保持稳定的条件是袖带压力能精确地跟随动脉血压的变化而变化。此时，动脉血压通过数字化的跟踪伺服控制器进行密切监控；而伺服控制器由掌指上的光电容积脉搏波描记曲线提供闭环反馈以驱动袖带压力控制阀。所以，袖带压力曲线与实际的动脉血压曲线一模一样[20,21]。

该方法的主要局限性是它依赖基线血管张力（环境温度、情绪、运动）、袖带位置的准确，以及需要 MAP 和 DAP 比 SAP 更好的测量效果[22]。基于血管减压的设备在成人[23]和儿童[24]使用中均显示出较好的准确性，故其在心脏病学和运动医学中广泛使用，但在麻醉、急诊和重症监护室中并不常见。

2.6 基于监测的动脉压力管理

多年以来众所周知的是，与警报监测（例如脉氧仪）相比，由于没有清晰统一的处理方案，数值监测本身并不能改善临床结果[25]。

最佳血压值是多少呢？答案显然取决于患者、诊断和多种临床特征，包括与手术相关的技术等。然而，毫无疑问的是，异常的体循环动脉压与不良结局有关且动脉血压的计划管理可以改善预后[26]。欧洲重症监护医学学会工作组关于"休克和血流动力学监测共识"（2014 年）[7]以及"围手术期血压目标"的简明基本综述（2018 年[26]）总结在表 2.3 中。其主要原则是根据患者初始基线值设置个性化的最佳的体循环动脉压水平。

当讨论诱导的"可控低血压"时，尤其是耳鼻喉科、骨科和美容外科的需求时，需要十分注意的是血压下限的限制同样适合这些特殊情况。当然，考虑到是 MAP 而非心输出量影响手术过程中的失血量[29]，我们现在并不使用传统最佳的方法（如普鲁卡因胺[27]或高位脊髓阻滞[28]）来降低心输出量。自 1970—1982 年的英国机密调查 NCEPOD 揭露以来，情况已经发生了改变。当时人们认为"可控低血压"是麻醉死亡和神经功能障碍的第四大原因[30]。当代"可控低血压"的最佳定义是 MAP 下降基线值的 30%，并根据个体血压水平进行调整。基线值可参照表 2.3[31]。换句话说，"可控低血压"仅对能够适应"可控低血压"的患者而言是非常好的一种方法。

本章作者使用一种简单的姿势调整技术诱导"可控低血压"。例如，在七氟烷/右美托咪定药物麻醉下进行面部整形手术时的头部倾斜（即 SMAS 提升）。这种方法的优点十分明显：逆转调整简单且快速不需要添加另外的药物。因此，使用过程从未发生不可控的低血压[32,33]。

适用"可控低血压"的方法同样适用于"可控高血压"。"可控高血压"一般在神经系统重症监护的某些指征和手术后止血检查中应用[34,35]。虽然"可控高血压"在甲状腺手术中可以有效减少术后失血量和严重出血的发生[36]，但使用时也应非常谨慎，也需要选择合适的患者并进行可靠的动脉压监测。

表 2.3　关于麻醉和重症监护中全身动脉压的声明

声明 / 建议	推荐等级 GRADE；证据质量	声明类型（参考文献）
对于非心脏手术患者，将全身动脉压维持在基线值的 90%~110%	1 级；QoE 中等（B）	临时考虑[26]
在非心脏手术患者中，如果基线较低（SAP < 90 mmHg，DAP < 50 mmHg），则维持基线值 100%~120%	2 级；QoE 中等（B）	临时考虑[26]
在非心脏手术患者中，如果基线较高（130 ≤ SAP < 160 mmHg，DAP ≥ 80 mmHg），则维持基线值 80%~110%	2 级；QoE 低（C）	临时考虑[26]

续表

声明 / 建议	推荐等级 GRADE；证据质量	声明类型（参考文献）
在非心脏手术患者中，如果存在器官缺血的高风险或压力相关出血的高风险，则分别维持允许范围的上限或下限（见上文）	2级；QoE 低（C）	临时考虑[26]
对于 CPB 期间的心脏手术，将灌注压（MAP 等效）维持在 70~100 mmHg	1级；QoE 中等（B）	临时考虑[26]
对于 CPB 期间的心脏手术，根据患者的基线在允许的范围内调整灌注压（见上文）	2级；QoE 低（C）	临时考虑[26]
我们建议对有休克病史和临床症状提示的患者频繁测量心率、血压、体温和体格检查的变量（包括灌注不足的体征、尿量和精神状态）	未分级	最佳实践[7]
我们建议，动脉低血压（定义为收缩压 < 90 mmHg，或 MAP < 65 mmHg，或较基线降低 ≥ 40 mmHg）虽然常见，但不应作为定义休克的必要条件	1级；QoE 中等（B）	推荐[7]
我们建议在对初始治疗无反应和（或）需要输注血管加压药的休克中插入动脉和中心静脉导管	未分级	最佳实践[7]
我们建议在休克复苏期间个体化目标血压	1级；QoE 中等（B）	推荐[7]
我们建议最初的目标是 MAP ≥ 65 mmHg	1级；QoE 低（C）	推荐[7]
我们建议对于没有严重头部损伤的出血不受控制的患者（即有外伤的患者），可以忍受较低的血压水平	2级；QoE 低（C）	推荐[7]
我们建议有高血压病史的脓毒症患者以及因血压升高而表现出临床改善的患者采用较高的 MAP	2级；QoE 中等（B）	推荐[7]

注：CPB：体外循环；DAP：舒张动脉压；MAP：平均动脉压；SAP：动脉收缩压

2.7 小结

从物理学的角度来看，体循环动脉压测量可能是最简单也是古老的血流动力学监测，但依然是血流动力学最重要的组成。本章阐明了从 Korotkoff 的声音听诊到最复杂的血管减压技术的所有的血压检测方法以及与血压相关的所有可能的临床状况。尽管血压具有不稳定并容易控制的特征，但其已经被证明与临床结果密切相关。血压的有效和安全地监测需要我们对一般的血压力学和生理学有良好的认识，了解有创甚至某些手工方法等不同监测技术的原理、细节和缺陷。目前的血压管理策略使用了实时监测数据，聚焦在基于患者个性化的基础血压进行最佳和允许范围内的血压选择。

要点

• 体循环动脉压仍然是一个多世纪以来最重要的生命体征和容易获得的循环监测变量之一。其重要性已经被生理学和临床所证实，包括血流自我调节的概念和对临床结局的确切影响。

- 尽管体循环动脉压与心功能的表现相比具有"技术性"和可获取的特点，但其自身水平便可触发立即的临床干预，即不论心输出量如何，亚临界低血压（通常指 MAP 低于 65 mmHg）就意味着高局部血管阻力的器官会出现时间依赖的不可逆的缺血性损伤。

- 无创体循环动脉压监测目前有不连续和连续两种版本，二者的准确性足以在各种临床环境下使用。然而，在麻醉学、急诊医学和危重症监护中需要满足连续动脉压监测，通常选择有创的直接测量。

- 动脉内置管直接监测血压是公认的准确性、精确性和临床实用性的金标准，也为频繁的动脉采血提供了可能。动脉置管的指征通常都是必要的。因此，绝对禁忌证仅存在某些特定的动脉路径，而不是动脉置管本身。

- 体循环环动脉压监测和管理的现代概念包括在出现任何疑问和声音异常时切换到有创模式、选择参数的最佳和允许值时需考虑患者的基线动脉压水平。

参考文献

[1] Avolio AP, Kuznetsova T, Heyndrickx GR, Kerkhof PLM, Li JK-J. Arterial fow, pulse pressure and pulse wave velocity in men and women at various ages. Adv Exp Med Biol. 2018;1065:153–68.

[2] Sugo Y, Ukawa T, Takeda S, Ishihara H, Kazama T, Takeda Z. A novel continuous cardiac output monitor based on pulse wave transit time. Conf Proc IEEE Eng Med Biol Soc. 2010;2010:2853–6.

[3] Suzuki T, Suzuki Y, Okuda J, Minoshima R, Misonoo Y, Ueda T, Kato J, Nagata H, Yamada T, Morisaki H. Cardiac output and stroke volume variation measured by the pulse wave transit time method: a comparison with an arterial pressure-based cardiac output system. J Clin Monit Comput. 2019;33:385–92.

[4] Kam P, Power I. Principles of physiology for the anaesthetist. 3rd ed. CRC Press; 2015. 478 p.

[5] Ackland GL, Brudney CS, Cecconi M, Ince C, Irwin MG, et al. Perioperative Quality Initiative consensus statement on the physiology of arterial blood pressure control in perioperative medicine. Br J Anaesth. 2019;122(5):542–51.

[6] Sun LY, Chung AM, Farkouh ME, van Diepen S, Weinberger J, Bourke M, Ruel M. Defning an intraoperative hypotension threshold in association with stroke in cardiac surgery. Anesthesiology. 2018;129(3):440–7.

[7] Cecconi M, De Backer D, Antonelli M, Beale R, Bakker J, Hofer C, Jaeschke R, Mebazaa A, Pinsky MR, Teboul JL, Vincent JL, Rhodes A. Consensus on circulatory shock and hemodynamic monitoring. Task force of the European Society of Intensive Care Medicine. Intensive Care Med. 2014;40(12):1795–815.

[8] Sun LY, Wijeysundera DN, Tait GA, Beattie WS. Association of intraoperative hypotension with acute kidney injury after elective noncardiac surgery. Anesthesiology. 2015;123(3):515–23.

[9] Tang Y, Zhu C, Liu J, Wang A, Duan K, Li B, Yuan H, Zhang H, Yao M, Ouyang W. Association of intraoperative hypotension with acute kidney injury after noncardiac surgery in patients younger than 60 years old. Kidney Blood Press Res. 2019;44(2):211–21.

[10] Hall JE. Guyton and Hall textbook of medical physiology. 12th ed. Philadelphia: Saunders Elsevier; 2011. 1091 p.

[11] Albinali HHA. 4,500-year voyage: from pulse tension to hypertension. Heart Views. 2005;6(3):124–33.

[12] Kim OJ. Experimental sciences in surgery: Harvey Cushing's work at the turn of the twentieth century. Korean J Med Hist. 2006;15:49–76.

[13] Gravlee GP, Martin DE, Bartels K, editors. Hensley's practical approach to cardiothoracic anesthesia. 6th ed. Walters Kluwer; 2018. 848 p.

[14] Bennett D. Arterial pressure: a personal view. In: Pinsky M, Payen D, editors. Functional hemodynamic monitoring. Berlin, Heidelberg, New York: Springer; 2005. p. 89–97.

[15] Ragosta M. Textbook of clinical hemodynamics. Saunders Elsevier; 2008. 478 p.

[16] Haddad F, Zeeni C, El Rassi I, Yazigi A, MadiJebara S, Hayeck G, Jebara V, Yazbeck P. Can femoral artery pressure monitoring be used routinely in cardiac surgery? J Cardiothorac Vasc Anesth. 2008;22(3):418–22.

[17] Lebedinskii KM. Arterial pressure monitoring. In: Lebedinskii KM, editor. Circulation and anesthesia. 2nd ed. St.-Peterburg: Chelovek; 2015. p. 141–71. (In Russian).

[18] Trevino RJ, Jones DL, Escobedo D, Porterfeld J, Larson E, Chisholm GB, Barton A, Feldman MD. Validation of a new micro-manometer pressure sensor for cardiovascular measurements in mice. Biomed Instrum Technol. 2010;44(1):75–83.

[19] Wax DB, Lin H-M, Leibowitz AB. Invasive and concomitant noninvasive intraoperative blood pressure monitoring: observed differences in measurements and associated therapeutic interventions. Anesthesiology. 2011;115:973–8.

[20] Raggi EP, Sakai T. Update on fnger-applicationtype noninvasive continuous hemodynamic monitors (CNAP and ccNexfn): physical principles, validation, and clinical use. Semin Cardiothorac Vasc Anesth. 2017;21(4):321–9.

[21] Fortin J, Wellisch A, Maier K. CNAP—evolution of continuous non-invasive arterial blood pressure monitoring. Biomed Tech (Berl). 2013;58(Suppl 1):4179.

[22] Imholz BPM, Wieling W, van Montfrans GA, Wesseling KH. Fifteen years experience with fnger arterial pressure monitoring: assessment of the technology. Cardiovasc Res. 1998;38:605–16.

[23] Chin KY, Panerai RB. Comparative study of Finapres devices. Blood Press Monit. 2012;17(4):171–8.

[24] Heeney ND, Habib F, Brar GK, Krahn G, Campbell DA, Sanatani S, Claydon VE. Validation of fnger blood pressure monitoring in children. Blood Press Monit. 2019;24(3):137–45.

[25] Lebedinskii KM, Kovalenko AN, Kurapeev IS, Karelov AE, Len'kin AI, Subbotin VV, Volkov PA, Martynov DV. Physical and physiological problems of medical monitoring. Tech Phys. 2020;65(9):1343–59.

[26] Meng L, Yu W, Wang T, Zhang L, Heerdt PM, Gelb AW. Blood pressure targets in perioperative care. Hypertension. 2018;72(4):806–17.

[27] Mason AA, Pelmore JF. Combined use of hexamethonium bromide and procaine amide in controlled hypotension: a preliminary report. Br Med J. 1953;1:250.

[28] Griffth HWC, Gillies J. Thoraco-lumbar splanchnicectomy and sympathectomy, anaesthetic procedure. Anaesthesia. 1948;3:134–40.

[29] Sivarajan M, Amory DW, Everett GB, et al. Blood pressure, not cardiac output, determines blood loss during induced hypotension. Anesth Analg. 1980;59:203–6.

[30] Utting JE. Pitfalls in anaesthetic practice. Br J Anaesth. 1987;59:877–90.

[31] Degoute CS. Controlled hypotension: a guide to drug choice. Drugs. 2007;67(7):1053–76.

[32] Leigh JM. The history of controlled hypotension. Br J Anaesth. 1975;47(7):745–9.

[33] Gillespie R, Shishani Y, Streit J, Wanner JP, McCrum C, Syed T, Haas A, Gobezie R. The safety of controlled hypotension for shoulder arthroscopy in the beach-chair position. J Bone Joint Surg Am. 2012;94(14):1284–90.

[34] Lim TS, Hong JM, Lee JS, Shin DH, Choi JY, Huh K. Induced-hypertension in progressing lacunar infarction. J Neurol Sci. 2011;308(1–2):72–6.

[35] Francoeur CL, Mayer SA. Management of delayed cerebral ischemia after subarachnoid hemorrhage. Crit Care. 2016;20(1):277.

[36] Lebedinskii KM, Karelov AE, Lebedinskaia OV, Shevkulenko DA, Bestayev GG. Hemodynamic test for surgical hemostasis consistency. In: Lebedinskii KM, editor. Circulation and anesthesia. 2nd ed. St.-Peterburg: Chelovek; 2015. p. 551–6. (In Russian).

3. 中心静脉压

阿列克谢·A.斯美特金（Aleksey A. Smetkin），弗谢沃洛德·V.库扎科夫（Vsevolod V. Kuzkov）

3.1 概述

中心静脉压（Central venous pressure，CVP）反映了大静脉即上下腔静脉的压力。从生理学的角度来看，中心静脉压是心脏功能表现和静脉回流之间复杂相互作用的产物。因此，相同血流动力学干预下 CVP 的变化在不同的 ICU 患者中可能是相反的。历史上，CVP 经常被用于评估血流动力学、容量状态和液体反应性。然而，在过去的几十年里，多项研究表明，CVP 的绝对值和变化与舒张末期左心室容积和心输出量之间均没有相关性。毫不奇怪，CVP 不能预测快速输液时心输出量的变化。但如今，CVP 正逐渐引起越来越多的兴趣。因为新的研究表明，CVP 基线值的增加和（或）该参数的快速增加与急性肾损伤、多器官衰竭、内脏充血和死亡有关。因此，旨在降低 CVP 的治疗可能会改善器官功能和临床结局。显然，在做出针对危重患者何时以及如何使用 CVP 这项血流动力学参数的决定之前，仍有许多问题需要尽快解决。

3.2 介绍

血液进入心腔的压力称为"充盈压"。右心房中的充盈压称为中心静脉压；更准确地说，CVP 近似于右心房舒张末期的压力。由于大多数 ICU 患者常规需进行中心静脉通路的有创操作，广泛地进行 CVP 监测是可能的。

CVP 的常规测量点是上腔静脉与右心房的交界处，这也是中心静脉导管末端的放置位置。通常右心房的几何中心作为 CVP 测量的基线水平，压力传感器放置在"右心房点"进行以大气压为准调零。"右心房点"定位于前胸部胸骨角的水平（胸骨和第二肋交界点）垂直向下 5 cm（成人）[1]。在实践中，我们采用的比较容易识别的"静脉静力学点"的水平位置进行测量。"静脉静力学点"位于腋中线与第五肋或第四肋间隙的交叉处，其投影位置的测量值比"右心房点"的测量值高约 3 mmHg[2]。

3.3 中心静脉压曲线的形态学研究

CVP 曲线的形状与体循环（动脉）血压曲线有一些明显的相似性。根据经典的曲线形状，曲线可分为五段。其中，三个波峰（a 波、c 波和 v 波）两个波谷（x 波和 y 波）（图 3.1）。一般认为 c 波、x 波和 v 波来源于收缩期，而 a 波和 y 波来源于舒张期。CVP 曲线中最明显的是 a 波，它反映了心脏舒张期完成后右心房的收缩。在一定程度上，a 波对应于心电图上的 P 波。随着右心房舒张期的开始，

a 波消退，并被一个小的重搏 c 波打断，该波与右心室的等容收缩期和关闭的三尖瓣向右心房"脱垂"有关。

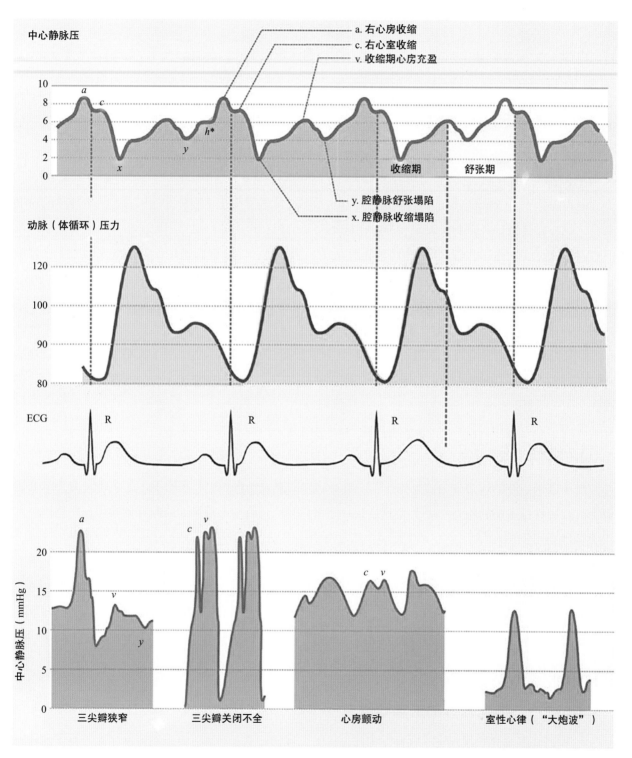

图 3.1　中心静脉压曲线的正常形状和要素（上图）及其在某些临床条件下的变化（下图）

如果在静脉床的更远端，例如，在颈内静脉上球部测量，c 波可能与颈内动脉传递的波动（"颈动脉波"）有关[3]。c 波对应于心室收缩期的开始和部分的收缩早期。心房压在整个心室收缩期持续下降，出现下降 x 波。在心室收缩末期可观察到 CVP 的第二次上升 v 波，与舒张期心房的充盈有关，v 波近似对应心电图的 T 波，紧随其后的是进一步降低的压力曲线下降支 y 波，与血液进入右心室（舒张期）和三尖瓣的开放有关。在某些情况下，曲线的平台期 h 可以记录到，持续时间从舒张期的中期到结束[3]。

支持 CVP 曲线形态分析最重要的论点是它能较早的识别心律失常[4]。

3.4 中心静脉压的决定因素

CVP 是两个关键因素相互作用的结果：血液回流到右心的静脉回流能力以及心脏的收缩功能（心输出量和心肌收缩力）（图 3.2）[5]。

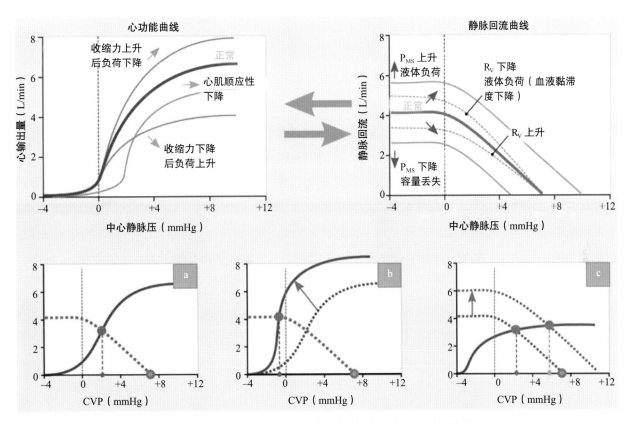

图 3.2 静脉回流与心脏功能（收缩性）之间相互作用的模型

（a）心功能和静脉回流曲线的交点给出了心输出量（CO）、静脉回流和 CVP 的结果值；（b）当收缩力的增加不会导致 CO 进一步增加时，垂直位置的低（负）CVP（"瀑布"现象）下的最大静脉回流；（c）静脉回流曲线与心功能曲线的平台相交。因此，静脉回流的增加不会导致 CO 进一步增加。请注意，根据曲线的同时位置移动，所得的 CVP 值可能会增加或减少，具体取决于对类似干预的个性化反应（即液体负荷、血管加压药）。CVP：中心静脉压；CO：心输出量；P_{MS}：体循环平均充盈压；R_V：静脉回流阻力

中心静脉压在很大程度上依赖于静脉储备血管的张力（由此产生顺应性）。目前认为，CVP 由以下因素所决定：血容量和静脉血管床容积之间的对应关系，大静脉和心脏瓣膜（较大程度上为三尖瓣）状态，右心室的顺应性和肺动脉压力[6]。这些因素严重影响了临床对 CVP 基线值和变化的直接解释。

根据 Guyton 的循环模型，心输出量的 3 个主要决定因素是心脏的泵功能、外周血管阻力和循环血容量。由于静脉回流与心输出量相等，故后者的增加可通过增加体循环平均充盈压和降低静脉回流阻力或 CVP 来实现。适度的体力活动后可观察到的心输出量增加的同时伴随 CVP 减少，间接证实了这一理论（见图 3.2）[7]。

3.5 中心静脉压的解读

中心静脉压反映了心脏"泵"出回流血的能力以及右心室的充盈压。因此，临床医生经常使用 CVP 作为心室前负荷和血管内容量的间接指标。

在心功能正常且血管内容量充足的情况下，当患者站立或处于坐姿时，CVP 通常低于零（大气压）。这可以用舒张期时心室的"抽吸"作用来解释[8]。由于有空气栓塞的风险，以直立姿势（神经外科）进行手术干预时，必须考虑到这种影响。

此外，在大多数情况下，CVP 传感器根据相对恒定的大气压力进行"校准"，并不考虑气道压力的变化[9]。然而，在评估 CVP 时，应当考虑呼吸的时相、类型及其他特征。在自主吸气时，胸膜腔内压下降导致 CVP 下降，胸腔的负压抽吸作用使进入心脏的血流量（前负荷）增加。相反，在机械通气时，吸气伴随着 CVP 的升高和由于血液回流限制引起的心脏容量的下降。在常规的临床实践中，CVP 在呼气末进行测量可提供最准确的跨壁压的评估。在被动自主呼气末或当患者与机械通气断开连接时，胸膜腔内压逐渐恢复到零（大气压），跨壁压与 CVP 最接近。

在病理条件下，CVP 不仅反映血管内容量的变化（图 3.3）。例如，在心输出量增加的情况下（分布性休克和高动力状态），不论是正常还是容量超负荷，CVP 依然是减少的。相反，当患者有严重的心功能障碍或肺动脉高压（如肺栓塞）时，容量过负荷或正常血容量时都可以记录到 CVP 的增加。心肌顺应性的动态变化（例如，使用各种 β 肾上腺素能药物）会使这些相互作用进一步复杂化。

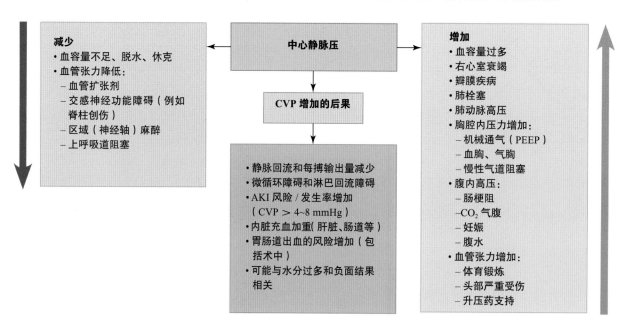

图 3.3 导致中心静脉压（CVP）变化的因素及 CVP 升高的风险

3.6 中心静脉压在临床实践中的地位

几十年来，CVP 的平均值及其动态变化一直被用作反映流入心脏的血容量的间接指标，即心室前负荷的间接指标。使用 CVP 作为输液指南的生理学基础是由 Hughes 和 Magovern 于 20 世纪 50 年代时行开胸手术时提出的 [10]。后来，CVP 作为前负荷的标志的临床价值一直饱受争议 [11,12]。然而，关于什么是最佳的心室前负荷指标（容量或压力）的问题一直悬而未决。由于心脏的左右部分在功能上是相互耦联的，所以，当右心室达到功能平台期时，左心室的射血也受到限制。对这一现象的认知使人们意识到，"没有右心室的成功不可能有左心室的成功"。以此为基础，Magder 提出观点，认为使用 PAOP 和左心室大小来优化前负荷是无法接受的 [9]。必须认识到，左心室只能泵出右心室所输送的血量；反之，右心室只能排出左心室能够接受的血量。

许多研究和最新的系统性综述均表明，在大多数危重症患者中，使用 CVP 的绝对值来判断是否输液是非常不可靠的 [12,13]。值得注意的是，CVP 对腹腔内高压或气道压力升高（如 COPD）患者的左心室前负荷的预测价值完全不可靠。与此同时，"如何治疗一个 CVP 正常的休克患者"或"如何处理一个低 CVP 的稳定患者"的问题也未得到解决 [14]。

> **实操建议**
> 　　中心静脉压是一个不可靠的判断输液与否的指标。因此，输液与否不应利用 CVP 来判断。

3.7 中心静脉压升高的风险及展望

近期研究表明，危重患者无限制（或"积极"）输液治疗导致 CVP 升高 8~12 mmHg，并伴随着急性肾损伤、多器官功能障碍和死亡的风险和发生率的增加 [15-18]。据报道，CVP 每升高 1 mmHg，AKI 风险增加近 2% [19]。也有研究表明，脓毒症患者 CVP ≥ 12 mmHg 与严重的微循环障碍相关 [20]。值得注意的是，拯救脓毒症运动不再以中心静脉压达到 8~12 mmHg 作为输液的目标 [21]。最近，Xing 等人揭示了旨在降低 CVP 的早期肾替代治疗对于改善脓毒症诱导的急性肾损伤患者的肾功能恢复的优点 [22]。此外，减少输液以降低 CVP 的策略与 ARDS 患者的机械通气天数减少相关 [23]。最近的 Meta 分析表明，在肝切除术中应用不同的策略（如 Trendelenburg 体位、硝酸甘油、呋塞米、芬太尼、控制输液速率和夹住肝内静脉）控制低 CVP（甚至降至 0）可以显著减少血液的丢失以及降低输血需求 [24]。

> **实操建议**
> 　　中心静脉压被认为是输液治疗的安全性参数之一。在输液期间，临床医生应意识到 CVP 超过 12 mmHg 的多重风险。

然而，目前 CVP 的"最优"值尚未确定，但应是个体化且越低越好 [25]。此外，CVP 曲线的视觉分析在心脏手术中仍然有用，可以提供三尖瓣和二尖瓣的功能、心律失常对血流动力学影响以及是否存在缩窄性心包炎和心包填塞等信息[26]。因此，一些作者主张进一步研究CVP监测可能带来的益处[27]。

3.8 小结

CVP的测量需要方法学和心血管生理学知识，而CVP的曲线轮廓分析可以帮助识别心律失常。很明显，CVP不能作为判断是否输液的可靠指标。然而，监测CVP的变化可能为输液治疗的安全性提供重要的信息，同时可评估患者出现急性肾损伤和微循坏障碍的风险。未来的研究应解决CVP和容量超负荷及周围组织水肿的关系，并回答在个体化的减容量治疗中CVP可能起到的作用。

要点

- 中心静脉压（CVP）仅是一个反映右心室前负荷和功能的静态参数，因此，在许多临床情况下CVP与左心的工作无关。
- 中心静脉压无法判断输液与否。
- 在危重患者中，CVP升高与器官功能障碍的进展有关，尤其是急性肾损伤和内脏淤血等。
- 在某些临床情况下，降低CVP的治疗方案可能会减轻器官功能障碍并改善预后。

参考文献

[1] Magder S, Bafaqeeh F. The clinical role of central venous pressure measurements. J Intensive Care Med. 2007;22:44–51.

[2] Magder S. Central venous pressure: a useful but not so simple measurement. Crit Care Med. 2006;34:2224–7.

[3] Mark JB. Central venous pressure, left atrial pressure. In: Mark JB, editor. Atlas of cardiovascular monitoring, vol. 15. New York: Churchill–Livingstone; 1998.

[4] Mark JB. Arrhythmias. An integrated ECG and hemodynamic approach. In: Mark JB, editor. Atlas of cardiovascular monitoring. New York: Churchill–Livingstone; 1998. p. 219.

[5] Guyton AC. Determination of cardiac output by equating venous return curves with cardiac response curves. Physiol Rev. 1955;35:123–9.

[6] Kelman GR. Interpretation of CVP measurements. Anaesthesia. 1971;26:209–15.

[7] Funk DJ, Jacobsohn E, Kumar A. The role of venous return in critical illness and shock-part I: physiology. Crit Care Med. 2013;41:255–62.

[8] Opie LH, editor. Heart physiology: from cell to circulation. 4th ed. Philadelphia: Lippincott, Williams and Wilkins; 2004.

[9] Magder S, Scharf SM. Venous return. In: Scharf SM, Pinsky MR, Magder S, editors. Respiratorycirculatory interactions in health and disease. New York: Marcel–Dekker; 2001. p. 93–112.

[10] Hughes RE, Magovern GJ. The relationship between right atrial pressure and blood volume. AMA Arch Surg. 1959;79:238–43.

[11] Magder S. How to use central venous pressure measurements. Curr Opin Crit Care. 2005;11:264–70.

[12] Michard F, Teboul J–L. Predicting fuid responsiveness in ICU patients: a critical analysis of the evidence. Chest. 2002;121:2000–8.

[13] Marik PE, Cavallazzi R. Does the central venous pressure predict fuid responsiveness? An updated metaanalysis and a plea for some common sense. Crit Care Med. 2013;41:1774–81.

[14] Funk DJ, Kumar A. If the central venous pressure is x, call me … maybe. Crit Care Med. 2013;41:1823–4.

[15] Marik PE. Iatrogenic salt water drowning and the hazards of a high central venous pressure. Ann Intensive Care. 2014;4:21.

[16] Legrand M, Dupuis C, Simon C, Gayat E, Mareo J, Lukaszewicz AC, Payen D. Association between systemic hemodynamics and septic kidney injury in critically ill patients: a retrospective observational study. Crit Care. 2013;17:R278.

[17] Payen D, De Pont AC, Sakr Y, Spies C, Reinhart K, Vincent JL. A positive fuid balance is associated with a worse outcome in patients with acute renal failure. Crit Care. 2008;12:R74.

[18] Boyd JH, Forbes J, Nakada T, Walley KR, Russell JA. Fluid resuscitation in septic shock: a positive fuid balance and elevated central venous pressure increase mortality. Crit Care Med. 2011;39:259–65.

[19] Chen KP, Cavender S, Lee J, et al. Peripheral edema, central venous pressure, and risk of AKI in critical illness. Clin J Am Soc Nephrol. 2016;11(4):602–8.

[20] Vellinga NAR, Ince C, Boerma EC. Elevated central venous pressure is associated with impairment of microcirculatory blood fow in sepsis: a hypothesis generating post hoc analysis. BMC Anesthesiol. 2013;13:17.

[21] Rhodes A, Evans LE, Alhazzani W, et al. Surviving Sepsis campaign: international guidelines for Management of Sepsis and Septic Shock: 2016. Intensive Care Med. 2017;43(3):304–77.

[22] Xing Z, Liu D, Wang X, et al. Early initiation renal replacement therapy for fuid management to reduce central venous pressure is more conducive to renal function recovery in patients with acute kidney injury. Chin Med J (Engl). 2019;132:1328–35.

[23] Wiedemann HP, Wheeler AP, Bernard GR, et al. Comparison of two fuid-management strategies in acute lung injury. N Engl J Med. 2006;354:2564–75.

[24] Wang F, Sun D, Zhang N, Chen Z. The effcacy and safety of controlled low central venous pressure for liver resection: a systematic review and meta-analysis. Gland Surg. 2020;9:311–20.

[25] Chen X, Wang X, Honore PM, Spapen HD, Liu D. Renal failure in critically ill patients, beware of applying (central venous) pressure on the kidney. Ann Intensive Care. 2018;8:91.

[26] Schmidt C, Berggreen AE, Heringlake M. Perioperative hemodynamic monitoring: still a place for cardiac flling pressures? Best Pract Res Clin Anaesthesiol. 2019;33:155–63.

[27] De Backer D, Vincent JL. Should we measure the central venous pressure to guide fuid management? Ten answers to 10 questions. Crit Care. 2018;22(1):43.

4. 肺部血管压

丹尼尔·德·贝克尔（Daniel De Backer）

人们对肺部压力的测量兴趣由来已久。早在 20 世纪初，医生们就试图将导管插入肺循环以测量肺部的压力[1]。Cournand 在 20 世纪 50 年代早期首次使用肺动脉导管测肺的压力[1]，但直到具有球囊尖端的肺动脉导管（pulmonary artery catheter，PAC）（即 Swan-Ganz 导管）问世[2]，肺动脉压力的测量才开始在心血管医学和重症监护中流行起来。

肺动脉压力包括肺动脉压（pulmonary artery pressure，PAP）和肺动脉闭塞压（pulmonary artery occlusion pressure，PAOP）。除了在特定条件下测量这些参数外，对这些参数在心血管和肺部医学中的生理作用的理解也是很重要的。即使现在 PAC 的使用比 20 世纪末少[3]，但人们仍对 PAC 所检测的包括 PAP 和 PAOP 在内的参数很感兴趣[4]。有趣的是，其他一些血流动力学的工具已替代 PAC 用以测量 PAP 和 PAOP[5]。

因此，理解肺压力的生理、决定因素和其在心血管及重症医学中的潜在作用极为重要。

4.1 生理学基础

PAP 是指右心室后压，也是右心室后负荷的重要决定因素。右心室无法承受 PAP 的急性升高，最终出现功能障碍。因此，PAP 的床边评估非常重要。PAP 可在各种情况下升高，包括肺栓塞、ARDS、慢性肺疾病和心脏疾病等。

收缩压、舒张压和平均肺动脉压（mPAP）都可被测量到，但仅 mPAP 被用来定义肺高压，其也是反映右心室后负荷最好的指标。mPAP 的正常值约为 15 mmHg，高于 20 mmHg 被定义肺高压[6]。在急性情况下，mPAP 超过 35 mmHg 时，右心室出现功能障碍。

PAOP 反映了左心房压，而左心房压是非常重要的生理参数。首先，左心房压反映了左心室的前负荷，因此对心输出量具有重要的作用；其次，在左心系统疾病中可观察到左房压的升高，提示左心系统疾病；最后，左心房压是肺血管床的后压，因此对肺高压的形成也有重要的作用。

PAOP 升高会导致肺水肿，也决定了毛细血管的渗漏和血管的通透性。重要的是，毛细血管水平的静水压力是真毛细管压力，而不是 PAOP 或左心房压力（真毛细管压力的测量将在下面讨论）。

PAOP 作为左心室前负荷指标一直存在争议。事实上，就像任何其他反映前负荷的"静态"指标一样，PAOP 并不能可靠地判断输液与否。然而，PAOP 的极端值保留了一些判断输液与否的价值[7]。更重要的是，PAOP 可作为获益 / 风险比的衡量指标，即便输液增加了心输出量，低 PAOP 值意味着输液期间的风险较小，而高 PAOP 值伴随更高的肺水肿风险。因此，许多医生将 PAOP 作为输液的安全评估指标[8]。

4.2 测量

4.2.1 有创肺动脉导管检测

收缩压、舒张压和 mPAP 通过肺动脉导管（也称为 Swan-Ganz 导管）的远端进行测量[2]。PAOP 测量的原理是：肺血流将充气球囊带入肺动脉的远端分支从而阻塞血流进入与充气球囊边缘接触的远端位置。PAOP 是带充气球囊的导管远端所测量的压力值。

即使 PAOP 常被误命名为 PA 楔压，但两者并不等同。PA 楔压是导管球囊在不充气的情况下获得的压力，对应的是较球囊充气时检测 PAOP 位置更远端的肺动脉分支压力。PAOP 也不同于 PA 毛细血管压力，后者对应于肺毛细血管水平的静水压力，需要用特定的计算算法获得。

PAOP 反映了肺动脉床中较大血管的压力水平。因此，这个压力主要代表肺大静脉的压力以及左心房压力。PA 楔压测量时闭塞的是更靠近毛细血管的较小的血管，因此，PA 楔压更接近（但不等同于）毛细血管压力。

真正的毛细管压力不能测量，但可以通过几种方法计算出来。最简单的是 Gaar 方程[9]：

肺毛细血管压 = PAOP + 0.4×（mPAP － PAOP）

该公式是使用离体分离灌注的肺模型等实验条件中获得的，所以只有当阻力在肺动脉和静脉树中的分布是正态时才是有效的，而在疾病状态下并不适用。另外，毛细管压力也可以从球囊膨胀过程中 PA 曲线的衰减中进行计算[10,11]。

实操建议

　　PAOP 并不等同肺毛细血管压力（即导致肺水肿的真正的静水压力）。由于肺毛细血管压力在临床实践中难以通过测量获取，因此 PAOP 是对导致肺水肿的压力的最佳估测方式。

由于心脏位于胸部，肺部压力的测量受到胸膜腔压力的影响。为尽量减少胸膜腔压力的影响，肺动脉导管的尖端应位于 PAP 高于肺静脉压的 West Ⅲ 区。在这个位置，肺静脉压本身高于肺泡压。当 PAOP 的呼吸变异度大于 PAP 的呼吸变异度时，提示导管错置在 West Ⅰ 区或 Ⅱ 区[12]。另外，应始终在呼气末进行测量。

实操建议

　　肺部的压力应始终在呼气末测量。

在机械通气时是可估算肺动脉的跨壁压。传输指数是指不同呼吸时相的 PAOP 差值与驱动压的比值：（吸气末 PAOP －呼气末 PAOP）/（平台期压力－ PEEP）。其中，PEEP 为呼气末正压。

PAOP 跨壁压根据以下公式计算：呼气末 PAOP －（传输指数 ×PEEP）[13]。其他压力也可以使用相同的公式计算。

> **实操建议**
>
> PAOP 跨壁压反映了引起肺水肿的压力及左室前负荷。

4.2.2 无创监测（超声心动图）

除了超声心动图外，床边尚无其他方法能够测量肺动脉压力。尽管肺动脉压力超声心动图评估的可靠性受到了质疑[14,15]，但这些质疑的研究并不包含危重症患者。此外，超声心动图和有创测量的结果往往不能在同一天获得。

收缩期 PAP 通过估测收缩期跨瓣膜的压力梯度的三尖瓣反流的最大速度来测量。收缩期 PAP 采用简化的伯努利方程计算：4×（三尖瓣反流峰值流速）^{2}＋右心房压力（RAP）。

平均和舒张期 PAP 可以使用以上相同的公式分别从舒张早期和晚期的肺动脉瓣反流速度来测量。这些测量不一定总能从危重患者中获得。

此外，肺动脉血流加速时间下降（通常＜90 ms）或双相肺动脉血流信号提示肺高压。虽然不能获得定量数值，但这种方法对于识别出肺高压还是非常有帮助的，特别是在其他测量方法不容易获得时。

PAOP 可以通过不同指数来估测。在大多数情况下，最准确和最容易获得的方法是二尖瓣前向血流早期峰值流速（E）除以二尖瓣环早期峰值速度（Ea）。在危重患者中，E/Ea 比值与有创方法获得的 PAOP 值有较好的一致性[16,17]。但这样的一致性对精确的数值计算却过于宽泛，因此 E/Ea 比值通常用作半定量评估（PAOP 低／中／高定性）或评估患者对干预后的反应[18]。

> **实操建议**
>
> 一些超声心动图指标可以用来估测 PAP 和 PAOP。尽管不如有创测量那么精确，但超声心动图可以识别肺高压对右心造成的影响以及 PAOP 升高的原因。

4.3 肺动脉压力的临床应用

测量肺动脉压力有几个目的：确定右心室功能不全的原因；评估治疗干预的影响；对呼吸和心血管疾病患者的预后判断等。

一旦肺动脉高压（PAH）确诊，理解它形成的原因就非常重要。需要区分到底是左心房压力（毛细血管后 PAH）增加还是肺动脉血管阻力增加（毛细血管前 PAH）引起的。区分两者需要计算舒张期 PAP 和 PAOP 之间的压力梯度。梯度低于 3 mmHg 提示毛细血管后 PAH，而梯度高于 5 mmHg 提示毛细血管前 PAH。

实操建议

　　当肺动脉高压发生时，测量舒张期 PAP 和 PAOP 之间的压力梯度有助于区分毛细血管前肺高压和毛细血管后肺高压。

　　当出现右心室功能障碍，PAP 测量有助于鉴别病因及发病机制。原发性右心功能不全（右心室梗死导致三尖瓣病变）时 PAP 正常或降低；而后负荷（阻塞性休克）增加导致的右心衰竭则 PAP 增加（图 4.1）。此外，PAH 的严重程度有助于区分急性和慢性病变，急性 PAH 时 mPAP 很少高于 45 mmHg，而慢性 PAH 呈现出很高的 mPAP 值。

实操建议

　　肺部压力测量有助于查明右心功能不全的原因。

　　PAP 的测量也用于评估各种干预措施（如一氧化氮吸入）的效果，有助于获得药物的最佳剂量。
　　最后，在心脏移植、植入左心室辅助装置或矫正二尖瓣狭窄等手术后，监测 PAP 对右心衰风险患者的术后管理非常有用。

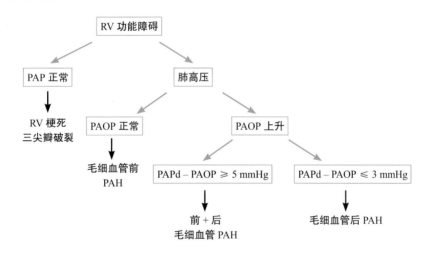

图 4.1　肺动脉压测量对于解释右心室功能障碍的应用
RV：右心室；PAH：肺动脉高压；PAP：肺动脉压；PAPd：肺动脉舒张压；PAOP：肺动脉闭塞压

4.4 肺动脉闭塞压的临床应用

　　PAOP 可用于以下几个目的：评估容量状态、评估左心功能和识别静水压引起的肺水肿。
　　PAOP 并不能直接评估容量状态。PAOP 值是左心室容量状态和收缩 / 舒张功能综合作用的结果。左心由于心室间相互作用关系而受到右心功能的影响，同时也受心包的限制。因此，PAOP 值受胸膜 / 心包压力的影响。

> **实操建议**
>
> PAOP 反映容量状态和左心功能之间的平衡。

尽管 PAOP 和左心室容量及功能间的关系复杂而多样，但低 PAOP 与低容量及良好的心功能有关，高 PAOP 与重度高容量、心功能损害或胸腔 / 心包压力升高有关。进一步的评估通常采用超声心动图，对于区分这 3 种因素有很大帮助。最后，正常的 PAOP 可以表示正常心功能患者的正常容量状态，也可以表示心功能受损患者的低容量状态，或是心功能很好的患者的高容量状态。再次强调，超声心动图可能有助于区分这些不同类型。

用 PAOP 指导输液管理一直备受争议[19]。与任何其他静态测量（充盈压和心脏容积）一样，每个患者都有独特的心功能曲线，故 PAOP 对输液与否的预测能力相对较差。因此，只有极低的 PAOP 值可进行输液，而极高的值应避免输液。

然而，PAOP 仍可用于输液管理。对于心功能受损的患者，相比心脏容积，PAOP 可以更好地判断是否需要输液[20]。更重要的是，PAOP 可作为一项安全指标。高 PAOP 患者不太可能增加心输出量，高 PAOP 也意味着输液非常不安全。考虑到 PAOP 和左心室容积之间的指数关系，给高 PAOP 的患者输液将急剧升高 PAOP 并可能导致肺水肿。在这些情况下，PAOP 通常被用作一个安全指标，当 PAOP 值达到预定值时，应停止输液治疗[8]。

> **实操建议**
>
> PAOP 是一个较差的判断是否输液的指标，但 PAOP 用来进行输液管理还是十分有用的，可以用在输液评估益处 / 风险，也可在输液时作为一个安全阈值。

最后，PAOP 常用于识别有肺部渗出时的静水压性肺水肿。PAOP 可区分 ARDS 和静水压性肺水肿；当 PAOP 值 > 18 mmHg 时，静水压性肺水肿的可能性更大[21]。PAOP 也可用于识别撤机相关肺水肿[22,23]。然而，用 PAOP 解释静水压性肺水肿的原因有两个重要的限制：首先，PAOP 的测量受到胸膜腔压力的影响，此时静水压性肺水肿的关键决定因素是跨壁 PAOP 而不是血管内 PAOP。其次，在渗透性增加的情况下，较低的 PAOP 会发生肺水肿[9]，在慢性左心房压力升高的情况下，PAOP 可能进一步发展为更高值。因此，静水压对肺水肿的作用是进行性增加的，而不是突然升高到 18 mmHg 以上。

> **实操建议**
>
> PAOP 有助于区分静水压性和非静水压性肺水肿。

4.5 小结

肺动脉压力的测量（包括 PAOP），对患者的管理很重要。即使测量的频率相比 20 世纪末在下降，但理解肺动脉压、PAOP 和左右心室功能的生理学基础仍然至关重要。

> **要点**
>
> - 肺动脉压是决定右心室后负荷的关键因素。
> - 右心室功能的评估应考虑到 PAP 的值。
> - 肺高压确诊后，测量 PAOP 可进一步区分毛细血管前或后肺高压。
> - PAOP 不能用于判断是否输液，可用于指导输液治疗（安全限值）。
> - PAOP 有助于识别肺水肿的静水压性因素。

参考文献

[1] 2014 NMA. The Nobel Prize in physiology or medicine 1956 Nobelprize.org: Nobel Media AB 2018; 2014[updated 2014]. http://www.nobelprize.org/nobel_prizes/medicine/laureates/1956/.

[2] Swan HJ, Ganz W, Forrester J, Marcus H, Diamond G, Chonette D. Catheterization of the heart in man with use of a fow-directed balloon-tipped catheter. N Engl J Med. 1970;283(9):447–51.

[3] De Backer D, Vincent JL. The pulmonary artery catheter: is it still alive? Curr Opin Crit Care. 2018;24(3):204–8.

[4] De Backer D, Hajjar LA, Pinsky MR. Is there still a place for the SwanGanz catheter? We are not sure. Intensive Care Med. 2018;44(6):960–2.

[5] De Backer D, Bakker J, Cecconi M, Hajjar L, Liu DW, Lobo S, et al. Alternatives to the Swan-Ganz catheter. Intensive Care Med. 2018;44:730–41.

[6] Simonneau G, Montani D, Celermajer DS, Denton CP, Gatzoulis MA, Krowka M, et al. Haemodynamic defnitions and updated clinical classifcation of pulmonary hypertension. Eur Respir J. 2019;53(1):1801913.

[7] De Backer D, Vincent JL. Should we measure the central venous pressure to guide fuid management? Ten answers to 10 questions. Crit Care. 2018;22(1):43.

[8] Cecconi M, Hofer C, Teboul JL, Pettila V, Wilkman E, Molnar Z, et al. Fluid challenges in intensive care: the FENICE study : a global inception cohort study. Intensive Care Med. 2015;41(9):1529–37.

[9] Gaar KA Jr, Taylor AE, Owens LJ, Guyton AC. Pulmonary capillary pressure and fltration coeffcient in the isolated perfused lung. Am J Phys. 1967;213(4):910–4.

[10] Cope DK, Grimbert F, Downey JM, Taylor AE. Pulmonary capillary pressure: a review. Crit Care Med. 1992;20(7):1043–56.

[11] Maggiorini M, Mélot C, Pierre S, Pfeiffer F, Greve I, Sartori C, et al. High-altitude pulmonary edema is initially caused by an increase in capillary pressure. Circulation. 2001;103(16):2078–83.

[12] Teboul JL, Besbes M, Andrivet P. A bedside index assessing the reliability of pulmonary artery occlusion pressure measurements during mechanical ventilation with PEEP. J Crit Care. 1992;7:22–9.

[13] Teboul JL, Pinsky MR, Mercat A, Anguel N, Bernardin G, Achard JM, et al. Estimating cardiac flling pressure in mechanically ventilated patients with hyperinfation. Crit Care Med. 2000;28:3631–6.

[14] Rich JD, Shah SJ, Swamy RS, Kamp A, Rich S. Inaccuracy of Doppler echocardiographic estimates of pulmonary artery pressures in patients with pulmonary hypertension: implications for clinical practice. Chest. 2011;139(5):988–93.

[15] Arcasoy SM, Christie JD, Ferrari VA, Sutton MS, Zisman DA, Blumenthal NP, et al. Echocardiographic assessment of pulmonary hypertension in patients with advanced lung disease. Am J Respir Crit Care Med. 2003;167(5):735–40.

[16] Combes A, Arnoult F, Trouillet JL. Tissue Doppler imaging estimation of pulmonary artery occlusion pressure in ICU patients. Intensive Care Med. 2004;30(1):75–81.

[17] Vignon P, AitHssain A, Francois B, Preux PM, Pichon N, Clavel M, et al. Echocardiographic assessment of pulmonary artery occlusion pressure in ventilated patients: a transoesophageal study. Crit Care. 2008;12(1):R18.

[18] Lamia B, Maizel J, Ochagavia A, Chemla D, Osman D, Richard C, et al. Echocardiographic diagnosis of pulmonary artery occlusion pressure elevation during weaning from mechanical ventilation. Crit Care Med. 2009;37(5):1696–701.

[19] Osman D, Monnet X, Castelain V, Anguel N, Warszawski J, Teboul JL, et al. Incidence and prognostic value of right ventricular failure in acute respiratory distress syndrome. Intensive Care Med. 2009;35(1):69–76.

[20] Trof RJ, Danad I, Reilingh MW, Breukers RM, Groeneveld AB. Cardiac flling volumes versus pressures for predicting fuid responsiveness after cardiovascular surgery: the role of systolic cardiac function. Crit Care. 2011;15(1):R73.

[21] Gaar KA Jr, Taylor AE, Owens LJ, Guyton AC. Effect of capillary pressure and plasma protein on development of pulmonary edema. Am J Phys. 1967;213(1):79–82.

[22] Lemaire F, Teboul JL, Cinotti L, Giotto G, Abrouk F, Steg G, et al. Acute left ventricular dysfunction during unsuccessful weaning from mechanical ventilation. Anaesthesiology. 1988;69:171–9.

[23] Routsi C, Stanopoulos I, Zakynthinos E, Politis P, Papas V, Zervakis D, et al. Nitroglycerin can facilitate weaning of diffcult-to-wean chronic obstructive pulmonary disease patients: a prospective interventional non-randomized study. Crit Care. 2010;14(6):R204.

第 2 部分　心输出量的测量

5. 心输出量的生理学背景知识

康斯坦丁·M. 列别金斯基（Konstantin M. Lebedinskii），安德烈·列宁（Andrey l. Lenkin），
阿列克谢·E. 卡洛夫（Alexei E. Karelov）

> 本章的目的是讨论体循环系统不同变量中心输出量（CO）的定义、生理作用和主要决定因素。CO 测量和监测的原理、技术和细节详见第 6~11 章。

5.1 定义和不足

由于在哺乳动物的血液循环循回路中 4 个心脏腔室依次串联成链，故"心输出量"并不表示总的心功能表现，而是整个封闭系统内的血流量。正常情况下，在没有明显的横向分流（如间隔缺损或动脉导管未闭）时，左心室单位时间输出量（非每搏量）与右心室完全相同。用这个理想的模型，心输出量（cardiac output，CO）可以定义为流经体循环和肺循环的血量（单位时间内的体积，L/min）。但在现实中，部分心室输出的血流由于房室瓣功能异常在收缩期回到了心房，或是由于主动脉或肺动脉瓣关闭不全在舒张期回到了心室，或是通过间隔缺损或动脉导管等在体循环和肺循环之间相互流通[1]。因此，总流量有时会变得毫无意义，甚至总流量经常是不存在的，也无法通过自 1870 年以来发展的任何方法进行测量[2]。我们可以通过主动脉根部、右心和肺动脉准确地测量左心室的每搏输出量（SV）或是流量，但这 3 个不同的数值都不能准确的描绘全身灌注的情况。

> **实操建议**
>
> 尽管肺动脉热稀释法在近半个世纪以来一直是测量 CO 的"临床金标准"，但我们应该谨记：不同的 CO 监测技术不仅会给出不同的数值，而且测量的也是不同的值，且每一种数值都有自己的正常范围。

在流行的"生理学无用"的主流框架下[3]，可能会产生一个错觉：CO 不是血流动力学充分性的可靠标准。但合适的结论是，要正确解释 CO 值需要明确两点：①测量的确切位置（体循环或肺循环的横截面）；②测量的技术原理和细节，包括正常值范围。

> **实操建议**
>
> 任何监测技术的困境是患者病情越重，我们的设备就越差，我们所拥有的时间就越少，也就是说我们需要越多最可靠的临床数据；但方法越差，结果的误差也就越大。关于所有方法的局限和错误来源的知识是安全使用任何监测方法的绝对必要条件。

尽管普遍认为 CO 是 SV 和心率（HR）的乘积[4]，但 SV 值的变异性，尤其是在低血容量[5]或心律失常[6]时，使这样的计算是无效的，因为在同一时刻有 3 个不同的结果。只有 1 分钟内所有 SV 值的积分才是正确的：

$$CO = \sum_{i=1}^{HR}(SV_i) \qquad\qquad (5.1)$$

测量的方法是十分重要的。当测量方法是从 60 秒周期中推断流量值时才对 SV 的变异性不敏感[7]，如直接测量 SV 的方法（如超声心动图、电阻抗或电阻抗心脏成像及脉搏波轮廓分析）以及不考虑 SV 测量流量的方法 [如 Fick 原理、指标稀释（包括热稀释和"超声稀释"）和部分 CO_2 再呼吸]。

5.2 临床意义

尽管循环的最终目标是为器官和组织提供最佳的血流灌注（每分钟每 100 g 组织的毫升数）[8]，但直到此刻，无论设备发展水平如何，现代医学都没有提供可靠的床边组织灌注监护仪[9]。因此，几十年来，CO 既代表所有区域血流量的总和，也代表单个器官血流量，仍然是整个血流动力学监测数据系列中最需要的[10]。

实际上，原发性或继发性低心排综合征是除"暖休克"这种分布性休克以外的心源性、低血容量和梗阻性休克中起主要作用的机制[11]。因此，正常的 CO 被认为是日常临床"血流动力学稳定性"的基础之一[12]，尽管"稳定"并不总是意味着"良好"，低 CO 有时非常顽固，即便到死亡都难以纠正。当然，我们应该得出结论：充足的 CO 水平是维持充足循环必要（但不是充分）的条件[13]。

尽管关于 CO 的评估方法存在无休止的争议（这些争议集中在无法解决的困境"准确或无创"）[14]，最近的研究显示了 CO 监测（包括半有创和无创）在改善重症监护和高风险手术的预后中的积极作用[15,16]。CO 监测具有改善预后作用的一个基本条件是，由于没有任何监测可以影响单个结果，故监测数据和临床决策之间的所有联系都应处于严格的目标导向的管理方案[17]。

PiCClin 2016 年的研究结果强调了 CO 在所有循环系统参数中的核心位置，在跨肺热稀释测量出现前，低估＞ 20% 的真实 CO 是临床血流动力学评估中最常见的错误（错误率高达 54%）[18]。令人惊讶的是，住院医师（52.7%）和高级专家（55.6%）的错误比例竟高度相似。这是经验性医疗实践的一种损失。

此外，众所周知的事实是真实的 CO 值不能从容易获得的血流动力学参数（心率、收缩期或搏动性的动脉血压等）中得出[19]，也意味着我们现在没有一个可靠的替代方法测量 CO。

实操建议

直接测量法仍然是准确测定 CO 的唯一可能方法。尽管估测 CO 的公式很有吸引力，但基于公式的 CO 估测并不可靠，因为越严重的患者的估测结果偏差越大。

5.3 心输出量的指标

CO 的物理指标是流量（单位时间通过心室的血容量，L/min）。但这种表达形式很难标准化，因为 CO 的值依赖于年龄和体型。尽管 Adolf Fick 在 1870 年提出了一种 CO 测量的原理，直到一个世纪后伴随热稀释法 Swan-Ganz 球囊导管的发明，常规可行的 CO 监测方法才成为可能[20]。接着，在1897—1953 年，George N. Stewart、Valdemar Henriques 和 William F. Hamilton 采用了指示稀释法一步接一步地取得了真正的突破[21]。这也是首次 CO 测量在临床上得以实施，且准确性是可接受的。第一个出现的问题是健康志愿者的 CO 值范围非常广，以致在给定体重的条件下也很难定义 CO 的生理范围 [ml/（min·kg）]。

1929 年，Arthur Grollman 发明了另一种技术，采用吸入乙炔指示剂气体，并采用气体指示剂稀释来测定 CO，同时尝试根据体表面积（m²）来修正 CO 值，使其数值降低。该方法自 1916 年起由于 D. DuBois 和 E.F. DuBois 的公式才开始应用。该参数起初称为 Grollman 指数，然后称为心脏指数（cardiac index，CI）[L/（min·m²）]，显得相当的稳定和标准化，范围为 2.5~3.5 L/(min·m²) [22]。

该指标可以在数学上进一步简化如下：

$$[L \cdot min^{-1} \cdot m^{-2}] = L^3 \cdot t^{-1} \cdot L^{-2} = L \cdot t^{-1} \quad\quad （5.2）$$

其中，L 表示长度，t 表示时间。因此，令人惊讶的是"标准化"的 CO 指标是一种线性的速度指标，恰巧与 1967 年 V.M. Khaiitin 和 L.L. Schick 的假设一致。即循环控制的最终目标是保持毛细血管血流稳定的线性速度，以提供一种在近血管内皮具有清晰血浆层结构的适当血流[23]。这种动态血流结构是所谓的 Fåhreus-Lindquist 现象（1931 年）的基础。Fåhreus-Lindquist 现象是指随着血管直径下降到与红细胞直径相当时，血液黏度出现下降的现象[24]。

5.4 心输出量的生理值

在正常情况下，CI 范围为 2.5~3.5 L/（min·m²）。CI < 2.5 L/（min·m²）的循环称为低动力循环（如休克和心力衰竭），而 CI > 4.0 L/（min·m²）的循环称为高动力循环（如高热、败血症、甲状腺功能亢进等）。CI < 1.5 L/（min·m²）表示严重休克，2.0 L/（min·m²）是需决定要机械循环支持的阈值，而 2.5 L/（min·m²）通常是休克患者的"安全线"[25,26]。尽管常规 CO 监测已经使用了几十年，但到目前为止我们还不知道出现代谢改变时 CI 正常甚至最佳值。例如，危重疾病或大手术全身麻醉时（出现了代谢改变）的 CI[27]。此外，大量的文献对 CO 监测方法进行了不同的比较，但如前所述，不同方法获得的确切数字是不可互换的[28,29]，这一事实现在已被普遍接受。如同任何一种监测数据一样，不应该仅处理 CO 本身，除非出现了其他灌注不足的指标，如血流动力学的改变、乳酸水平和混合静

脉血氧饱和度[30,31]。

最后，利用"越多越好"的方法管理 CO 是 20 世纪 70 年代末由 William Shoemaker 团队提倡的超常氧气输送的一种观点，目前已经被摒弃，因为这种观点将"复杂的现象过度简单化"（J.-L. Vincent[32]）。

5.5 心输出量在其他血流动力学参数中的位置

图 5.1 的方框图展示了主要血流动力学变量的相互关系。血液对循环和灌注的作用可能只要用两个参数来描述，即容量和血液黏滞性。血管可分为容量性（体循环静脉和整个肺循环）和阻力性（体循环动脉和小动脉）两类。血液体积和血管容量之间的比例，或者更准确地说，舒张期填充心室的能力决定了血容量状态，因此也决定了静脉回流是心脏前负荷的主要因子。动脉张力和血液黏滞性之间的相互关系形成血管的血流阻力是后负荷的主要决定因素。

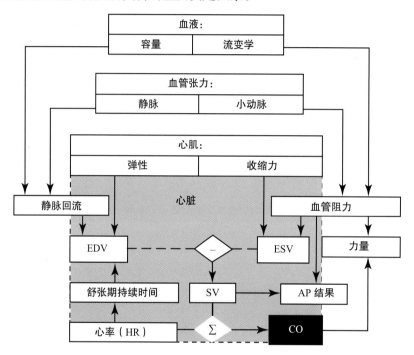

图 5.1　体循环主要术语和变量之间的相互关系
AP：动脉压；CO：心输出量；EDV：舒张末期容积；ESV：收缩末期容积；HR：心率；SV：每搏输出量

接着，我们来讨论心脏的特性。舒张末期容积（EDV）似乎是舒张期心室弹性（E，或反之，顺应性 C = 1/E）和血容量之间的动态平衡[33]，当舒张期不太短时，这个平衡能够达到。对应地，收缩期末期容积（ESV）可以表示为心室收缩力和后负荷之间的动态平衡点。每搏输出量（SV）是两者的差值，可以形象地用以下公式表示：

$$SV = EDV - ESV \sim \frac{静脉回流量}{心室弹性} - \frac{血管阻力}{心肌收缩力} \qquad （5.3）$$

EDV 和 ESV 直接与具体数值对应并分别对应 2 个分数。公式 5.3 也总结了调控 SV 的方法，包括经常使用的（如体位、输液、利尿剂、透析、血管活性药物、正性肌力药物和 β 受体阻滞剂等）和很少使用的（弹性 / 顺应性）[34]。

心脏节律对心输出量的影响更为复杂。虽然严重的心动过缓明显会导致低 CO，但心动过速也可能导致 CO 的下降，因为所谓的"短舒张期"会导致心室充盈时间不足。心室收缩的动力学上有效节律的范围通常被认为是每分钟 40~160 次，但在受过良好训练的个体中这个范围可以明显增加[35]。最后，由于所谓过充盈的心室，心房和心室的同步作用对 SV 的贡献约 15%~20%[36]。

每搏输出量（SV）和体循环血管阻力（SVR）是平均动脉压（MAP）的主要决定因素。因为 SV 的变动，MAP 在每个心脏周期都不一样[37]。而心室的做功（W）是泵能（如 CO）和压力差（ΔP）的乘积：W = CO · ΔP（见第 1 章）。后者是平均动脉压（输出）和心房压（输入）之间的差值。忽略左心的输入和中心静脉压，心脏做功可以用以下公式表示：

$$W = CO \cdot MAP = CO \cdot CO \cdot SVR = CO^2 \cdot SVR \tag{5.4}$$

虽然图 5.1 忽略了许多生理变量和它们之间的联系（如自主反射通路、动脉阻力和心肺间的相互作用等）[38]，但其将主要术语、概念连接和相互关系等都一一呈现。

5.6 心动周期与心输出量决定因素的相互作用

1917 年，Hermann Straub 在容积 - 压力正交坐标上用闭环的方式表示心脏的收缩周期（图 5.2a），并在同一图中展现各种变量：舒张末期容积（EDV）、收缩末期容积（ESV）以及 SV、收缩压（SAP）、舒张压（DAP）和舒张末期左心室压力（EDP）。闭环上各元素的生理意义[4] 见表 5.1。环的变化可以很容易地提示影响 SV 的主要决定因素[39]。

由于 EDV 的上升超过 ESV 的增加，前负荷的上升（图 5.2b）导致 SV 的增加。从 1-2-3-4 开始，左心室（LV）环向右移动并变宽（5-6-7-8），伴随着射血分数（EF）和每搏输出功的显著增加。收缩压（SAP）增加，与之相对的是舒张压（DAP）几乎不变。后负荷的上升（图 5.2 c）在第一时间使 SAP 和 DAP 均增加，由于 ESV 增加的同时 EDV 或 EDP（1-5-6-7 环）没有变化，故 SV 降低。

但之后 EDV 会成比例地上升，所以 SV 回到基线水平（6-7-8-9 环）。收缩力的变化（图 5.2d）只移动环左侧的 SAP、EF，环面积发生了改变，但 EDV、EDP 和 DAP 没有变化。相反，弹性的下降（图 5.2e）只移动环右侧部分，EDV、SAP 和 EF 环面积增加，但 ESV、EDP 和 DAP 没有变化。

然而，在实际中，CO 对后负荷变化的反应取决于前负荷水平。反之，前负荷的转变导致后负荷基线水平的患者的不同反应[40]。1969 年，C. Herndon 和 K. Sagawa 描述了一只健康实验狗的心肺复合体对前负荷（平均右心房压，MRAP）和后负荷（MAP）变化的三维 CO 反应平台（图 5.3）。最重要的事实是，在生理范围内，CO 很容易对前负荷有反应（沿 MRAP 轴的 Frank–Starling 曲线簇），而只有当后负荷增加很高的水平时（MAP 超过 120 mmHg）才下降。正如生理学家所言，CO 较少受到主动脉压力变化影响，而前负荷是最强大的生理正性肌力药物[42]。同时在这两种情况下，CO 响应幅度取决于"第二个变量"的水平，即 CO 响应后负荷的幅度与前负荷有关，反之亦然。

实操建议

　　关于前负荷或后负荷变化（容量负荷或利尿剂、血管升压药或血管扩张剂等）的决策不能只考虑二维图像；同样的，输液会导致低或正常后负荷的患者CO升高，但可能引起高SVR值的患者CO下降；对扩血管药或升压药的反应也取决于血容量状态等。

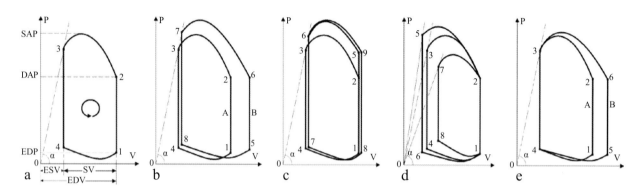

图 5.2　心动周期：（a）左心室容量 - 压力闭环图；（b～e）各种因素对心动周期和每搏输出量的影响
DAP：动脉舒张压；EDP：舒张末期压力；EDV：舒张末期容积；ESV：收缩末期容积；SAP：动脉收缩压；SV：每搏输出量

表 5.1　左心室容积 - 压力环路要素的生理意义 [4]

环路元素	生理意义
点 1	左心室收缩开始；二尖瓣关闭。EDV 将前负荷反映为收缩前心肌原纤维长度
第 1~2 段	等长（容积恒定）LV 收缩；dP/dt 反映心室的收缩力（收缩弹性），不受前负荷和后负荷影响
点 2	主动脉瓣打开；左心室射血开始，将后负荷反映为最大心肌纤维张力
第 2~3 段	左室射血
最大压力	左心室收缩压≈主动脉收缩压；快速和慢速射血阶段之间的过渡
点 3	主动脉瓣关闭；LV 射血结束。反映达到 ESV 和 ESP 时 LV 壁张力的收缩性。在动脉压曲线上标有重搏切迹
第 3~4 段	等长（容积恒定）左心室舒张
点 4	二尖瓣打开；左心室舒张期充盈开始
第 4~1 段	左心室舒张期充盈——被动和主动（伴随心房收缩）
最小压力	左心房收缩开始的时刻
角度 α（3-0-V 轴）	Arctg（ESP/ESV）（反正切函数），是几何 LV 收缩指数
角度 1-0-V 轴	Arctg（EDP/EDV）（反正切函数），是几何左心室舒张弹性（或顺应性）指数
1-2-3-4 环区	左心室搏动做功
SV/EDV	左心室射血分数

注：AP：动脉压；EDV：舒张末期容积；ESP：收缩末期压力；ESV：收缩末期容积；LV：左心室；HR：心率；SV：每搏输出量

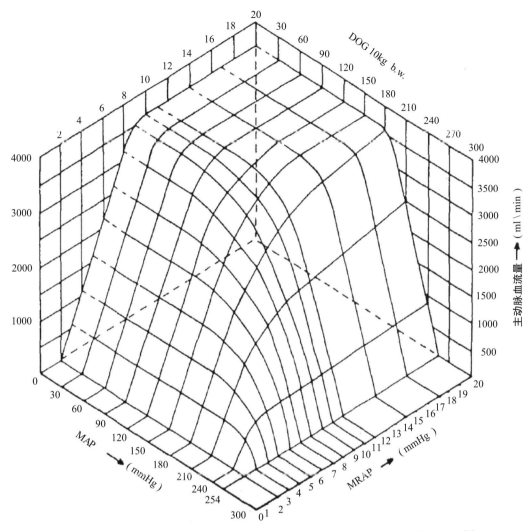

图 5.3 平均右心房压 - 平均动脉压正交坐标中的心输出量反应（实验犬心肺复合体 [41]）
MAP：平均动脉压；MRAP：平均右心房压

5.7 心输出量的能量成本

心室的做功（W）由其功能表现（心输出，CO）和压力梯度（MAP–CVP）决定。第一眼看，这两个变量应该是心肌氧耗（MVO_2）的主要决定因素。对于动脉压来说部分是正确的，但与 W 不同，MVO_2 几乎独立于 CO 本身。令人惊讶的是，MVO_2 与在射血期间 LV 压力曲线下的面积的相关性最好。该相关性在 S. J. Sarnoff、E. Braunwald 和 G. H. Welch（1958 年）撰写的经典论文中被称为"张力 - 时间指数（TTI）" [43]。这一概念似乎是我们在围术期永久对抗高血压和心动过速的起点，并被过去几十年里 Giora Landesberg 的所谓"需求缺血"引起的非血栓性围术期急性心肌梗死的概念所支持 [44]。

5.8 小结

心输出量是血液循环的主要参数之一，因此也是血流动力学监测的主要对象之一。当测量 CO 时，应当清楚地知道测量的物理量是什么，即心室的 SV，通过主动脉根部或是右心和肺等的流量。许多不同的因素影响心室的表现，从相对简单的因素（如舒张充盈压或体循环血管阻力）到相当复杂的因素（如心律）。从实际的角度来看，我们确实需要清楚地知道的不是二维图像（如 Frank–Starling 曲线）甚至是三维图像（如 Herndon 和 Sagava 图），而是实际发生的多维相互关系。例如，给予相同剂量的儿茶酚胺可以同时影响收缩力、后负荷、心室顺应性和心律。表 5.2 总结了 2014 年欧洲重症监护医学会"关于循环性休克和血流动力学监测的共识"[45]中关于 CO 监测的主要声明。至于任何其他监测方式，生理学上的解释，有时甚至是最简单的问题：在具体的临床情况下，"关于 CO 什么是好的，什么是坏的"，是 CO 监测的核心问题。

表 5.2　欧洲重症监护医学会《循环休克和血流动力学监测共识》中关于心输出量测量的声明（2014[45]）

声明 / 建议	推荐的 GRADE 等级；证据质量	声明类型
我们不建议对初始治疗有反应的休克患者进行常规心输出量测量	1 级；QoE 低（C）	推荐
我们建议测量心输出量和每搏输出量，以评估对初始治疗无反应的患者对液体或正性肌力药物的反应	1 级；QoE 低（C）	推荐
我们建议序贯评估休克期间的血流动力学状态	1 级；QoE 低（C）	推荐
我们建议，当心功能改变伴有心输出量低或不足，且前负荷优化后组织灌注不足的迹象持续存在时，应添加正性肌力药物	2 级；QoE 低（C）	推荐
对于孤立的心功能不全，我们建议不要给予正性肌力药物	1 级；QoE 中等（B）	推荐

要点

- 虽然心输出量是具体器官（组织）灌注的"总替代"，但却是最重要的血流动力学变量之一，提示从休克到恶性发热等广泛的疾病状态，也是整个循环系统血量充足的必要（但不是充分）条件。

- 无论医生的资质如何，心输出量都不能根据医生的临床经验正确估计，也不能根据血压和心率等更多可获得的数据计算；心输出量的唯一可靠来源是直接测量。

- 心脏指数，表达为 L/（min·m²），是最具可比性和标准化的心输出量指标，正常范围为 2.5~3.5 L/（min·m²）。

- 现在通常有许多技术监测心输出量，但不同技术获得的数字和范围不能互换。在床边使用任何监测方法都需要了解其局限性和误差来源；有时只有动态评估或额外的实验室数据才能提供体循环灌注充分的可靠图像。

- 心室前负荷、后负荷、舒张期弹性、收缩力和节律是心输出量的主要决定因素，这些因素的影响是相互依赖的，往往无法选择性的控制和测量。因此，低心排综合征的治疗干预应进行规划，将所有这些因素及其相互作用纳入考量。

参考文献

[1]   Ragosta M. Textbook of clinical hemodynamics. Saunders Elsevier; 2008. 478 p.

[2]   Kobe J, Mishra N, Arya VK, Al-Moustadi W, Nates W, Kumar B. Cardiac output monitoring: technology and choice. Ann Card Anaesth. 2019;22:6–17.

[3]   Bellomo R, Uchino S. Cardiovascular monitoring tools: use and misuse. Curr Opin Crit Care. 2003;9:225–9.

[4]   Kam P, Power I. Principles of physiology for the anaesthetist. 3rd ed. CRC Press; 2015. 478 p.

[5]   Pinsky MR. Functional hemodynamic monitoring. Crit Care Clin. 2015;31(1):89–111.

[6]   Elstad M, O'Callaghan EL, Smith AJ, Ben-Tal A, Ramchandra R. Cardiorespiratory interactions in humans and animals: rhythms for life. Am J Physiol Heart Circ Physiol. 2018;315(1):H6–H17.

[7]   Argueta EE, Paniagua D. Thermodilution cardiac output: a concept over 250 years in the making. Cardiol Rev. 2019;27(3):138–44.

[8]   Creteur J. Splanchnic blood fow. In: Pinsky MR, Payen D, editors. Functional hemodynamic monitoring. Springer; 2005. p. 205–20.

[9]   Lima A, Bakker J. Clinical assessment of peripheral circulation. Curr Opin Crit Care. 2015;21(3):226–31.

[10]   Cecconi M, Rhodes A. Within fve years cardiac output monitoring will be included in the minimum monitoring standards for major surgery. Bull R Coll Anaesth. 2012;76:31–3.

[11]   Kislitsina ON, Rich JD, Wilcox JE, Pham DT, Churyla A, Vorovich EB, Ghafourian K, Yancy CW. Shock— classifcation and pathophysiological principles of therapeutics. Curr Cardiol Rev. 2019;15(2):102–13.

[12]   Weil MH. Defning hemodynamic instability. In: Pinsky MR, Payen D, editors. Functional hemodynamic monitoring. Springer; 2005. p. 9–17.

[13]   Payen D. Determining effectiveness of regional perfusion. In: Pinsky MR, Payen D, editors. Functional hemodynamic monitoring. Springer; 2005. p. 33–46.

[14]   Thiele RH, Bartels K, Gan TJ. Cardiac output monitoring: a contemporary assessment and review. Crit Care Med. 2015;43(1):177–85.

[15]   Lipcsey M, Castegren M, Bellomo R. Hemodynamic management of septic shock. Minerva Anestesiol. 2015;81:1262–72.

[16]   Giglio MT, Marucci M, Testini M, Brienza N. Goaldirected haemodynamic therapy and gastrointestinal complications in major surgery: a meta-analysis of randomized controlled trials. Br J Anaesth. 2009;103:637–46.

[17]   Pinsky MR, Vincent J-L. Let us use the pulmonary artery catheter correctly and only when we need it. Crit Care Med. 2005;33:1119–22.

[18]   Perel A, Saugel B, Teboul J-L, Malbrain MLNG, Belda FJ, Fernández-Mondéjar E, Kirov M, Wendon J, Lussmann R, Maggiorini R. The effects of advanced monitoring on hemodynamic management in critically ill patients: a pre and post questionnaire study. J Clin Monit Comput. 2016;30(5):511–8.

[19]   Wo CCJ, Shoemaker WC, Appel PL, et al. Unreliability of blood pressure and heart rate to evaluate cardiac output in emergency resuscitation and critical illness. Crit Care Med. 1993;21:218–23.

[20]   Berthelsen PG. The birth of fow-directed thermodilution catheters: how measurement of cardiac output became a routine procedure. Acta Anaesthesiol Scand. 2015;59(9):1116–8.

[21]   Reuter DA, Huang C, Edrich T, Shernan SK, Eltzschig HK. Cardiac output monitoring using indicatordilution

techniques: basics, limits, and perspectives. Anesth Analg. 2010;110(3):799–811.

[22] Vincent J-L, Abraham E, Kochanek P, Moore FA, Fink MP. Textbook of critical care. 7th ed. Vol. I. Elsevier; 2017. 1408 p.

[23] Khaiutin VM, Edemskiĭ ML.[Hypothesis concerning the fundamental problem of neural regulation of circulation—maintenance of optimal linear blood fow rate in the capillaries]. Biull Eksp Biol Med. 1967;63(11):43–6. (In Russian).

[24] Secomb TW, Pries AR. Blood viscosity in microvessels: experiment and theory. C R Phys. 2013;14(6):470–8.

[25] White JM, Ruygrok PN. Intra-aortic balloon counterpulsation in contemporary practice—where are we? Heart Lung Circ. 2015;24(4):335–41.

[26] Gravlee GP, Martin DE, Bartels K, editors. Hensley's practical approach to cardiothoracic anesthesia. 6th ed. Walters Kluwer; 2018. 848 p.

[27] Gillies MA, Edwards MR. Performance of cardiac output monitoring in the peri-operative setting. Anaesthesia. 2018;73:1457–9.

[28] Mezzacappa ES, Kelsey RM, Katkin ES. The effects of epinephrine administration on impedance cardiographic measures of cardiovascular function. Int J Psychophysiol. 1999;31:189–96.

[29] Vetchinkin AV, Lebedinskiĭ KM, Kurapeev IS, Slivin OA, Tsiklinskiĭ SA, Nikolaev AV, Kobak AE.[Comparison of cardiac output measurements by six different methods before and after extracorporeal circulation]. Anesteziol Reanimatol. 2007;5:63–6. (In Russian).

[30] Marik PE. Handbook of evidence-based critical care. Springer; 2001. 535 p.

[31] Gattinoni L, Valenza F, Carlesso E. "Adequate" hemodynamics: a question of time? In: Pinsky MR, Payen D, editors. Functional hemodynamic monitoring. Springer; 2005. p. 69–83.

[32] Vincent J-L. DO_2/VO_2 relationships. In: Pinsky MR, Payen D, editors. Functional hemodynamic monitoring. Springer; 2005. p. 251–8.

[33] Nicoara A, Jones-Haywood M. Diastolic heart failure: diagnosis and therapy. Curr Opin Anaesthesiol. 2016;29(1):61–7.

[34] Ward CL, Jamieson V, Nabata T, Sharpe J, Dozono K, Suto F, Hashimoto Y, Gussak I. First clinical experience with ONO-4232: a randomized, double-blind, placebo-controlled healthy volunteer study of a novel lusitropic agent for acutely decompensated heart failure. Clin Ther. 2016;38(5):1109–21.

[35] Latsch J, Predel HG. Herzrhythmusstörungen im Sport. Herz. 2004;29:420–5.

[36] Masè M, Marini M, Disertori M, Ravelli F. Dynamics of AV coupling during human atrial fbrillation: role of atrial rate. Am J Physiol Heart Circ Physiol. 2015;309(1):H198–205.

[37] Michard F, Chemla D, Teboul JL. Applicability of pulse pressure variation: how many shades of grey? Crit Care. 2015;19(1):144.

[38] Behrends JC, Bischofberger J, Deutzmann R, et al. Physiologie. 3rd ed. Stuttgart: Thieme; 2017. 831 p.

[39] Hall JE. Guyton and hall textbook of medical physiology. 12th ed. Philadelphia: Saunders Elsevier; 2011. 1091 p.

[40] Monnet X, Pinsky MR. Predicting the determinants of volume responsiveness. Intensive Care Med. 2015;41(2):354–6.

[41] Herndon CW, Sagawa K. Combined effects of aortic and right atrial pressures on aortic fow. Am J Physiol. 1969;217:65–72.

[42] Hick C, Hick A. Kurzlehrbuch Physiologie. 9th ed. Munich: Urban & Fischer Elsevier; 2020. 493 p.

[43] Sarnoff SJ, Braunwald E, Welch GH. Hemodynamic determinants of oxygen consumption of the heart with special reference to the tension-time index. Am J Physiol. 1958;192:148–56.

[44] Landesberg G. The pathophysiology of perioperative myocardial infarction: IARS 2007 lecture. IARS 2007 Review Course Lectures. Cleveland: IARS; 2007. p. 49–52.

[45] Cecconi M, De Backer D, Antonelli M, Beale R, Bakker J, Hofer C, Jaeschke R, Mebazaa A, Pinsky MR, Teboul JL, Vincent JL, Rhodes A. Consensus on circulatory shock and hemodynamic monitoring. Task force of the European Society of Intensive Care Medicine. Intensive Care Med. 2014;40(12):1795–815.

6. 肺动脉热稀释法

艾米丽·兹曼（Amelie Zitzmann），丹尼尔·A 罗特尔（Daniel A. Reuter），本杰明·洛泽（Benjamin Löser）

6.1 肺动脉导管和肺动脉热稀释法

一种被称为 Swan-Ganz 导管的肺动脉导管（PAC）是以美国心脏病学家 Swan 和 Ganz 名字命名的，因为他们于 1970 年将其引入临床实践[1]，为临床医生提供了右心和肺循环系统压力和相关参数以及混合血氧饱和度。它是一种在需要了解心输出量（CO）、肺动脉压（PAP）、肺动脉闭塞压（PAOP）、氧合参数等情况下十分有用的监测装置，也是唯一一种能够持续评估和监测右心室功能和相应 PAP 的设备[2]。迄今为止，使用肺动脉热稀释法（PATD）测量心输出量仍被认为是床边 CO 监测的金标准。

6.2 肺动脉热稀释法的背景

在结构正常的心脏（没有任何心内再循环或分流）中，通过右心室流出道（RVOT）的血流等于左心室的平均排出血量，亦通常称为心输出量。测量 CO 的技术是基于测量血流对已知剂量指示物的稀释度。在临床实践中最常用方法是由 Branthwaite 和 Bradley 于 1968 年首次描述的热稀释法[3]。

使用 PAC 进行 PATD 和 CO 监测时，通过安置在中心静脉位置的管腔注入明确剂量的冷液体。当液体随血液通过右心进入肺动脉时，与血液混合并被稀释。因此，液体逐渐变暖而血液温度逐渐下降。温度的下降通过靠近导管尖端的温度计进行记录。有了随时间变化的温度曲线，血液和注射液的比热容和比重，以及注射的体积，通过 RVOT 的血流，即 CO 就可以用 Stewart-Hamilton 方程来确定。

除了这种方法，还可以使用配备热敏原件的改良导管进行连续心输出量测量。这些热元件产生热脉冲用于热稀释法，类似于弹丸式注射冷液体原理。

6.3 推导和计算而来的血流动力学参数

PATD 不仅为临床医生提供了 CO，其他参数也可以从经测量获得的参数中进行推导和计算获得（表 6.1）。

表 6.1　肺动脉热稀释法计算和导出的参数

参数	描述	计算（标准值）
心脏指数（CI）	心输出量与体表面积（BSA）相关	CI = CO/BSA (2.5~4.5 L/min · m²)
每搏输出量（SV）	每次心跳由左心室泵入体循环的血流量	SV = CO/HR (70 100 ml)
每搏输出量指数（SVI）	参考 BSA 的 SV	SVI = SV/BSA (36~48ml/m²)
体循环血管阻力（SVR）	左心室后负荷的决定因素，通常用作替代指标	SVR = [(MAP–CVP)/CO] × 80 [800~1500 dyn × s/(cm⁵ · m²)]
体循环血管阻力指数（SVRI）	BSA 化的 SVR	SVRI = [(MAP–CVP)/(CO × BSA)] × 80 [1600~2500 dyn × s/(cm⁵ · m²)]
肺血管阻力（PVR）	血液进入肺血管必须克服的阻力	PVR = [(mPAP–PAOP)/CO] × 80 (90~150 dyn s/cm⁵)
肺血管阻力指数（PVRI）	BSA 化的 PVR	PVRI = [(mPAP–PAOP)/CO × BSA] × 80 [160~270 dyn × s/(cm⁵ · m²)]
每搏做功指数（SWI）	参考 BSA 的每个心室射出每搏输出量所做的功	LVSWI = SVI ×(MAP–PAOP) × 0.0136 (45~80 g · m/m²) RVSWI = SVI ×(mPAP–CVP)× 0.0136 (5~10 g · m/m²)
右心室功能指数（RVFI）	肺动脉收缩压与心脏指数之比	RVFI = PAPsys/CI[肺动脉高压死亡的危险因素如果 > 35 mmHg/L/(min · m²)]
肺动脉容积（CPA）	量化肺动脉僵硬度	CPA = SV/(PAPsys–PAPdias)(ml/mmHg；没有标准值)

注：CO：心输出量；CI：心脏指数；BSA：体表面积；SV：每搏输出量；HR：心率；SVI：每搏输出量指数；SVR：体循环血管阻力；SVRI：体循环血管阻力指数；PVR：肺血管阻力；PVRI：肺血管阻力指数；SWI：卒中做功指数；LVSWI：左心室卒中做功指数；RVSWI：右心室每搏功指数；RVFI：右心室功能指数；CPA：肺动脉容量；MAP：平均动脉压；CVP：中心静脉压；PAPsys：平均 / 直径肺动脉收缩压 / 平均 / 舒张压；PAOP：肺动脉闭塞压

6.3.1 血管阻力

从生理上讲，血管阻力因为循环调节和进入器官时基于需求的血流分布发生了改变。只有右心导管才能使临床医生能够确定体循环和肺血管阻力。在临床实践中，体循环血管阻力（SVR）可以帮助区分各种形式的休克，特别是伴有血管收缩或血管舒张的低血压。因此，SVR 可以作为指导血管升压药和（或）正性肌力药物治疗的工具。

肺血管阻力（PVR）是经跨肺压与肺血流的比值。尽管人们多次尝试用超声心动图或计算机断层扫描成像等微创的方法来测量 PAP 和肺血管阻力，但没有一种方法是足够准确的。因此，右心导管检查仍然是确定这些参数的主要选择[4]。

PVR 本身或将之除以体表面积（BSA）获得的肺血管阻力指数（PVRI）被用于诊断和指导治疗肺高压，用于评估关闭房间隔缺损和室间隔缺损的可行性[5]，以及评估心脏移植的候选患者[6]。在重症监护环境中，PVR（I）通常用以指代右心室后负荷，因此用以指导血管升压药物和正性肌力药物治疗右心室功能障碍和右心衰竭[7]。

实操建议

在收缩功能特别差时，心输出量几乎完全依赖于后负荷。因此，由血管阻力提供的后负荷信息对于低心排的治疗是十分重要的。

6.3.2 每搏功指数

每搏功可用于评估收缩力。为了便于个体间进行比较，每搏功通常除以体表面积获得每搏功指数（SWI）。忽略动力功后，每个心室的每搏功分别作为压力功和容量功单独计算。它表示由相应的压力 - 容积环所围成的区域。

左心室每搏功指数（LVSWI）在心衰的情况下降低而在正性肌力药物治疗后增加。但 LVSWI 只表示压力 - 容积环内的面积而不表示在轴上的位置。有几个因素可以同时影响左心室的表现。前负荷、心室的顺应性和功能可以改变压力 - 容积环的位置和曲线之间的面积。LVSWI 作为单一参数不能推断功能改变的原因，也不能用于指导治疗。但 LVSWI 可以提供左心室收缩功能的信息，特别是在左心室射血分数不能可靠地反应心脏功能的情况下，如二尖瓣反流[8]。

此外，术前 LVSWI 已被发现是非缺血性扩张型心肌病因功能性反流行二尖瓣手术预后的重要预测因子，术前 LVSWI 值较低与较差的预后相关[9]。

在心动周期中，右心室泵出的 SV 与左心室相等，但每搏做功明显较小。在射血分数保留的心力衰竭患者中，较高的右心室每搏功指数（RVSWI）与更差肾功能有关[10]。相反，低 RVSWI 的患者在左心室辅助装置植入后需要右心室辅助装置的风险增加[11]。

6.3.3 右心室功能指数（RVFI）

RVFI 是一种负荷适应性的指标，例如，可以用来评估（升高的）PAP 与右心室功能的相关程度。当后负荷增加时，右心室可以通过增加收缩力保持每搏输出量，所以在工作量增加时，右心室还可以保持良好的代偿状态。相反，当右心衰竭时，先前升高的 PAP 可能会降低[12]。RVFI 的增加被认为是心室大动脉失耦联的指标，并与严重肺高压的危重患者以及心脏手术患者生存率降低相关[13,14]。

6.3.4 血管容量

容量定量化肺动脉的僵硬度。肺动脉僵硬度在右心室重构中起着重要作用，因此可能是治疗右心衰竭的靶点。在射血分数降低或保留的心衰患者以及特发性肺动脉高压患者中，肺动脉僵硬度可以不依赖于阻力独立预测患者的生存率[15-17]。

6.4 临床实践的分步进行法

6.4.1 步骤 1：指征

在危重患者中，如果血流动力学异常的问题通过临床检查或微创方法仍不能解决，应使用 PAC 进行检查。可能的指征见表 6.2；为避免对患者造成伤害，禁忌证（表 6.3）也需要考虑。图 6.1 的方法可能有助于制定决策。右心室功能障碍以及肺动脉高压的监测和治疗仍然是右心导管检查和 PATD 的主要应用领域[2]。

实操建议

肺动脉导管和肺热稀释法不应常规用于休克患者，但应考虑用于难治性休克患者，特别是当存在或怀疑右心室功能障碍时。

表 6.2　肺动脉导管和肺热稀释法的适应证

心源性休克合并
- 右心室功能障碍 / 衰竭（例如，心肌梗死）
- 心输出量低 [CI < 1.2 L/（min·m²）]
- IABP- 支持

严重主动脉或二尖瓣反流患者的 CO 监测

对于有具体问题的患者，例如评估：
- 肺动脉压
- 肺血管阻力
- 右心室压力
- 肺动脉闭塞压
- 肺分流量 / 分数
- 混合静脉血氧饱和度

用于心脏手术
- 患有严重左心室功能障碍的患者
- 手术复杂的高危患者
- 特殊手术（例如，LVAD 植入、心脏移植）

注：CO：心输出量；CI：心脏指数；IABP：主动脉内球囊反搏器；LVAD：左心室辅助装置

表 6.3　肺动脉导管和肺热稀释法的绝对和相对禁忌证

绝对的	• 右侧心内膜炎 • RA 或 RV 中的血栓 / 肿瘤 • 三尖瓣或肺动脉瓣机械瓣置换术 • 在测量和数据解释方面缺乏经验的重症监护医师
相对的	• 三尖瓣或肺动脉瓣生物瓣置换术 • 经静脉起搏器，尤其是植入后 7 天以内 • 左束支传导阻滞 • 严重主动脉瓣狭窄

注：RA：右心房；RV：右心室

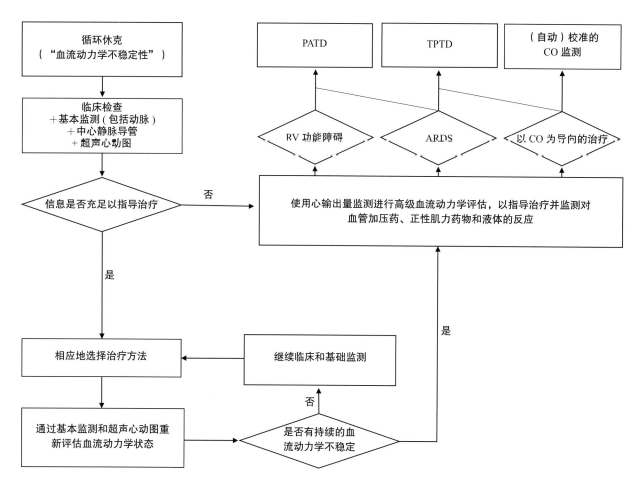

图 6.1　肺热稀释法的适应证 [29,30]

PATD：肺动脉热稀释法；TPTD：跨肺热稀释法；CO：心输出量；RV：右心室；pulm.HT：肺动脉高压；ARDS：急性呼吸窘迫综合征

6.4.2 步骤 2：准备工作和获取肺动脉闭塞压

为了获得高质量和可靠的结果，准备工作与施行 PATD 本身同样重要。因此，检查所有的导管是否都放在正确位置、连接到监测器、调零到大气压、显示具有合理值的特定波形（动脉、中心静脉和肺动脉波）。冲洗测试可以用于检查阻尼。在这个阶段，实施肺动脉闭塞操作可以同时验证 PAC 的正确位置和确定之后计算所需要的 PAOP。为了可靠地计算 PVR（I），尖端导管需要位于肺动脉压和肺静脉压大于肺泡压的 West Ⅲ 区，从而确保左心房和导管尖端之间液柱的连续性 [18]。

> **实操建议**
>
> 　　当 PAC 尖端位于 West Ⅲ 区时，PAOP 应低于肺动脉舒张压，在机械通气时 PAOP 的改变应小于呼气末正压（PEEP）或平台压变化的 50%。

确保近端和远端热敏阻都连接到监测仪且近端热敏电阻连接到 PAC 的中心静脉端口。在保证 CO 监测仪的设置 [患者资料、注射液类型（通常为 0.9% 氯化钠）、注射量和常数] 正确后，为避免导管相关的血源性感染，根据卫生消毒规则准备含有冷却溶液的注射器。关于注射量可参考 CO 监测仪的设置。温度越低，注射量越大，信噪比也越好[19]。在危重症患者 CO 测量中，可重复性最高的是采用 10 ml 冰注射液进行注射，临床实践也体现了这一点。

6.4.3 步骤 3：进行肺动脉热稀释法

由于从右心房注射部位到肺动脉热敏电阻的指示器传输时间较短，故单次 PATD 测量时间通常比一个呼吸周期短。右心室输出可能会因为在自主呼吸和机械通气过程中静脉回流和右心室后负荷的变化而变化。因此，进行 PATD 需要考虑注射时间的选择，在呼吸周期的同一时刻进行 PATD 可为之后的比较创造可重复性。另外，以这种方式进行的测量仍然不能代表平均 CO，甚至是吸气相和呼气相之间相对的流量变化。因此，在呼吸周期的不同时期伪随机注射可以更好地反映当前的 CO 以及更好地进行比较[20]。

为了减少误差和误差对平均结果的影响，应进行多次注射。虽然不能给出关于注射次数的明确建议，但临床上大多注射 3 次，即便在准确性和可重复性方面还欠缺[21,22]。注射需要尽可能快速、顺利地完成。单独测量的结果应在 10% 的范围内。拒绝异常测量（在 10% 范围之外）以及具有最高和最低结果的集合。如有必要，重复 PATD。

6.4.4 步骤 4：血流动力学变量的计算与解释

分析和解释应始终考虑到患者的状态和当前的临床情况。目前的 CO 监测仪的计算是自动执行的。在注意 PATD 中错误结果的典型原因时（表 6.3），应使用所有可用的发现来指导治疗。考虑已有的临床条件和疾病类型、药物治疗，以及最有可能受到心脏功能障碍影响的器官（大脑、肾脏、肝脏和肠道）功能或实验室监测。

治疗目标应该明确并个性化的针对每个患者设定。参考相应指南并根据药理学和生理学的知识选择治疗方法[23]。

6.5 肺动脉热稀释法的风险和局限性

由于 SUPPORT 临床试验[24,25]的结果，大量的重症监护医生不愿使用 PAC 来监测危重患者，很大原因可能是对于其指导有益治疗的安全性和有效性保持怀疑。此外，PAC 还面临着来自微创血流动力学监测设备的竞争，如跨肺热稀释法、脉搏轮廓分析和超声心动图。

与任何其他设备一样，PAC 以及 PATD 也有需要考虑的风险（表 6.4）。但谨慎地操作可以使风险减少到最低限度。据报道，PAC 特异的风险（0.3% 严重并发症，0.1% 死亡率）比经食管超声心动图相关的风险还低。

特定的情况可能会导致错误的结果（表 6.5），但即使获得正确的参数，因错误的解释导致连续不适当的治疗也是一个众所周知的现象[26]。

对于所谓的连续 CO 监测的 PAC，必须考虑到其不能用于监测变化速度极快的血流动力学情况下的 CO。因为 PAC 监测的 CO 是几个心脏周期的平均值，在显示 CO 时有一定的延迟（3~12 分钟）[27]。

表 6.4　与肺动脉导管和肺热稀释法相关的不良事件

导管穿刺 / 放置期间	• 动脉穿刺
	• 气胸
	• 空气栓塞
	• 神经损伤 / 神经病变
	• 心律失常，从轻微心律失常到 VT 或 VF、RBBB
	• 肺动脉破裂
	• 瓣膜损坏（三尖瓣、肺瓣膜）
伴随导管长期使用	• 肺动脉破裂
	• 肺梗死
	• 导管相关的血流感染
	• 瓣膜或心内膜赘生物
	• 血栓形成（血管的、血管壁的）

注：VT：室性心动过速；VF：心室颤动；RBBB：右束支传导阻滞

表 6.5　测量误差和变异性的来源 [28]

高估 CO	CO 变化不一致	低估 CO
指示剂损失（注射量或温度）	• 明显的三尖瓣反流	• 左向右心内分流
• 注射前（注射量太少）	• 呼吸模式不规则	• PAC 所在的肺动脉树部分出现缺氧性肺血管收缩，例如由于气胸、肺炎
• 注射期间（通过血管内导管部分、导管无效腔耗散）	• 同步静脉输注	
• 注射后（传导性复温、指示剂偏离正常行程，特别是在右心向左心分流中）	• 外源冷却 / 加热	
	• 期外收缩	
	• 不均匀注射技术	
	• 延长注射时间	
	• 冷指示剂注射期间心率短暂降低	

注：CO：心输出量；IV：静脉注射；PAC：肺动脉导管

6.6 小结

　　PATD 仍然是 CO 测量的金标准。正确使用 PATD 依赖于深刻的理论基础和临床知识，不仅包括患者已经存在的情况，还包括进行结果解读时存在的局限性、缺陷和困难。对于经验丰富的医生，PAC/PATD 提供了血流动力学情况的全景图，对于优化整体氧平衡帮助甚大。

要点

- 在重症患者中，肺动脉热稀释法（PATD）是测定心输出量及其衍生参数的一种十分有价值的工具。
- 重症监护中的右心衰竭及其相关疾病是 PATD 处理的主要领域。此外，衍生参数有助于心脏相关情况的介入或手术治疗的决策制定。
- 参数的复杂性决定了根据每个患者的具体情况进行仔细和熟练的分析解读的必要性。

参考文献

[1] Swan HJ, Ganz W, Forrester J, Marcus H, Diamond G, Chonette D. Catheterization of the heart in man with use of a fow-directed balloon-tipped catheter. N Engl J Med. 1970;283:447–51.

[2] Ventetuolo CE, Klinger JR. Management of acute right ventricular failure in the intensive care unit. Ann Am Thorac Soc. 2014;11:811–22.

[3] Branthwaite MA, Bradley RD. Measurement of cardiac output by thermal dilution in man. J Appl Physiol. 1968;24:434–8.

[4] Weir-McCall JR, Struthers AD, Lipworth BJ, Houston JG. The role of pulmonary arterial stiffness in COPD. Respir Med. 2015;109:1381–90.

[5] Galiè N, Humbert M, Vachiery J-L, Gibbs S, Lang I, Torbicki A, Simonneau G, Peacock A, Vonk Noordegraaf A, Beghetti M, Ghofrani A, Gomez Sanchez MA, Hansmann G, Klepetko W, Lancellotti P, Matucci M, McDonagh T, Pierard LA, Trindade PT, Zompatori M, Hoeper M. 2015 ESC/ERS guidelines for the diagnosis and treatment of pulmonary hypertension: the joint task force for the diagnosis and treatment of pulmonary hypertension of the European Society of Cardiology (ESC) and the European Respiratory Society (ERS): endorsed by: Association for European Paediatric and Congenital Cardiology (AEPC), International Society for Heart and Lung Transplantation (ISHLT). Eur Heart J. 2016;37:67–119.

[6] Mehra MR, Canter CE, Hannan MM, Semigran MJ, Uber PA, Baran DA, Danziger-Isakov L, Kirklin JK, Kirk R, Kushwaha SS, Lund LH, Potena L, Ross HJ, Taylor DO, Verschuuren EAM, Zuckermann A. The 2016 International Society for Heart Lung Transplantation listing criteria for heart transplantation: a 10-year update. J Heart Lung Transpl. 2016;35:1–23.

[7] Lankhaar J-W, Westerhof N, Faes TJC, Marques KMJ, Marcus JT, Postmus PE, Vonk-Noordegraaf A. Quantifcation of right ventricular afterload in patients with and without pulmonary hypertension. Am J Physiol Heart Circ Physiol. 2006;291:H1731–7.

[8] Choi J-O, Lee S-C, Choi SH, Kim SM, Choi JH, Park JR, Song BG, Chang S-A, Park S-J, Park SW, Park PW. Noninvasive assessment of left ventricular stroke work index in patients with severe mitral regurgitation: correlation with invasive measurement and exercise capacity. Echocardiography (Mount Kisco, N.Y.). 2010;27:1161–9.

[9] Kashiyama N, Toda K, Miyagawa S, Yoshikawa Y, Hata H, Yoshioka D, Sawa Y. Left ventricular stroke work index associated with outcome after mitral valve surgery for functional regurgitation in nonischemic dilated cardiomyopathy. Semin Thorac Cardiovasc Surg. 2020;32(4):698–709.

[10] Kanjanahattakij N, Sirinvaravong N, Aguilar F, Agrawal A, Krishnamoorthy P, Gupta S. High right ventricular stroke work index is associated with worse kidney function in patients with heart failure with preserved ejection fraction. Cardior Med. 2018;8:123–9.

[11] Fukamachi K, McCarthy PM, Smedira NG, Vargo RL, Starling RC, Young JB. Preoperative risk factors for right ventricular failure after implantable left ventricular assist device insertion. Ann Thorac Surg. 1999;68:2181–4.

[12] Vonk-Noordegraaf A, Haddad F, Chin KM, Forfa PR, Kawut SM, Lumens J, Naeije R, Newman J, Oudiz RJ, Provencher S, Torbicki A, Voelkel NF, Hassoun PM. Right heart adaptation to pulmonary arterial hypertension: physiology and pathobiology. J Am Coll Cardiol. 2013;62:D22–33.

[13] Robitaille A, Denault AY, Couture P, Belisle S, Fortier A, Guertin M-C, Carrier M, Martineau R. Importance

of relative pulmonary hypertension in cardiac surgery: the mean systemic-to-pulmonary artery pressure ratio. J Cardiothorac Vasc Anesth. 2006;20:331–9.

[14] Saydain G, Awan A, Manickam P, Kleinow P, Badr S. Pulmonary hypertension an Independent risk factor for death in intensive care unit: correlation of hemodynamic factors with mortality. Clin Med Insights Circ Respir Pulm Med. 2015;9:27–33.

[15] Dupont M, Mullens W, Skouri HN, Abrahams Z, Wu Y, Taylor DO, Starling RC, Tang WHW. Prognostic role of pulmonary arterial capacitance in advanced heart failure. Circ Heart Fail. 2012;5:778–85.

[16] Al-Naamani N, Preston IR, Hill NS, Roberts KE. The prognostic signifcance of pulmonary arterial capacitance in pulmonary arterial hypertension: singlecenter experience. Pulm Circ. 2016;6:608–10.

[17] Mahapatra S, Nishimura RA, Sorajja P, Cha S, McGoon MD. Relationship of pulmonary arterial capacitance and mortality in idiopathic pulmonary arterial hypertension. J Am Coll Cardiol. 2006;47:799–803.

[18] Kane PB, Askanazi J, Neville JF, Mon RL, Hanson EL, Webb WR. Artifacts in the measurement of pulmonary artery wedge pressure. Crit Care Med. 1978;6:36–8.

[19] Nadeau S, Noble WH. Misinterpretation of pressure measurements from the pulmonary artery catheter. Can Anaesth Soc J. 1986;33:352–63.

[20] Synder JV, Powner DJ. Effects of mechanical ventilation on the measurement of cardiac output by thermodilution. Crit Care Med. 1982;10:677–82.

[21] Woods M, Scott RN, Harken AH. Practical considerations for the use of a pulmonary artery thermistor catheter. Surgery. 1976;79:469–75.

[22] Stevens JH, Raffn TA, Mihm FG, Rosenthal MH, Stetz CW. Thermodilution cardiac output measurement. Effects of the respiratory cycle on its reproducibility. JAMA. 1985;253:2240–2.

[23] Rajaram SS, Desai NK, Kalra A, Gajera M, Cavanaugh SK, Brampton W, Young D, Harvey S, Rowan K. Pulmonary artery catheters for adult patients in intensive care. Cochrane Database Syst Rev. 2013:CD003408.

[24] Connors AF, Speroff T, Dawson NV, Thomas C, Harrell FE, Wagner D, Desbiens N, Goldman L, Wu AW, Califf RM, Fulkerson WJ, Vidaillet H, Broste S, Bellamy P, Lynn J, Knaus WA. The effectiveness of right heart catheterization in the initial care of critically ill patients. SUPPORT investigators. JAMA. 1996;276:889–97.

[25] Singh K, Mayo P. Critical care echocardiography and outcomes in the critically ill. Curr Opin Crit Care. 2018;24(4):316–21.

[26] Squara P, Bennett D, Perret C. Pulmonary artery catheter: does the problem lie in the users? Chest. 2002;121:2009–15.

[27] Poli de Figueiredo LF, Malbouisson LM, Varicoda EY, Carmona MJ, Auler JO, Rocha e Silva M. Thermal flament continuous thermodilution cardiac output delayed response limits its value during acute hemodynamic instability. J Trauma. 1999;47:288–93.

[28] Reuter DA, Huang C, Edrich T, Shernan SK, Eltzschig HK. Cardiac output monitoring using indicatordilution techniques: basics, limits, and perspectives. Anesth Analg. 2010;110:799–811.

[29] Tewelde SZ, Liu SS, Winters ME. Cardiogenic shock. Cardiol Clin. 2018;36:53–61.

[30] Saugel B, Vincent J-L. Cardiac output monitoring: how to choose the optimal method for the individual patient. Curr Opin Crit Care. 2018;24:165–72.

7. 跨肺热稀释法

叶夫根尼亚·V. 福特（Evgenia V. Fot），弗谢沃洛德·V. 库扎科夫（Vsevolod V. Kuzkov）

7.1 概述

危重症患者的最佳管理依赖于多个临床参数的精确持续的监测。在过去的几十年里，跨肺热稀释法（TPTD）在 ICU 中得到了广泛的应用，并在高等血流动力学监测的部分领域取代了肺动脉导管（PAC）。该方法整合了多种或静态或动态的参数。有关 TPTD 变量和跨热稀释法校准后的脉搏波形分析获得的变量的知识有助于休克、ARDS、严重创伤、烧伤以及高风险的外科手术等的决策制定。TPTD 与 PAC 相比创伤性更小，并提供了关于心输出量、前负荷、收缩功能和肺水肿的相关信息。

7.2 方法学

TPTD 需要一个中心静脉的通路和一个通常被插入股动脉的特定的热敏电阻尖端动脉导管。在进行热稀释法期间，一种已知体积的通常为生理盐水的冷指示剂被注射到上腔静脉或右心房中，与右心、肺循环、左心和主动脉中的血液混合。装备热敏电阻尖端的动脉导管记录了循环血液温度的变化并依次产生了热稀释曲线。利用 Stewart-Hamilton 方程可以通过热稀释曲线下的面积计算心输出量（CO）：

$$CO = K \times V_{inj} \times (T_b - T_i)/\int \Delta T_b \times dt$$

其中 K 为校正常数，V_{inj} 为注射体积，T_b 为血液温度，T_i 为注射温度，$\int \Delta T_b \times dt$ 为温度随时间变化的积分（反映热稀释曲线下的面积）。

TPTD 测量的 CO 可以作为动脉脉搏波形分析的 CO 校准值，从而实现连续（心动周期）CO 监测。跨肺热稀释法测量的方法学见表 7.1 和图 7.1。

表 7.1 跨肺热稀释衍生的血流动力学变量的计算

变量	计算
胸腔内热容积（ITTV）	CO × MTt
肺热容积（PTV）	CO × DSt
全心舒张末期容积（GEDV）	ITTV–PTV
胸内血管内容量（ITBV）	1.25 × GEDV[1]
每搏输出量（SV）	CO/HR

续表

变量	计算
全心射血分数（GEF）	（4×SV）/GEDV
心功能指数（CFI）	CO/GEDV
心脏做功指数（CPI）	MAP×CO
血管外肺水（EVLW）	ITTV–ITBV
肺血容量（PVB）	ITBV–GEDV
肺血管通透性指数（PVPI）	EVLW/PBV

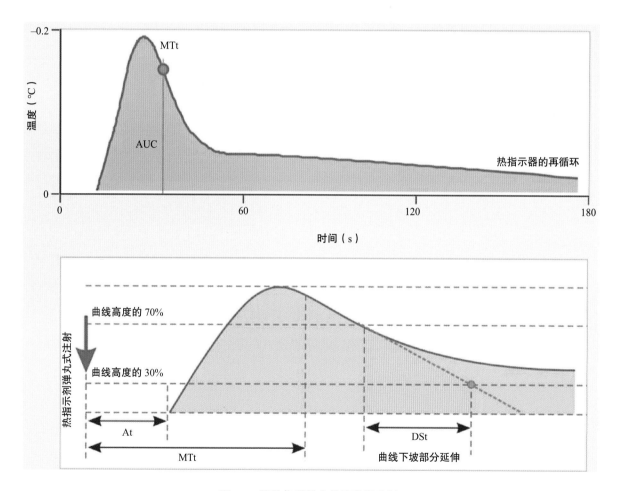

图 7.1 跨肺热稀释曲线及数学分析

平均通过时间（MTt）是指示剂到达动脉导管尖端检测点（主要位于股动脉）所需的平均时间，下降时间（DSt）是热稀释曲线指数下降的时间。At：出现时间；AUC：曲线下面积

　　除了 CO，其他一些容量相关的变量，包括全心舒张末期容积（GEDV）和血管外肺水（EVLW），均能从冷指示剂的平均和下降曲线时间进行计算和测量（见第 12~14 章）。TPTD 衍生的变量值除以体重或体表面积作为指数数值以便标准化比较，同时最近的监测系统模型又采用了预测体重（PBW）

和预测体表面积（BSA）进行个性化的血容量管理。

目前，有两种商业化的 TPTD 设备：PiCCO 系统（PULSION Medical Systems，Feldkirchen，德国），现已整合到 PulsioFlex 平台（Getinge，Gothenburg，瑞典）；VolumeView ™系统，已经整合到 EV1000 平台（Edwards Life Sciences，Irvine，美国）[2]。此外，飞利浦、Dräger、迈瑞、日本 Kohden 和 GE 的模块允许使用 PiCCO 动脉导管和中心静脉导管的注射装置接入他们各自的监测系统。图 7.2 展示了 TPTD 系统的示意图。

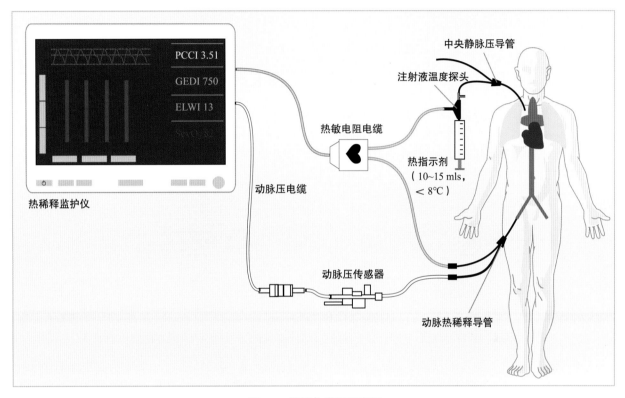

图 7.2 跨肺热稀释示意图

正确使用床边 TPTD 应遵循几个重要步骤。这些步骤也包含在电子补充材料中（由俄罗斯北方国立医科大学麻醉和重症监护医学系 Evgenia V. Fot 和 Dmitry A. Svirsky 博士提供）：

● 检查并正确输入生物特征参数（体重、身高、性别）。

● 对动脉脉搏波形进行视觉评估，并向动脉导管中注射少量热指示剂进行快速冲洗测试。试验后产生的方波形被认为是一种确定监测系统具有适当动态响应特性的合适方法。

● 将压力传感器放置在静脉稳定轴上（在右心房的水平面上）并以大气压为标准进行系统调零。

● 测量并输入中心静脉压用于计算体循环血管阻力。

● 准备正确的溶液进行弹丸式注射。建议使用体积为 0.2 ml/kg（最多 20 ml）的 0.9% 生理盐水，成人患者通常为 15 ml。注意注入量应与预设在监护仪上的一致。为了正确测量 EVLW，注射液温度应低于 8℃ [3]。

● 应在中心静脉导管端孔部位（而不是侧孔部位）进行注射，并且连接处应尽可能靠近患者（注射装置直接连接中心静脉导管）。建议以＞ 2.5 ml/s 的速度进行快速稳定的注射。因此，容量为

15 ml 的液体全部注射时间应 < 6 秒[4]。

- 对 TPTD 曲线进行评估。典型的 TPTD 曲线有一个平坦的部分，反映冷注射剂从注射部位到热敏电阻的传输时间，然后上升，接着 $\Delta T°$ 呈指数下降的形式下降，最后指示剂的生理循环来到一个平台期。

- 为获得适当的测量精度，至少需要 3 次冷盐水弹丸式注射[2]。单次 CO 的测量值的变异度 < 15%，也适用于 GEDVI 和 EVLWI。

导致 TPTD 测量错误的最常见的情况和来源见表 7.2。

表 7.2　影响跨肺热稀释法变量的常见条件和误差

错误来源	评论
注射技术不正确	注射中断会导致热稀释曲线出现双峰，并高估或低估体积指数； 如果使用股静脉注射，由于指示剂的传输时间较长，所有 TPTD 值（如 CO、GEDVI 和 EVLWI）都会增加，并且参与热稀释的血量增加。股动脉导管不应与股静脉导管放置在同一侧[5]； 室温注射液导致 CO、GEDVI 和 EVLWI 系统性高估[3]
分流	分流影响热稀释曲线的形状。TPTD 可以成为诊断和监测 ARDS 患者右向左心内分流的简单工具[6]。从左向右分流的特点是冷指示剂过早再循环，导致曲线下降部分过早进入平台期，导致 MTt 增加（高达 25%）和 DSt 增加（高达 50%），从而影响 EVLWI[7]
CRRT 效应	连续肾脏替代治疗没有重大临床影响，CO 和 GEDVI 略有下降，EVLWI 略有增加[8]。如果 CO 较低并且回路中的血流量较高，效果可能会更明显[9]
ECMO 效应	ECMO 启动后 GEDVI 和 EVLWI 显著增加。并非源自 TPTD 的 CO 和血流动力学参数不受体外回路的影响[10]。另一种观点认为，ECMO 可以被视为 TPTD 的禁忌证[2]
瓣膜疾病和心脏功能	热稀释注射液的反流会延长指示剂的通过时间或干扰热稀释曲线。热稀释曲线的长而宽的运行可能会导致 GEDVI 和 EVLWI 的高估。二尖瓣关闭不全导致体积参数持续增加，而主动脉瓣狭窄则导致体积参数增加不一致
胸腔积液	大量胸腔积液导致 EVLWI 的高估，因为冷指示剂也在胸腔液中扩散[11]。最近的数据质疑胸腔积液对 TPTD 准确性的严重影响[12]
全肺切除术	肺切除术后可以正确计算患者的 CO 和 GEDVI。EVLWI 会被低估，取决于肺切除的数量，而 EVLWI 的趋势仍然准确[13]
肺栓塞	GEDVI 将被高估，而 EVLWI 将被低估[14]。肺栓塞并发卵圆孔未闭、短暂性右向左分流时，可观察到"骆驼"状热稀释曲线（双峰）
主动脉瘤	对于患有主动脉瘤且热敏电阻导管置于股动脉的患者，由于动脉瘤的体积，GEDVI 和 ITBVI 被高估；因此，可能建议使用腋动脉、肱动脉置管或桡动脉长置管[15]
呼吸机设置	PEEP 对 TPTD 测量 EVLW 的理论影响是矛盾的[2]。PEEP 增加可因淋巴流受阻而直接导致 EVLWI 增加[16]。单肺通气会影响 EVLWI 的估计[17]

注：TPTD：跨肺热稀释；CO：心输出量；GEDVI：全心舒张末期容积指数；EVLWI：血管外肺水指数；ARDS：急性呼吸窘迫综合征；PEEP：呼气末正压；ECMO：体外膜肺氧合；CRRT：连续性肾脏替代治疗

TPTD 的特殊限制也应清楚认识。如果心脏指数严重下降 [（特别是低于 1.5~2.0 L/（min·m²）]，同时还伴随较低心率，由于热稀释曲线延长，TPTD 可能无法提供任何可靠的结果。TPTD 测量 CO 的另一个限制是它只能进行间歇性测量。连续的"逐次心跳"脉搏曲线分析可提供实时的 CO 监测，虽然必须在稳定状态期间每 6~8 小时进行校准或每次需要 CO 来解释血流动力学变化时进行校准[18]。GEDV 的限制是它无法区分左、右心室前负荷。实际在右心室扩张的情况下，左心室前负荷正常时 GEDVI 是增加的[19,20]。在脓毒性休克患者中，GEDV 随着输液而增加，但在使用多巴酚丁胺时尽管 CO 增加但 GEDV 仍保持恒定[21]。GEDV 和 CO 之间可能存在数学耦合，因为这两个变量均源自相同的热稀释曲线。

股动脉存在人工血管（可用桡动脉或腋动脉替代股动脉作为置管部位）及 ECMO 是 TPTD 的禁忌证[2,22]。由于实行 TPTD 需要在动脉和中心静脉插管，因此需要进行凝血功能评估，包括血小板计数、纤维蛋白原、国际标准化比率和活化部分凝血活酶时间。正如多中心试验所示，TPTD 可能伴有一些小的并发症，例如插入导管后渗血（3.3%）或拔除导管后渗血（3.5%）、插入后（4.5%）和拔除后出现局部小血肿（1.2%）、部位炎症（2%）、导管相关感染（0.78%）、肢体缺血（0.4%）、股动脉搏动消失（0.4%）或股动脉血栓（0.2%）[23]。但 TPTD 与常用的短外周动脉导管或 PAC 相比并没有增加并发症的风险[23]。因此，TPTD 的并发症风险应在患者病情的严重程度和可获取的益处之间进行权衡。TPTD 首先适用于高风险手术或危重患者[24]，并被欧洲重症监护医学会推荐作为当前休克和 ARDS 管理标准的一部分[25]。

7.3 小结

TPTD 是一种先进的可提供患者床边血流动力学复杂视图的监测技术。如果考虑适应证和禁忌证，则 TPTD 的侵入性比肺动脉导管小，且 TPTD 在绝大多数情况下是安全的。除了评估心输出量外，TPTD 还提供了广泛的临床相关的血流动力学参数，可用作描述前负荷、收缩力、液体状态和肺血管通透性。然而，在使用 TPTD 之前，临床医生应该意识到，除非结合使用循证干预和个体化治疗的患者护理的综合管理，否则没有任何监测系统能够改善患者的预后。

> 要点
> - 跨肺热稀释法是一种侵入性的床边血容量相关的血流动力学监测技术，可提供有关心输出量、整体收缩力、前负荷状态、肺水肿和血管通透性的有效信息。
> - 严格和完全的遵守技术要求对于提供临床可靠和可重复的测量参数是至关重要的。
> - 特定的条件、临床场景和技术错误可能会导致对 TPTD 衍生参数的高估或低估。
> - 对由 TPTD 获得的"患者特异性"参数和个性化管理的进一步研究是有必要的。

参考文献

[1] Sakka SG, Rühl CC, Pfeiffer UJ, Beale R, McLuckie A, Reinhart K, Meier-Hellmann A. Assessment of cardiac preload and extravascular lung water by single transpulmonary thermodilution. Intensive Care Med. 2000;26:180–7.

[2] Monnet X, Teboul JL. Transpulmonary thermodilution: advantages and limits. Crit Care. 2017;21:147.

[3] Huber W, Kraski T, Haller B, Mair S, Saugel B, Beitz A, et al. Room-temperature vs. iced saline indicator injection for transpulmonary thermodilution. J Crit Care. 2014;29:1133.e7–1133.e14.

[4] Hofkens PJ, Verrijcken A, Merveille K, et al. Common pitfalls and tips and tricks to get the most out of your transpulmonary thermodilution device: results of a survey and state-of-the-art review. Anaesthesiol Intensive Ther. 2015;47(2):89–116. https://doi.org/10.5603/AIT.a2014.0068.

[5] Michard F. Looking at transpulmonary thermodilution curves: the cross-talk phenomenon. Chest. 2004;126:656–7.

[6] Michard F, Alaya S, Medkour F. Monitoring right to-left intracardiac shunt in acute respiratory distress syndrome. Crit Care Med. 2004;32:308–9.

[7] Nusmeier A, van der Hoeven JG, Lemson J. Interpretation of the transpulmonary thermodilution curve in the presence of a left-to-right shunt. Intensive Care Med. 2011;37:550–1.

[8] Geith S, Stecher L, Rabe C, et al. Sustained low effciency dialysis should not be interrupted for performing transpulmonary thermodilution measurements. Ann Intensive Care. 2018;8:113.

[9] Sakka SG. Infuence of an extracorporeal lung assist system on transpulmonary thermodilution-derived variables. Br J Anaesth. 2010;104:664–5.

[10] Herner A, Lahmer T, Mayr U, et al. Transpulmonary thermodilution before and during venovenous extracorporeal membrane oxygenation ECMO: an observational study on a potential loss of indicator into the extracorporeal circuit[published online ahead of print, 2019 Nov 5]. J Clin Monit Comput. 2020;34(5):923–36. https://doi.org/10.1007/s10877-019-00398-6.

[11] Bigatello LM, Kistler EB, Noto A. Limitations of volumetric indices obtained by trans-thoracic thermodilution. Minerva Anestesiol. 2010;76(11):945–9.

[12] Saugel B, Phillip V, Ernesti C, et al. Impact of large-volume thoracentesis on transpulmonary thermodilution-derived extravascular lung water in medical intensive care unit patients. J Crit Care. 2013;28:196–201.

[13] Roch A, Michelet P, D'Journo B, et al. Accuracy and limits of transpulmonary dilution methods in estimating extravascular lung water after pneumonectomy. Chest. 2005;128:927–33.

[14] Michard F. Bedside assessment of extravascular lung water by dilution methods: temptations and pitfalls. Crit Care Med. 2007;35:1186–92.

[15] Antonini M, Meloncelli S, Dantimi C, Tosti S, Ciotti L, Gasparetto A. The PiCCO system with brachialaxillary artery access in hemodynamic monitoring during surgery of abdominal aortic aneurysm. Minerva Anestesiol. 2001;67:447–56.

[16] Gavelli F, Teboul J–L, Azzolina D, et al. Transpulmonary thermodilution detects rapid and reversible increases in lung water induced by positive end-expiratory pressure in acute respiratory distress syndrome. Ann Intensive Care. 2020;10:28. https://doi.org/10.1186/s13613-020-0644-2.

[17] Haas SA, Trepte CJ, Nitzschke R, et al. An assessment of global end-diastolic volume and extravascular lung water index during one-lung ventilation: is transpulmonary thermodilution usable? Anesth Analg. 2013;117(1):83–90.

[18] Hamzaoui O, Monnet X, Richard C, Osman D, Chemla D, Teboul JL. Effects of changes in vascular tone on the agreement between pulse contour and transpulmonary thermodilution cardiac output measurements within an up to 6-hour calibration-free period. Crit Care Med. 2008;36:434–40.

[19] Combes A, Berneau JB, Luyt CE, Trouillet JL. Estimation of left ventricular systolic function by single transpulmonary thermodilution. Intensive Care Med. 2004;30:1377–83. https://doi.org/10.1007/s00134-004-2289-2.

[20] Jabot J, Monnet X, Bouchra L, Chemla D, Richard C, Teboul JL. Cardiac function index provided by transpulmonary thermodilution behaves as an indicator of left ventricular systolic function. Crit Care Med. 2009;37(11):2913–8. https://doi.org/10.1097/ccm.0b013e3181b01fd9.

[21] Michard F, Alaya S, Zarka V, et al. Global enddiastolic volume as an indicator of cardiac preload in patients with septic shock. Chest. 2003;124:1900–8. https://doi.org/10.1378/chest.124.5.1900.

[22] Beurton A, Teboul JL, Monnet X. Transpulmonary thermodilution techniques in the haemodynamically unstable patient. Curr Opin Crit Care. 2019;25:273–9.

[23] Belda FJ, Aguilar G, Teboul JL, Pestaña D, Redondo FJ, Malbrain M, Luis JC, Ramasco F, Umgelter A, Wendon J, Kirov M, Fernández-Mondéjar E, for the PICS Investigators Group. Complications related to less-invasive haemodynamic monitoring. Br J Anaesth. 2011;106:482–6.

[24] Vincent JL, Rhodes A, Perel A, et al. Clinical review: update on hemodynamic monitoring - a consensus of 16. Crit Care. 2011;15(4):229. https://doi.org/10.1186/cc10291.

[25] Cecconi M, De Backer D, Antonelli M, et al. Consensus on circulatory shock and hemodynamic monitoring. Task force of the European Society of Intensive Care Medicine. Intensive Care Med. 2014;40:1795–815.

8. 脉搏波形分析

伊里·普斯卡（Jiri Pouska），扬·贝内斯（Jan Benes）

8.1 从一般血流动力学测量视角出发的脉搏波形分析

心血管系统最重要的生理作用之一是将氧分子运输到组织中。心输出量（CO）是该传输过程中主要的也是变异最大的决定因素，有时甚至被称为"第六个"生命体征。对危重或高危手术患者的心输出量精确监测的需要可以追溯到 20 世纪。CO 监测的金标准是 20 世纪 70 年代随着临床中引入肺动脉导管（PAC）而建立的。但不幸的是，PAC 由于其有创性而在使用中伴随着多种并发症，其使用已经逐渐减少。此外，新的微创 CO 监测系统也已经被开发出来。脉搏波形分析（PWA）系统被认为是其中创伤性"最小"的方法，可以与另一种（通常是更具创伤性的）技术（热稀释法）联用，通过"校准"的方式使用，或者作为一种无需校准的技术单独使用。这些（真正的"微创"）方法只需要一条传统的动脉通路来获得输入信号。这种微创是个体患者血流动力学治疗的风险 - 收益概况中起主要作用的因素。推荐采用高级先进的血流动力学监测以优化高危手术[1] 和危重患者[2] 的心血管状态。然而，一些重要的腹部手术相关不良结局的总体风险＜ 5%[3]，而实际上有报道 PAC 相关并发症的发生率更高；所以，使用更微创的技术监测心排出量是更加可行的。

8.2 基本的技术考量

从动脉脉搏波信号中可以获得流体力学变量的想法并不新颖。19 世纪后期，Otto Frank 的原著为数学模型从脉搏波信号获取流体力学变量铺平了道路。然而，如果没有精密的计算机技术，这一想法在临床应用上基本是不可能实现的。每搏输出量 [SV 乘以心率（HR）获得的 CO] 是通过一次一次连续的搏动获得（或通过在很短的时间窗内的几次心跳的平均值获取）。这种每搏输出量的获取不是直接测量而得，而仅是一种数学估计。这一事实对于理解该方法的局限性至关重要。每个装置的输入信号从动脉压波形中获得。每搏输出量是容积的一种变量；因此，必须有一个压力到流量测量的转换，但从数学的角度来看这种转换不是直接的线性关系。从压力中获取容积数据需要精确地了解动脉血管树特别是大动脉中的压力 - 容积关系。这就是 1899 年由 Frank 提出的 Windkessel 模型（空气腔室 / 弹性储备）的问题[4]。

与 Frank 的 Windkessel 模型不同，目前的模型使用了 3 个或更多元素的复杂关系。这些模型通过 3 个主要参数描述动脉系统中的压力 - 流量关系：外周阻力（体循环血管阻力、SVR）、总动脉顺应性（Ca）和主动脉特征性阻抗（Za）。简单地说，Za 是中心动脉中压力与流量的比率，由动脉壁应对压力波随血管系统传播过程所产生的应变力决定。Ca 是血流量和管腔内压力之间的相关关系，取决于动脉壁的弹性属性。这些转换因子（Ca、Za 或其他）很难直接测量。因此，它们通常以某种方式估计后，用于从压力中计算流量。非基于 Windkessel 的模型目前也已经开发出来。这些模型的基础原理是使用数学计算将压力转换为流量以及假定转化常数描述了心血管系统的属性。

8.3 需校准系统

现在，市场上有几个可用的 PWA 系统。根据转换因子的获取方法，将其分为需校准和免校准两种。需校准设备使用整合在系统里的间歇性的 CO 评估技术（如热稀释法）获得转换常数。这类监测系统的创伤性更大但不太容易出错。

有两种系统使用跨肺热稀释法校准，分别是 PiCCO 系统（Getinge，Gothenburg，瑞典）和 Volume View 系统（Edwards Lifesciences，Irvine，CA，美国）。在中心静脉注射冷的指示剂后，CO 是根据动脉置管热敏电阻记录的热稀释曲线计算而来。另一种设备是 LiDCOplus（LiDCO，London，英国），使用锂稀释技术进行校准。在向中心静脉注射少量氯化锂（但也可使用外周静脉导管注射）后，锂稀释曲线在任何动脉中都能检测到。

在校准过程中，由于建立了专用的常数（基本上是描述血管树实际特性的变量），对于未校准的部分可基于相似的 PWA 算法对 SV/CO 进行连续评估。无论稀释技术如何，校准间隔应为 3~6 h。在校准之间发生的心血管系统的突然变化可能会严重降低监测器的准确性；特别是体循环阻力起着主要作用之时。因此，应在使用血管升压和正性肌力药物等主要干预之后进行重新校准。

8.4 免校准系统

在免校准系列中，有 4 种属于微创的设备 / 系统：装备在 EV1000 或 Hemosphere 设备中的 FloTrac 系统（Edwards LifeSciences，Irvine，CA，美国）、装备在 PulsioFlex 监护仪中的 ProAQT 系统（Pulsion，Maquet Getinge Group，Gothenburg，瑞典）、装备在 LiDCO 监护仪中的 PulseCO™ 算法系统（LiDCO，London，英国），以及 MostCare 公司的压力记录分析方法（PRAM）（Vytech health，Padova，意大利）（表 8.1）。

免校准的 PWA 设备检测时需要连接标准动脉监测线缆，或者需要从任何一个患者监测系统中接收连续的动脉压力信号。不同动脉获得的数据是否可以相互交换使用一直存在着争议。在生理上，动脉曲线的形状因与心脏的距离不同而存在差异。此外，在某些病理条件下（如脓毒症或高剂量血管升压治疗时），中央动脉和外周动脉的动脉压存在显著的差异。这些因素能干扰 PWA 设备的准确性；因此，使用 PWA 设备必须严格遵守制造商的建议。有时，在 PWA 设备的设置中动脉导管的放置位置需要一致。与经过校准的设备不同，无需校准的系统使用基于各种人口统计数据的高级内部列线图和（或）根据曲线本身特性的自动校准，以实现压力 - 流量的转换。特定制造商的转换方案是专有的。脉搏波形分析不仅可以估计 CO 和 SV，还可以估计一些更高级的动态变量，如每搏量变异、脉压变异、dP/dtmax 等。此外，其中一些设备可以通过手动输入任何技术测量的实际 CO 值来进行外部校准，使一些 PWA 算法更具活力以及能更精确地计算 CO。

表 8.1　脉搏波形分析方法概述

名称	产商	技术背景	外部校准
FloTrac IQ（Vigileo, EV 1000, Hemosphere）	爱德华兹生命科学公司，美国加利福尼亚州欧文市	动脉压曲线形状分析	不需要
ProAQT®（PulsioFlex, PiCCO2）	Maquet Getinge 集团，瑞典哥德堡	脉搏轮廓分析	外部 CO 输入
PulseCO ™（LiDCOrapid, LiDCOplus, LiDCO unity）	LiDCO，英国伦敦	脉搏轮廓分析	外部 CO 输入
PRAM ™（MostCare）	Vytech health，帕多瓦，意大利	压力分析法	不需要

注：CO：心输出量

8.5 测量的先决条件

一个能够保证质量的连续动脉压曲线对 PWA 至关重要。信号必须避免阻尼过度和不足。过阻尼和欠阻尼表明系统的动力学响应可能不适合分析。这种情况在重症监护病房中似乎是最常见的（高达 30% 的病例）[5]。不幸的是，动脉波形质量的自动检测并没有被纳入大多数 PWA 设备中，目前只能通过操作人员的视觉检查。应通过快速冲洗试验定期检查信号质量。在快速冲洗的平方线结束后，脉冲波形应在 1~3 次振荡后回复到原来的样式。没有振荡表明过度阻尼；相反，超过 3 个以上的振荡即欠阻尼。正确的阻尼可以使系统识别用以确认动脉曲线收缩和舒张部分至关重要的重搏切迹。

实操建议

必须定期使用快速冲洗试验对压力曲线的质量和最佳阻尼进行充分的评估，以获得可靠的由 PWA 得出的 SV/CO 值。

8.6 特殊的技术考虑

8.6.1 FloTrac 系统

美国爱德华兹生命科学公司自 2005 年就开始销售 FloTrac IQ（之前的版本命名为"FloTrac"）。FloTrac 传感器直接连接到标准的动脉（桡动脉或股动脉）导管，可以在同一制造商的多个监测平台中使用。例如，Vigileo（现在已经撤回使用）、EV1000 和全新的 Hemosphere。该系统不允许外部校准，其基础是动脉压力曲线形状的数学/统计分析。其基本原理可以用脉搏压（PP）与 SV 之间的关系来描述。脉搏压用测量的数据点的标准差（σ_{AP}）来表示（图 8.1）。获取这些数据点的频率目前为 100 Hz；标准差需在 20 秒的窗口内计算。使用 σ_{AP} 代替 PP 消除了来自动脉树远端的反射压力波的影响，使其可用于动脉不同的位置。σ_{AP} 的乘数是卡方因子 x 因子。x 因子是动脉壁物理特征（实际上是动脉顺应性）、心率、平均动脉压（MAP）和波形细节（峰度和偏度系数）的多项式函数。动脉顺应性采用基于大型受试者数据库的 Langevouter 方程估计，并取决于性别、年龄、身高和体重。所有这些变量都必须在测量开始前手动输入。深度的波形分析处理过程是加密的。x 因子每 20 秒重新计算一次，事实上，对应的就是"自动校准"。第四代软件有一个扩展的内部数据库，并消除了异常搏动（由于心律失常）、改善了 SV 示踪。

实操建议

FloTrac IQ 是微创的技术，注意事项只与动脉穿刺并发症有关，提供了连续的 CO 监测以及一些更高级的血流动力学参数。其准确性在严重血管麻痹、心律失常和主动脉瓣疾病的患者中可能不令人满意，因为这些因素尤其是其并发症改变了动脉脉搏波形。该模型针对 40~150 kg 体重范围内的受试者进行了校准。

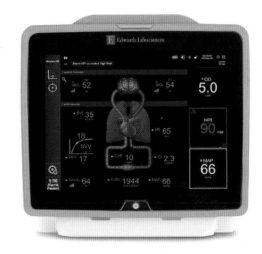

$$APCO = PR. (\sigma_{AP} \cdot x)$$
$$x \approx HR, \sigma_{AP}, BSA, MAP, C(P), \mu_{3ap} - skewness, \mu_{4ap} - kurtosis$$

图 8.1 FloTrac 方程和 HemoSphere 装置

APCO: 动脉压心输出量；PR: 脉率；σ_{AP}: 动脉压标准差；x khi: 因子；HR: 心率；MAP: 平均动脉压；BSA: 体表面积；C（P）: 主动脉顺应性估计（图片由 Edwards Lifesciences Corporation 提供并享有版权）

8.6.2 ProAQT® 算法

ProAQT® 技术的原理是基于脉搏曲线分析，与用 PiCCO 设备和免校准版本的 PulsioFlex 对 CO 连续监测（热稀释法校准测量的间隔期）的原理一样。PiCCO 设备和免校准版本的 PulsioFlex 均由 Pulsion 公司制造（Maquet Getinge Group, Gothenburg, 瑞典）。开始测量前，有两种方法可供选择：第一种是从其他参考方法（热稀释法、超声心动图等）中手动输入 CO 值；第二种是自动校准，根据患者特征数据库进行 CO 估计。自动校准可以随时重新评估。

波形的采样频率为 250 Hz，只适用于曲线的收缩部分，即曲线在重搏切迹前的部分（图 8.2）。内部校准因子（κ）对应动脉阻力。自动校准后，通过脉搏曲线分析评估 CO 的变化趋势。曲线收缩期部分中的 dP/dt 反映动脉曲线的形状。其想法是，连续测量时收缩期曲线下面积的任何变化都对应于 CO 的变化。体循环血管阻力来源于经过校准验证的平均动脉压和 CO，有助于提高该方法和 κ 因子的准确性。

$$nCO = k. \, HR. \int_{systole} \left[\frac{P(t)}{SVR} + C(p). \frac{dP}{dt} \right]. dt$$

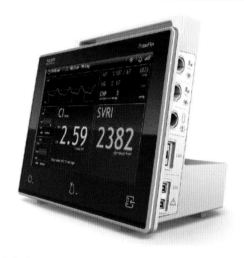

图8.2 PiCCO/ProAQT方程和PulsioFlex装置

nCO：名义心输出量；κ：校准因子；HR：心率；P(t)/SVR：压力曲线下面积；C(p)：顺应性；dP/dt：曲线形状（图片由Pulsion Medical Systems SE—Getinge group提供并享有版权）

8.6.3 PulseCO™

英国伦敦的LiDCO设备采用PulseCO™算法，包括LiDCO Rapid型、LiDCO Unity型和需校准的LiDCO Plus型。与之前的系统一样，免校准的设备通过标准的动脉线缆与患者连接，但不需要任何特殊的传感器。此外，在PulseCO™算法里，通过CNAP™技术获得的无创连续压力曲线也可以使用，还可以与通过模拟输出获取生命体征的标准监测器进行合作，校准可以通过输入从参考方法中获得的CO进行。PulseCO™技术原理是所谓的脉搏能量分析，其基础是能量和质量守恒定律。动脉压随时间的曲线转化为体积随时间的曲线（图8.3）。它并不依赖于动脉压曲线的形状。该算法包含了从人口统计学数据（如年龄、性别、身高等）计算主动脉体积的人口列线图和方程式中的"校准"常数。通过包含动脉血压值和主动脉顺应性估计值（内部自相关联）的指数函数进一步调整每搏输出量。数据通过每个心动周期获得。

$$\Delta V = cal \times \Delta P \times SO \times e^{k \cdot p}$$

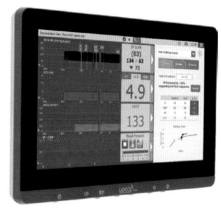

图 8.3　PulseCO 方程和 LiDCO 装置
PulseCO 的简化压力 - 容量变化转换（图片由 LiDCO 提供并享有版权）

8.6.4 压力记录分析方法（PRAM）

MostCare 系统（Vytech health, Padova，意大利）是基于 PRAM 算法。它通过动脉压波形的扰动来决定动脉阻力。它不使用任何基于内部人口的列线图。该系统不需要一个特殊的传感器或任何外部校准。血管阻力是基于血管对于压力变化（"扰动"或"不稳定性点"）所产生的小的径向膨胀来确定的，其特征是与前后相邻点之间的速度和加速度的变化关系。这些点主要是由来自远端外周血管的反向波所引起。换句话说，分析取决于动脉波的形态。它记录了采样频率为 1000 Hz 的数据并计算每一次心跳的动脉阻抗，所以精度更高。进一步计算 CO 采用收缩期曲线下的面积除以阻力值（图 8.4）。与其他设备不同，MostCare 可提供大量的血流动力学变量，包括重搏压、动脉弹性等。但这些变量的绝大多数还没有经过充分的研究验证，真正临床意义仍待商榷。

实操建议

MostCare 的创伤性小并且不依赖于人口列线图，但其主要缺点是对于高质量的动脉压信号有依赖性，在血管疾病（如动脉粥样硬化）中可能会不准确。

$$SV = \frac{Asys}{Z(t)}$$

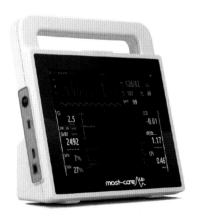

图 8.4　PRAM 方程和 MostCare Up 设备
Asys：收缩曲线下面积；Z（t）：系统阻抗（图片由 VYGO 提供并享有版权）

8.7 精度、趋势能力、验证

可接受的 CO 监测设备准确性的范围（给出真实价值的能力）历史上是由 Critchley LA 和 Critchley JA 建立的[6]。他们发现 PWA 与参考方法（PAC 等）之间的绝对 CO 值的一致性范围应该在 30% 以内。精度（设备给出可重复结果的能力）和趋势（追踪变化的能力）对于正确评估 CO 随时间的变化都很重要。在临床上，精度和趋势实际上比绝对 CO 值（准确性）更重要。免校准的系统在这些方面已经得到了广泛的研究。目前，基于免校准的系统所显示的临床效用，一定范围的不准确性是可以接受的。

FloTrac 算法比其他算法得到了更广泛的验证。Slagt 等人的 meta 分析[7]表明，FloTrac 算法在正常或低动力条件下具有足够的准确性以及趋势分析能力。此外，与 PiCCO 设备相比，FloTrac 算法在检测 SV 的快速变化即每搏输出量变化（SVV）的趋势方面已被证明是令人满意的[8]。具有该参数的临床算法在多项研究特别是在围手术期护理中已得到验证[9,10]。尽管百分比误差为 29%，但第三代软件即使用于心脏疾病和脓毒症患者也被认为很可靠[11]。然而，FloTrac 在某些病理情况下被证明是不可靠的。例如，低 SVR[12]、高剂量血管升压治疗[13]，以及在肝移植和心脏手术期间。FloTrac 制造商声称每个软件版本的准确性和趋势能力都有所提高。然而，当前（第四代）版本并不具备在危重监护中常见的低 SVR 或低 CO 状态下有足够的准确性。

对于 ProAQT™ 算法，存在一些有关于校准频率的问题。免校准的 ProAQT™ 算法是基于校准后的 PiCCO 脉搏轮廓，它的不准确性容易随着时间的推移和在阻力不断变化的条件下增加。对于很少超过 4 小时并与主要前负荷的改变相关的围手术期护理，临床上提倡使用 ProAQT™ 算法。事实上，PulsioFlex 监护仪已成功应用于一个改善围手术期管理的多中心研究中[14]。

由 PulseCO™ 获得的前负荷反应性参数 [SVV、脉压变化（PPV）和收缩压变化] 已经准确预测了接受镇静和机械通气的 ICU 患者的液体反应[15]。然而，Davies 等人[16]比较了在高危手术中 LiDCOrapid 和食管多普勒超声结果，结论是两者 CO 值未取得一致性，但 SVV 具有临床效用。

PRAM 监护仪的验证研究极少[17]。在 CABG 患者中，Giomarelli[18]表明 PRAM 在手术过程中的实时 CO 测量是准确的；相反，在脓毒症患者中的检测结果并不令人满意[19]。在另一项研究中，Donati 等人[20]比较了在一个外科 ICU 中的 PRAM、PiCCO 和 PAC 测量结果，提示 PRAM 检测 CO 的误差低于 30% 的阈值。

8.8 临床实践中的脉搏波分析

目前，由于先进的围手术期血流动力学监测有可能降低发病率和死亡率，建议在高危手术患者中使用[1]。当低创伤性是一个明显优势时，具有可接受的准确性和趋势的 PWA 设备在高危手术患者中显然是有利的。此外，在这种情形下 PWA 设备推导出的参数如 SVV 和 PPV 也是非常有用的。PWA 在麻醉后的护理中也很有用。不幸的是，PWA 不应该在动脉张力受到严重影响时使用，例如肝移植手术或脓毒症。在心脏手术中，由于所有 3 个有关 CO 因素均会发生改变，PWA 设备通常不适合使用，需要用到更具侵入性的方法。

在重症监护中，当已知来源的休克导致血流动力学不稳定并在初始治疗后不稳定仍持续时，应使用 CO 监测。根据最新的指南[21]，免校准的 PWA 设备不应该在这些情况下使用。需校准的 PWA 结合稀释法（热法或锂法）是专门为此目的而设计的。此外，这类设备可以通过容量超负荷的指标来实施高级液体管理（血管外肺水和肺血管通透性指数）。

实操建议

　　免校准的 PWA 监测仪提供了对临床有用的围手术期血流动力学变量趋势的评估。图形界面改进和衍生变量（每搏输出量变异等）可进一步对暂时性的变化和治疗效果功能评估起到帮助。如果对测量值的有效性有疑问，其中一些设备可以使用热稀释或超声心动图进行外部校准。

　　对于复杂病例，特别是在 ICU 中，应使用校准技术。

8.9 小结

脉搏波形分析技术是当今围手术期高级血流动力学管理的基石，有可能减少并发症和改善预后。几种不同的技术现在已经市场化；因为不同技术在不同条件下的表现可能会有所不同，所以熟悉特定环境中的选择设置是至关重要的。准确性的进一步提高和新的血流动力学参数未来可期。

要点

- PWA 设备利用复杂的计算机技术获得动脉压曲线信号以估计心输出量。
- 一个连续的有质量保证的动脉压曲线是强制性要求。
- 现在已经市场化的设备有 4 种。
- 免校准的 PWA 监测仪提供了临床有用的围手术期血流动力学变量趋势的评估。
- 对于复杂的病例（特别是在 ICU 中），应使用校准技术。

参考文献

[1] Vincent JL, et al. Perioperative cardiovascular monitoring of high-risk patients: a consensus of 12. Crit Care. 2015;19(1):1–12.

[2] Teboul JL, et al. Less invasive hemodynamic monitoring in critically ill patients. Intensive Care Med. 2016;42(9):1350–9.

[3] Sangkum L, Liu GL, Yu L, Yan H, Kaye AD, Liu H. Minimally invasive or noninvasive cardiac output measurement: an update. J Anesth. 2016;30(3):461–80.

[4] Sagawa K. Translation of Otto Frank's paper 'Die Grundform des arteriellen Pulses' Zeitschrift für Biologie 37: 483–526 (1899). J Mol Cell Cardiol. 1990;22(3):253–4.

[5] Romagnoli S, et al. Accuracy of invasive arterial pressure monitoring in cardiovascular patients: an observational

study. Crit Care. 2014;18(6):644.

[6] Critchley LA, Critchley JA. A meta-analysis of studies using bias and precision statistics to compare cardiac output measurement techniques. J Clin Monit Comput. 1999;15(2):85–91.

[7] Slagt C, Malagon I, Groeneveld ABJ. Systematic review of uncalibrated arterial pressure waveform analysis to determine cardiac output and stroke volume variation. Br J Anaesth. 2014;112(4):626–37.

[8] Hofer CK, Senn A, Weibel L, Zollinger A. Assessment of stroke volume variation for prediction of fuid responsiveness using the modifed FloTrac™ and PiCCOplus™ system. Crit Care. 2008;12(3):R82.

[9] Benes J, et al. Intraoperative fuid optimization using stroke volume variation in high risk surgical patients: results of prospective randomized study. Crit Care. 2010;14(3):R118.

[10] Cecconi M, et al. Goal-directed haemodynamic therapy during elective total hip arthroplasty under regional anaesthesia. Crit Care. 2011;15(3):R132.

[11] De Backer D, Ospina-Tascon G, Salgado D, Favory R, Creteur J, Vincent J-L. Monitoring the microcirculation in the critically ill patient: current methods and future approaches. Intensive Care Med. 2010;36(11):1813–25.

[12] Scheeren TWL, Wiesenack C. Performance of a minimally invasive cardiac output monitoring system (FloTrac/Vigileo). Br J Anaesth. 2008;101(2):279–80.

[13] Monnet X, Anguel N, Jozwiak M, Richard C, Teboul J-L. Third-generation FloTrac/Vigileo does not reliably track changes in cardiac output induced by norepinephrine in critically ill patients. Br J Anaesth. 2012;108(4):615–22.

[14] Salzwedel C, et al. Perioperative goal-directed hemodynamic therapy based on radial arterial pulse pressure variation and continuous cardiac index trending reduces postoperative complications after major abdominal surgery: a multi-center, prospective, randomized study. Crit Care. 2013;17(5):R191.

[15] Cecconi M, et al. Effcacy of functional hemodynamic parameters in predicting fuid responsiveness with pulse power analysis in surgical patients. Minerva Anestesiol. 2012;78(5):527–33.

[16] Davies SJ, Minhas S, Wilson RJT, Yates D, Howell SJ. Comparison of stroke volume and fuid responsiveness measurements in commonly used technologies for goal-directed therapy. J Clin Anesth. 2013;25(6):466–74.

[17] Scolletta S, Romano SM, Biagioli B, Capannini G, Giomarelli P. Pressure recording analytical method (PRAM) for measurement of cardiac output during various haemodynamic states. Br J Anaesth. 2005;95(2):159–65.

[18] Giomarelli P. Cardiac output monitoring by pressure recording analytical method in cardiac surgery. Eur J Cardiothorac Surg. 2004;26(3):515–20.

[19] Gopal S, Do T, Pooni JS, Martinelli G. Validation of cardiac output studies from the Mostcare compared to a pulmonary artery catheter in septic patients. Minerva Anestesiol. 2014;80(3):314–23.

[20] Donati A, et al. Thermodilution vs pressure recording analytical method in hemodynamic stabilized patients. J Crit Care. 2014;29(2):260–4.

[21] Cecconi M, et al. Consensus on circulatory shock and hemodynamic monitoring. Task force of the European Society of Intensive Care Medicine. Intensive Care Med. 2014;40(12):1795–815.

9. 多普勒技术

莱斯特·A. H. 克里奇利（Lester A. H. Critchley），黄丽（Li Huang），张杰（Jie Zhang）

9.1 基本原理

多普勒测量血流的方法是基于通过身体产生高频声波或超声波，并用来检测诸如主动脉一类血管中的红细胞的流动。不像传统的超声通过发送超声波脉冲并通过探头检测从不同距离的组织界面反射回来的超声波，进而对组织进行成像。多普勒可检测由运动引起的超声波的频移。运动越快，频移越大。可以以时间为横轴以频移为纵轴产生速率曲线。正向频移来自朝向探头的超声波，而负向频移来自远离探头的超声波。

多普勒超声的探头包含一个当交流电通过它时能以高频（例如 $2{\sim}4$ MHz）进行振荡的晶体，通过压电效应产生超声波。同一个或第二个晶体在反射波引起振动时产生电流。该晶体可以用作发射机或接收机。由此产生的电信号被放大产生一个代表血管内血流的多普勒速度曲线。通过测量一个心动周期中的曲线下面积，可以推导出一个被称为速度时间积分（VTI）或搏动距离（SD）的变量。

要计算每搏输出量，还需要知道血管的横截面积（CSA），将其乘以 VTI 即每搏输出量。每搏输出量乘以心率就得到心输出量。CSA 可以通过超声心动图测量，也可以根据受试者的年龄和身高通过一种算法获得。如果超声波的方向与血流方向成一定的夹角（θ），多普勒频移减少，VTI 也相应减少。减少的程度与 θ 的余弦值成正比；如果与流动方向一致（例如平行），则没有衰减（×1.0），但如果与流动方向直角（例如垂直），则多普勒频移无法检测到（×0.0）。当偏离血流方向的角度（θ）达 25°，则减小的幅度 < ×0.9 或 < 10%。

多普勒超声被认为是安全的。超声对组织的加热效应是微小的。但插入食管探头可能会对患者造成机械伤害，应该对探头进行用电安全测试。

9.2 临床使用的方法

脉冲系统：大多数超声心动图测算时也进行多普勒测量。利用超声成像发现感兴趣的区域，然后显示来自该区域的多普勒信号。通常用颜色来显示血流速度。血管的直径以及 CSA 也可以通过测量获得。最常用的技术是使用心尖切面和测量流出左心室的血流。

连续波多普勒：需装备发射和接收晶体同时工作的探头。目前临床上有两种方法在使用。

1. 经胸多普勒：①经胸骨上路从主动脉瓣（AV）流出道路径处测量；②通过左侧第三或第四肋骨间隙经心前区路径从肺动脉瓣（PV）处测量。唯一能进行这些测量的设备是澳大利亚悉尼 USCOM 公司的超声心输出量监测 USCOM（USCOM Ltd.，Sydney，澳大利亚）。因为使用手持而不是固定位置的探头，它的测量是间歇性的。

2.经食管多普勒：使用一种灵活探头，经鼻或口腔下降至位于下胸的降主动脉旁的食管进行测量。因为探头保持固定位置，是唯一一种真正连续测量的方法。目前正在销售的主要设备是英国切尔西德尔塔公司的 CardioQ（Deltex Medical Ltd.，Chichester，英国），使用的是一次性探头。法国 Atys 公司的 Waki-To（Atys Medical，Soucieu en Jarrest，法国）是一种可重复使用的多普勒探头系统。Arrow International 也生产了一种名为 HemoSonic 100 的可重复使用的探头系统，但已经于 2006 年停产。

也可以通过将传感器直接放置在主动脉、肺动脉或其他血管上进行测量。这种测量只能在特殊情况下进行，如心内直视手术或动物研究中。直接放置探头可以提供更准确的读数。Transonic 探头使用超声传输时间来检测血流，之前还使用电磁探头，严格地说，这些都不是目前多普勒测量的标准方法。

9.3 USCOM

USCOM 1A 于 2003 年推出，从那时起它的设计就没有明显的改变。它是一个坚固的、轻便的（6.5 kg）、便携式的独立单元，另外携带电池和可拔插的手持探头（图 9.1）。它同时产生多普勒信号的图像和声音，有一个触摸屏，提供了 3 个界面，包括波形、趋势和患者报告。通过在屏幕上描记捕获的速度曲线进行测量，既可以通过血流跟踪软件自动完成，也可以通过描绘点功能手动完成。通过输入测量的变量，如血压、氧饱和度和血红蛋白水平，可以生成许多其他的循环参数，便于决策图表的使用。USCOM 可以用来测量来自主动脉流出道或肺动脉流出道的血流量。在麻醉期间，胸骨上入路（AV）是首选，而心前入路（PV）适用于变动更大的情况。

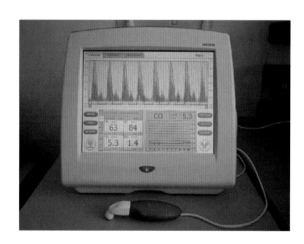

图 9.1　USCOM 监视器和手持式探头
屏幕显示血流跟踪软件勾勒出的速度曲线，下面是 4 个选定的参数和趋势图

9.4 速度曲线的获取

主动脉处的测量：AV 模式下的 USCOM 使用 2.2 MHz 手持式探头，探头位于患者的胸骨上切迹。发射器/接收器表面为圆形，与手柄成直角。波束的方向指向心脏根部和主动脉出口。波束聚焦以在图像上或通过声音变化来获得最大分辨率的多普勒信号。聚焦方式包括在前后方向和左右横向方向上

旋转探头。一旦聚焦后，探头保持在原来位置，直到屏幕上保存了一系列速度曲线。一次屏幕扫描需要 7.5 秒。心输出量和其他参数实时计算得出。探头和软件被设计用于提供最佳的读数（表 9.1）。然而，在一些患者中，速度曲线并不是最好的，提供的数据也不可靠（表 9.2：USCOM 1~6）。速度曲线可以根据质量和可靠性进行评分[1,2]。

肺动脉处的测量：PV 模式下的 USCOM 使用相同的 2.2 MHz 手持探头。胸骨旁的第三或第四肋间隙是检测点。由于肺动脉处的血流是远离探头的，所以产生倒置的速度曲线。使患者处于左侧位（表 9.2：USCOM 2,7）有助于检测。探头聚焦的方式类似于胸骨上入路但耐受性更好。PV 和 AV 读数应相似，这有助于检查是否采集了正确信号。

校准：USCOM 测量血流量（VTI）和血管横截面积（CSA），后者来源于基于身高的算法[3]。该算法的准确率只有 16%（95% 置信区间），与 Bland-Altman 式比较研究中报道的百分比误差（PE）有关。

表 9.1　提高性能的因素

1.	USCOM 使用发散波束（即锥形），因此其捕获区域比传统超声成像波束更大。CardioQ 探头位于胸腔内紧邻降主动脉的位置
2.	使用两个多普勒晶体、发射器和接收器，血流检测是连续的
3.	USCOM 和 CardioQ 都使用峰值血流信号来描绘轮廓和执行计算。使用 USCOM 时，峰值信号来自主动脉流出轨迹中靠近瓣膜的最窄点，此处流速最高。由于血流是脉动的并且源自左心室，因此不会形成层流，所有红细胞以相同的速度运动。除了流出之外，胸主动脉扩张减慢了血流速率
4.	USCOM 依赖于与主动脉流出血流平行的波束。波束发散对测量有所帮助。此外，血流与波束形成 25° 以内的成角仅导致多普勒信号轻微衰减（即 ×0.9 或 < 10%）
5.	进行培训以确保波束正确聚焦并正确识别主动脉或肺动脉血流，再加上精心设计的软件，使良好的操作员能够调整设备，有助于保证良好的信号采集

表 9.2　使用连续波多普勒装置时遇到的常见问题

	部位	USCOM
1	AV	对于某些患者，可能很难将探头插入胸骨切迹足够深，并且波束被胸骨阻挡
2	AV	当探头放置和信号检测很困难时，患者可能会感到非常不舒服和疼痛。即使在麻醉状态下，患者也可能会受到刺激，从而导致读数高于静息状态。心率增加是出现探头所致刺激的一种良好信号
3	AV PV	胸腔内产生许多血流信号，最大的是主动脉流出道信号。不熟悉该技术可能会导致选择错误的信号和低估数值
4	AV	主动脉的钙化可以阻止足够的波束能量到达主动脉流出道，并且导致多普勒信号大大衰减。这是老年患者常见的情况[5]
5	AV	与年龄相关的主动脉弓弯曲也会影响信号检测[6]
6	AV	在脓毒症或贫血等高心输出量状态下，USCOM 可能高估数值，因为速度曲线中会出现由湍流引起的尖峰。血流跟踪功能特别容易受到影响，使用手工描绘重新描绘流量轮廓可以有所帮助
7	PV	在某些患者中，可能很难对肺动脉进行声波探测，因为高回声的肺边缘阻碍了声束通道，并且当肺部因正压通气而过度充气时，情况会变得更糟

续表

	部位	CardioQ
1	OES	食管探头使患者不舒服，仅限于麻醉、镇静和失去知觉的患者使用。此外，患者需要有正常的食管，口/鼻胃管和设备的存在可能会阻挡探头的波束
2	OES	并非总能检测到可识别的多普勒血流剖面，这可能是由于空气或食管痉挛所致。也可能有形态原因导致食管不毗邻于降主动脉附近。如果可以的话，进行胸部 CT 扫描可以帮助找出原因
3	OES	如果定位错误，探头可以接收来自肺血管或腹腔血管的信号。Deltex 医疗网站提供了有关识别正确信号的良好信息
4	OES	随着年龄的增长，主动脉变得更宽更长，这会影响超声波束与主动脉形成的角度。在胸部 X 线片上可以看到主动脉的扩张。由于声波角度的变化，插入深度的微小移动可能会导致速度剖面大小的显著变化[7]
5	OES	主动脉随着年龄的增长而变得更宽，并且对于相同的心输出量，主动脉内的血流流速变得更低。CardioQ 在校准时会针对这种老化效应进行调整。然而，高血压等疾病可能导致主动脉老化速度快于算法所预测的速度

9.5 食管多普勒

由德尔塔（前身为 Doptek）公司发展的经食管多普勒可以追溯到 20 世纪 80 年代末[4]。CardioQ 是一种便携式可连接在一次性食管探头的床边监护仪。经过多年的发展，其在软硬件上都有诸多的升级，现已可适配其他血流动力学监测模块。早期的原型配有一个额外的经胸探头（SupraQ）。现在，该系统支持采用 Liljestrand-Zander 算法得出的脉压以及 ODM + TrueVue 模块下得出心脏阻抗图（即无创心排量，ICG）。其可实时显示多普勒速度曲线，描绘后用以测量心输出量，也可以显示趋势曲线。数据可以下载，并可通过旋钮和按钮进行操作（图 9.2）。

Waki-To 由生产一系列临床超声设备的法国 Atys 医疗公司制造，有一个可重复使用的比一次性探头具有更高质量的晶体经食管探头。显示和速度曲线分析功能类似于 CardioQ。

CardioQ 探头有一个灵活的金属丝柄，便于插入和定位以及标记插入深度。尖端有两个超声波晶体（4 MHz），分别是发射器和接收器，设置为 45°角。尖端是密封的并通过电气安全测试（图 9.2）。记忆芯片记录校准数据、时间和日期。探头的使用时间为 6 小时至 10 天，无菌包装，一次性使用。

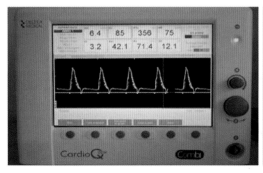 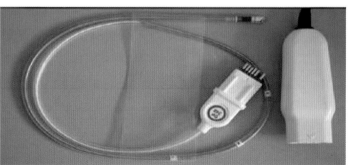

图 9.2 CardioQ 和食管探头，COMBI 研究模型

屏幕显示轮廓化的血流曲线，上面显示测量参数，这些参数由旋钮和按钮控制。在血流曲线下方可以显示动脉压迹线。探头具有密封尖端，带有两个呈 45°角的传感器、深度标记的柔性线杆以及计算机存储芯片的插头连接器

插入探头 35~45 cm 使尖端位于心脏后第六胸椎的水平。通过旋转和调整深度来进行聚焦。可提供图像信号和声音信号。可接受的血流图像曲线应具有形成良好的新月形并无舒张期扩张。然而，探头的光束对准可能发生偏移，此时需要重新聚焦。鼻夹可以用来保持插入的深度。血流的曲线形态可用于诊断不同的血流动力学状态。

校准：CardioQ 使用基于人口数据得出的身高的内部算法进行校准。需要年龄，因为降主动脉会随着年龄的增长和弹性的丧失而变宽（见表 9.2：CardioQ 4,5）。准确性取决于降主动脉和食管平行，以及主动脉血流与上半身（即锁骨下动脉和颈动脉）和下半身之间的分流比（即 0.3 ：0.7）保持不变。值得注意的是，降主动脉血流（即 25%~30%）在舒张期由于弹性反冲而发生，其比例随后负荷的变化而变化。

9.6 读数

除了每搏量和心输出量外，USCOM 还可测量每搏量变化（SVV）和肌力指数（ION）。CardioQ 测量校正后至 60 秒的血流时间（FTc），与 SVV 一样被用于目标导向的液体治疗。

9.7 临床效用和可靠性

USCOM 已经在全球范围内销售，具有广泛的应用报道，包括运动员训练的血流动力学评估、病患、急诊室评估和复苏、术中液体管理、重症监护和儿科或新生儿使用。关于其可靠性和临床效用的论文已经发表了 500 多篇。绝大多数的验证性研究都是 Bland-Altman 式与其他方法的比较研究。对这些研究的数据进行的 meta 分析发现，USCOM 并不比其他方法更精确，误差为 43%[8]。由其校准方法和操作者的技术引起的误差而不是多普勒方法缺乏可靠性，可能是高误差的原因 [9]。

USCOM 跟踪心输出量变化的能力一直处于研究状态中，可能的原因是难以进行合适的研究，特别是在临床环境中。本章的作者在 2013—2016 年发表的研究结果表明：①交叉检查；②注意多普勒方法的细节可以在临床环境中提供可靠的趋势数据[10,11]；③其他方法校准的偏移更少[12,13]。

CardioQ 也在全球各地销售，其主要的临床应用是通过优化 Frank-Starling 曲线来指导液体治疗。建议静脉快速输注（例如 200 ml 超过 5 分钟），每搏输出量增加 > 10% 提示输液有反应，应进一步静脉快速输液。另一种测试方法是抬腿试验。2011 年，英国国家健康和保健卓越研究所（NICE）推荐使用 CardioQ 作为术后增强恢复（ERAS）计划的一部分，特别是肠道手术。最近的文献（包括 FEDORA 临床研究）支持在手术中使用 CardioQ[14]。

9.8 临床接受度的障碍

多普勒心输出量监测技术已经使用了超过 20 年，但从未被完全接受进入临床实践。可能的原因包括：①缺乏发展和市场营销；②财务模式较差；③高度的操作者依赖；④并非每个患者都有效；⑤临床医生不熟悉多普勒数据的使用（表 9.3）。

表 9.3　连续波多普勒监测不被接受的原因

1　目前销售的多普勒血流设备是由小型独立公司生产的，这些公司缺乏资金来充分开发其产品的潜力

2　USCOM 为供应商提供经济支持的运行成本最低，而 CardioQ 需要昂贵的一次性探头，进而限制了临床使用。两者都不是一个好的经济模型

3　使用多普勒设备可靠地测量心输出量高度依赖于操作员。USCOM 和 CardioQ 都需要经过 10~20 次检查才能放心使用。此外，执行测量非常耗时，并且会分散临床医生对其他重要任务的注意力

4　目前可用的系统无法为很大一部分患者（尤其是老年人）提供可接受的多普勒信号，因此无法提供可靠的读数

5　如今，心输出量和相关参数并不经常使用，医院对医生也缺乏使用这些参数的培训。此外，床旁超声心动图的发展已经超越了常规心输出量监测的需要。因此，除了少数爱好者之外，几乎没有动力使用多普勒监测

实操建议

- 连续波（CW）多普勒是未被充分利用的血流动力学监测模块。
- 可采用两种多普勒模式：经胸（USCOM）和经食管多普勒（CadioQ 和 Waki-To）。
- 连续波多普勒技术使用的专业度决定数据的可靠性。
- 在一些患者中，获得的多普勒血流曲线不准确导致数据不可靠。用户需要能够识别这类情况。老龄化是导致主动脉钙化、扩张和弯曲的主要原因。
- 由于固有的校准误差，单个读数可能不准确。然而，当多普勒用于评估治疗后每搏输出量和心输出量的变化（例如趋势）时，数据是更加准确可靠的。
- 使用来自多个监测源的读数可以提高用户确定心输出量真实值的能力。

要点

- 连续波多普勒技术是一种未得到充分利用的技术。
- 经胸和经食管模式都可以使用。
- 测量高度依赖于操作者。
- 可靠性受到与年龄相关的主动脉变化的影响。
- 当用于监测趋势时数据更可靠。

参考文献

[1] Cattermole GN, Tang CO, Smith BE, Graham CA, Rainer TH. A new method to score the quality of USCOM scans. Hong Kong J Emerg Med. 2009;16:288.

[2] Dey I, Sprivulis P. Emergency physicians can reliably assess emergency department patient cardiac output using the USCOM continuous wave Doppler cardiac output monitor. Emerg Med Australas. 2005;17:193–9.

[3] Nidorf SM, Picard MH, Triulzi MO, et al. New perspectives in the assessment of cardiac chamber dimensions during development and adulthood. J Am Coll Cardiol. 1992;19:983–8.

[4] Singer M, Clarke J, Bennett ED. Continuous hemodynamic monitoring by esophageal Doppler. Crit Care Med. 1989;17:447–52.

[5] Huang L, Critchley LA. A study to determine the reliability of supra-sternal Doppler (USCOM) during general anaesthesia: effects of scan quality, fow volume and increasing age. Br J Anaesth. 2013;111:907–15.

[6] Huang L, Critchley LA, Lok RL, Liu Y. Correlation between supra-sternal Doppler cardiac output (USCOM) measurements and chest radiological features. Anaesthesia. 2013;68:1156–60.

[7] Zhang J, Critchley LA, Huang L. The effect of aorta unfolding and remodelling on oesophageal Doppler readings as probe depth is varied. Br J Anaesth. 2015;115:708–15.

[8] Chong SW, Peyton PJ. A meta-analysis of the accuracy and precision of the ultrasonic cardiac output monitor (USCOM). Anaesthesia. 2012;67:1266–71.

[9] Huang L, Critchley LA. Accuracy and precision of the USCOM: does a meta-analysis provide the answer? Anaesthesia. 2013;68:431–2.

[10] Huang L, Critchley LAH. An assessment of two Doppler-based monitors to track cardiac output changes in anaesthetised patients undergoing major surgery. Anaesth Intensive Care. 2014;42:631–9.

[11] Huang L, Critchley LA, Zhang J. Does using two Doppler cardiac output monitors in tandem provide a reliable trend line of changes for validation studies? J Clin Monit Comput. 2016;30:559–67.

[12] Meng L, Tran NP, Alexander BS, et al. The impact of phenylephrine, ephedrine, and increased preload on third-generation Vigileo-FloTrac and esophageal doppler cardiac output measurements. Anesth Analg. 2011;113:751–7.

[13] Huang L, Critchley LAH, Zhang J. Major upper abdominal surgery alters the calibration of BioReactance cardiac output readings, the NICOM, when comparisons are made against suprasternal and esophageal Doppler intraoperatively. Anesth Analg. 2015;121:936–45.

[14] Calvo-Vecino JM, Ripollés-Melchor J, Mythen MG, et al. FEDORA trial investigators group. Effect of goal-directed haemodynamic therapy on postoperative complications in low-moderate risk surgical patients: a multicentre randomised controlled trial (FEDORA trial). Br J Anaesth. 2018;120:734–44.

10. 聚焦血流动力学的超声心动图

拉尔夫·蒂力克斯·特劳塞德尔（Ralf Felix Trauzeddel），克里斯蒂安·佰杰（Christian Berger），萨沙·特雷斯卡奇（Sascha Treskatsch）

缩写

4C	四腔切面	PLAX	胸骨旁长轴
AS	主动脉（瓣）狭窄	PPV	脉压变异度
AV	主动脉瓣	PSAX	胸骨旁短轴
CO	心输出量	RV	右心室
DO_2	氧输送	S4C	剑突下四腔切面
FAST	聚焦创伤的超声评估	SAX	短轴
HFpEF	射血分数保留型心力衰竭	SIVC	剑突下下腔静脉切面
IAS	房间隔	SIVC-DI	SIVC- 扩张指数
ICU	重症监护室	SV	每搏输出量
IVC	下腔静脉	SVC	上腔静脉
LA	左心房	SVC-CI	SVC 塌陷指数
LV	左心室	TAPSE	三尖瓣瓣环收缩期位移
LVEDD	舒张末期左心室直径	TEE	经食管超声心动图
LVEF	左心室射血分数	TGSAX	经胃短轴
LVOT	左心室流出道	TTE	经胸超声心动图
ME	食管中段	VTI	速度时间积分

10.1 概述

充足的氧气输送（DO_2）对于维持生理稳态和器官功能至关重要，并极度依赖于心脏的每搏输出量（SV）。SV 的决定因素包括前或后负荷、内在收缩力、心率或节律和瓣膜功能。在围手术期，由于 SV 受损而引起的 DO_2 严重降低可能会导致预后的恶化，尤其是已有心血管危险因素的高危患者[1-3]。

在这种情况下，聚焦血流动力学的超声心动图提供了一种实时的病理生理学导向的评估方法，可

以指导心血管治疗 [4-12]。研究表明，使用基于超声心动图的血流动力学优化方案改善了重症监护病房（ICU）中脓毒症患者的预后 [13-15]。初始治疗无反应的血流动力学不稳定患者是及时进行超声心动图检查的 I 类指征，从而指导临床医生准确评估血流动力学并实施干预 [12,16-19]。然而，为了充分解释和评估超声心动图的结果，标准化的课程培训和持续可行的监督是必不可少的 [20,21]。此外，"聚焦操作者"有责任在需要时寻求专家的帮助。

在本章中，我们将讨论围手术期基于超声心动图的血流动力学优化六步法。需要注意的是，所提出的算法可以在血流动力学不稳定的情况下"根据需要"使用，或在目标导向的治疗策略中作为"预定义的监测工具"使用，监测间隔旨在适当地处理患者的血流动力学风险。能够对围手术期超声心动图检查的结果和术前基线检查的结果进行比较也可能是有帮助的。然而，重要的是超声心动图的检查结果必须始终根据临床情况和患者的医疗背景来解释。例如，超声心动图上显示整体偏小的心腔和小下腔静脉的创伤患者如果有低血压也应进行输液治疗。

10.2 成像切面

聚焦血流动力学的经胸（TTE）或经食管（TEE）超声心动图应采用以下切面。

10.2.1 经胸超声心动图：胸骨旁长轴和短轴，心尖或剑突下四腔切面及下腔静脉切面

为了获得胸骨旁长轴（PLAX）切面（图10.1），需要将心脏超声探头放置在左侧胸骨旁胸壁位置，标记点指向右肩。通过小心地在肋间隙（ICS）之间移动探头获得最佳切面，可以从第二个 ICS 开始到第五个 ICS。一旦获得最佳切面，以下结构应显示在 PLAX：右心室流出道、室间隔与主动脉壁、主动脉瓣、左心房、二尖瓣、无心尖的左心室、左心室后壁。通过 PLAX 切面可以对心脏主要结构、容量状态、心肌形态和瓣膜状态进行整体评估。接下来，只需将探头顺时针旋转90°就可以获得胸骨旁短轴（PSAX）切面（图10.2），这时探头上的标记点是在左肩的方向上。

一旦获得最佳切面，以下结构应变得清晰：有前、下、间隔和侧壁段的十字形的左心室，以及邻近的新月形的右心室。可以通过从头侧到尾侧倾斜探头观察到心尖、十字形主动脉瓣、二尖瓣以及前外侧和后内侧乳头肌。此外，肺动脉瓣、肺动脉主干、相关分支和左右肺动脉可在主动脉瓣水平观察到，正常情况下在图像右侧可见。在图像的左侧，可以观察到其他的心脏结构，如主动脉瓣、右心房、三尖瓣和右心室。

下一个需要获得的切面是心尖4腔（4C）切面（图10.3），探头放置在第五 ICS，锁骨中线和腋后线之间，探头标记朝向左肩方向，可以获得该切面的最佳视野。

与 PLAX 切面类似，为获得最佳的检查窗口，4C 切面也需要在 ICS 之间移动探头。获得 4C 切面可完整显示心房和心室以及三尖瓣和二尖瓣。在超声窗口的中间应出现室间隔。为了防止低估左心室以及高估右心室容积，应采用最低的 ICS 4C 切面。即防止了所谓的"投影缩短（foreshortening）"。

此外，4C 切面可以显示左心室壁，包括室间隔下壁和相对的游离前外侧壁。通过向头侧旋转探头可以观察 5 腔（5C）切面，包括左心室流出道和主动脉瓣。完成 TTE 的最后一个切面，即剑突下四腔（S4C）切面（图10.4）。可通过将探头放置在剑突下方，标记点指向患者的左侧来完成。

在这个切面中，可以观察到四腔切面以及三尖瓣和二尖瓣。完整的血流动力学最后一个需要获得

的结构是下腔静脉（IVC）（图 10.5），可以通过将标记点向患者头部旋转来获得。以下是 TTE 评估的全套检查步骤。

实操建议

在 PLAX 切面中应该使用产生足够多图像的最高肋间隙切面，而在 4C 切面中应该使用尽可能外侧的最低肋间隙来防止投影缩短。

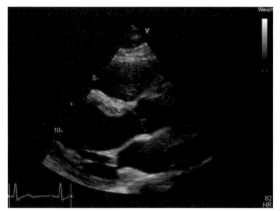

图 10.1　胸骨旁长轴切面

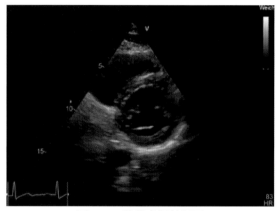

图 10.2　胸骨旁短轴切面

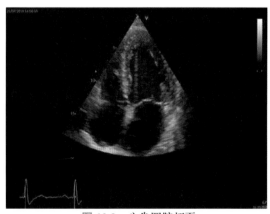

图 10.3　心尖四腔切面

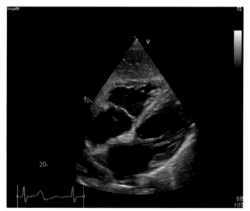

图 10.4　剑突下四腔切面

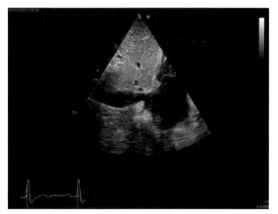

图 10.5　下腔静脉切面

10.2.2 经食管超声心动图：食管中段 4 腔切面、食管中段上腔静脉切面和经胃短轴切面 [22]

第一步是将探头穿过食管上括约肌，直到获得左心房的第一张图像，此位置距离门齿 30 cm，探头处于食管中段。从该位置可以获得食管中段 4 腔（ME4C）切面（图 10.6）。旋转图像使左心室长轴和心尖清晰显示，与 TTE 的 4C 切面类似，注意左心室心尖的投影缩短情况。当最大化瓣膜切面以评估瓣膜功能和形态时，应获取房室瓣瓣环直径。通过后屈探头并将探头旋转 0°~20° 来实现。

接下来要观察到的结构是右心室和三尖瓣，保证结构位于图像的中心，可通过向右转动探头来完成。为了获得进入右心房、房间隔和卵圆窝区的腔静脉的最佳切面，探头应旋转 100°，从而获得双腔静脉切面（图 10.7）和食管中部上腔静脉切面。

通过将探头的深度增加到距离门齿 40~45 cm，并且探头处于屈曲的"0"位置且不用力旋转，图像会暂时丢失。一旦图像丢失，探头应置于前屈位置，并缩回直到可观察到左心室和右心室的短轴切面。然后应旋转探头，直到获得两个乳头肌的横切面并获得整个对称的左心室。由此获得经胃短轴（TGSAX）切面（图 10.8）。这是评估中段乳头肌水平的左心室以及所有冠状动脉区域室壁运动的绝佳位置。此外，该切面能可靠地评估心脏容量状态和心肌收缩力。

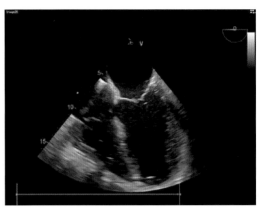

图 10.6　食管中段 4 腔切面

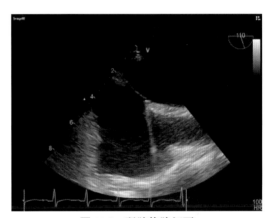

图 10.7　双腔静脉切面

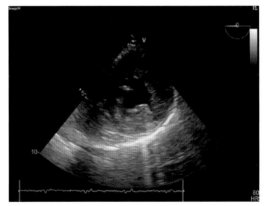

图 10.8　经胃短轴切面

实操建议

如果插入 TEE 探头比较困难，可执行 Esmarch（双手托颌法）操作以及使用喉镜。

10.3 血流动力学评估

下面将详细介绍一种快速血流动力学评估的逐步算法以优化高危手术患者的 SV。所有步骤都可使用 TTE 和 TEE 两种方法。

采用（彩色）多普勒模式可对心脏瓣膜进行半定量评估 [23]。TTE 不仅是可选择的无创方法，且针对一些特殊病人，如病态肥胖或机械通气的患者，TEE 还能提供更高质量的图像 [24]。然而，在部分患者和大多数俯卧位患者中，图像采集无法实现。

10.4 步骤 1：心脏充盈障碍

第一步是排除由于心包积液或需要立即处理的心包填塞而造成的心脏充盈障碍。不仅在心脏手术环境中，在创伤或慢性疾病中，心包中也可能会出现积液 [25-28]。与血流动力学相关的心包积液的超声心动图征象可能包括：存在心包积液伴所有心腔的连续低血容量、右心塌陷和（或）IVC 扩张。当使用 TTE 时应使用 S4C 切面，而对于 TEE 则应首先使用 ME4C 切面。

10.5 步骤 2：容量状态

第二步是估计患者的容量状态，因为低血容量和高血容量都可以降低 SV，从而降低 DO_2。在乳头肌水平上的 4 腔（4C）切面和短轴（SAX）切面适合快速概览。

虽然静息状态心室的直径受性别和体表面积影响 [29]，但我们仍需测量左心室（LV）和右心室（RV）的大小。舒张末期左心室的直径（LVEDD）为 35~55 mm，可能反映正常左心室大小，基础右心室直径 ≤ 41 mm 可能反映正常右心室大小。从定性的角度看，血流动力学相关的低血容量可能引起"乳头肌亲吻征"：心室的相对心肌壁在收缩期相互接触。然而，由于整体收缩功能降低而导致术前左心室扩张（如 LVEDD 65 mm），LVEDD 测量值在正常范围内（如 LVEDD 50 mm）可能被认为是"低血容量"。

> **实操建议**
>
> 在诊断为低血容量之前，必须排除室壁厚度 > 14 mm 明显的向心性肥厚（例如由于严重的主动脉狭窄）[30]。

在四腔（4C、ME4C）切面中的房间隔（IAS）的评估可用于定性评估心房充盈压。通常在全身低血容量时出现高移动性 IAS。左心房充盈压单独增加会使 IAS 永久凸向右移动，而右心房充盈压单独增加会使 IAS 永久凸向左心房移动并合并左心低血容量 [31]。整体高血容量可能导致所有心室出现"过度充盈"或"拉伸"以及中间位置固定的 IAS [32,33]。

通过 TTE 检查下腔静脉（IVC）或 TEE 检查上腔静脉（SVC）可以评估容量反应性。IVC 直径可用于估计右心房充盈压 [34]。在清醒且自主呼吸的患者中，IVC 的正常直径 < 21 mm [35]。在机械通气吸气过程中，由于胸腔内压增加，静脉回流减少，IVC 扩张（"IVC-扩张指数，DI"）[36]。因此，血管

内低血容量越明显，IVC 扩张得越严重[37]。在控制通气的感染患者中，IVC-DI 超过 18% 可能反映输液后心输出量（CO）增加的液体反应性[38-42]。对于能够自主呼吸的患者，患者被要求先深吸气，然后被动呼气，同时记录 IVC 直径的变化[43]。IVC 直径变化超过 48% 表示为有液体反应性。同样，用 TEE 检测上腔静脉塌陷指数（SVC-CI）也一样[44]。相反，在机械通气期间，胸腔内正压导致上腔静脉被压缩 [上腔静脉塌陷指数，（SVC-CI）][44]。使用 TEE 测量的 SVC-CI 超过 36% 表示为有液体反应性。然而，像许多其他方法　样，这些易于确定的定量变量受到个体临界点变异的影响（例如，IVC-DI 的"灰色区域"8%~30%）[42,45-48]。因此，除了定量测定外，表 10.1 所示的方法可能有助于解释从 IVC/SVC 获取的测量结果[49-51]。

　　然而，从临床角度来看，必须区分以下几种情况：①"相对"低血容量，例如，所有心腔看起来都"正常"充盈；但额外的输液可能会使每搏输出量（SV）的增加，即"液体反应性"；②"全身"低血容量，例如，因为总循环血容量明显减少导致的所有心腔减小，额外的输液将导致 SV 增加；③"部分"低血容量，例如，右心衰竭导致的左心室低血容量，由于右心室功能障碍，大多数情况下输液并不增加左心室 SV。

表 10.1　容量状态 / 液体反应性的超声心动图定性评估

状态	呼吸的影响	解释	液体反应性
IVC/SVC 扩张 / 固定（例如圆形、拉伸、饱满状态）	无变化	充盈压↑	阴性（进一步输液的"停止信号"）
IVC/SVC 小 / 塌陷	明显的变异	充盈压↓	阳性
IVC/SVC 中间状态	被动抬腿（PLR）和（或）扩容试验（FC），如果每搏输出量增加而全身阻力不变，则临床上需要液体替代		

10.6 步骤 3：右心室功能

　　限制性右心室与围手术期死亡率增加有关[52-54]。此外，左心室功能的表现取决于右心室所提供的前负荷[55]。因此，在评估左心室之前可能需要首先评估右心室[56]。

　　可以通过测量右心室直径（步骤 2）以及右心室和左心室之间的容积 / 直径关系来实现，即"RV/LV 指数"（≤ 0.6）。RV/LV 指数 > 1.0 表示右心室严重扩张[57]。右心室游离壁肥厚（> 5 mm）可能表示慢性疾病过程[58]。右心室壁厚度最好从剑突下测量，位置在三尖瓣前瓣尖水平，或者可以在 PLAX（四腔心切面）中进行测量[34]。

　　右心室收缩功能通过四腔心切面进行评估。在右心室功能正常情况下，右心室游离壁应向心运动[34]。侧壁三尖瓣瓣环向心尖的收缩运动（三尖瓣瓣环收缩期位移，TAPSE）（图 10.9）是评估右心收缩功能的定量指标。TAPSE 值 > 17 mm 表示右心室收缩功能正常[34]。如果右心室扩张并伴有收缩功能受损，应当怀疑血流动力学相关的右心室功能障碍。此外，右心室超负荷可将室间隔推向左心室（室间隔矛盾运动，D 字征）（图 10.10），心脏功能受到进一步限制。

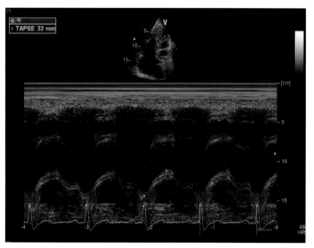

图 10.9　三尖瓣瓣环收缩期位移

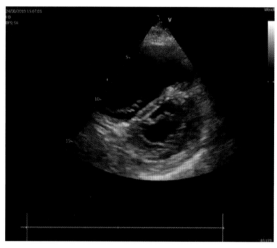

图 10.10　胸骨旁短轴切面可见右心室功能障碍的室间隔矛盾运动

10.7 步骤 4：左心室功能

　　左心室应以类似右心室的方式进行评估（参见步骤 2 和步骤 3）。左心室射血分数（LVEF）用于衡量整体收缩功能。然而，目测定性地评估 LVEF 已经能满足正常临床观察的需求[59]。短轴（PSAX 或 TGSAX）以及 4 腔心切面（4C 或 ME4C）视图可以用来快速评估左心室[60]。

　　如果左心室外观不扩张且具有正常的收缩功能（LVEF ＞ 50%），可以排除与血流动力学相关的收缩期左心室功能障碍。但可能存在单独的舒张期左心室功能障碍（射血分数保留型心力衰竭，HFpEF）[61]。如果怀疑存在舒张期功能障碍，应咨询专家以指导进一步诊断和治疗[62]。然而，具有正常的收缩功能的左心室肥厚伴有左心房显著扩张的呼吸急促的患者，不论是否存在肺水肿体征，应怀疑 HFpEF[63]。

　　最后，局部室壁运动异常——无运动、运动减弱或运动异常[64] 可能提示特定原因，如心肌梗死或应激性心肌病（Takotsubo 综合征），这些情况需要进行特定的诊断检测（例如，心电图、心肌酶、冠状动脉造影）和治疗。

10.8 步骤 5：瓣膜功能

聚焦血流动力学的检查中，瓣膜的直观和定性评估主要评估瓣膜的开启和关闭以及识别形态上的异常。在超过 2 个切面视图的彩色多普勒检查中，如果瓣膜薄且具有正常的开启和关闭且未见湍流，可以排除血流动力学相关的瓣膜功能障碍。在彩色多普勒中出现因瓣膜增厚或钙化导致的开启受限而出现前向血流加速 / 湍流，应怀疑血流动力学相关的瓣膜狭窄。另外，在瓣膜关闭时如果观察到可见的闭合缺损和 / 或瓣膜过度运动，并伴有增宽、湍流的彩色反流束（"vena contracta"）（图 10.11），应怀疑血流动力学相关的瓣膜反流[23]。当怀疑存在血流动力学相关的瓣膜异常时，应由经认证的检查者立即进行全面评估[65-67]。

实操建议

　　瓣膜薄且具有正常开启和关闭功能并且未见湍流，可以排除血流动力学相关的瓣膜功能障碍。

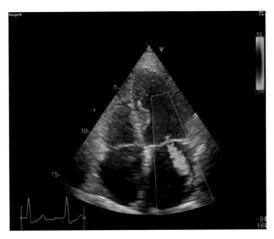

图 10.11　心尖 4 腔切面二尖瓣关闭不全的彩色反流束

10.9 步骤 6：心输出量评估

经胸超声心动图和食管超声心动图能够间断地（非连续性）测量心输出量，虽然是非连续性的。测量的方式是通过多普勒测量左室流出道（LVOT）/ 主动脉瓣（AV）测量速度时间积分（VTI）[68]。VTI 为 18~22 cm 表示每搏输出量正常，< 18 cm 表示每搏输出量降低，> 22 cm 表示每搏输出量增加[69]。在此之前，必须排除相关的主动脉瓣狭窄。然而，超声心动图可能无法替代其他心输出量监测方法[70]。因此，对血流动力学不稳定的患者，在最初的超声心动图评估后，应通过其他方法实施持续的血流动力学监测以评估治疗效果[71,72]。

实操建议

VTI 为 18~22 cm 表示每搏输出量正常，< 18 cm 表示每搏输出量降低，而 > 22 cm 表示每搏输出量增加。

10.10 小结

聚焦血流动力学的超声心动图可以作为检查充盈障碍、容量状态和液体反应性、左右心室功能以及心脏瓣膜功能和心输出量的一种快速的床边诊断方法。采用流程化方法评估围手术期血流动力学不稳定的高风险患者，可以快速查明相关的病理生理原因。总结所有超声心动图结果，包括临床症状和患者病史，可以对患者的心血管功能进行分级评估，有助于（病理）生理导向的和个性化的血流动力学治疗，以优化和维持每搏输出量。

要点

- 聚焦血流动力学的超声心动图可用于检查心脏充盈障碍、心脏前负荷、心肌收缩性和心脏瓣膜功能的相关体征。
- 充盈障碍的超声心动图征象包括心包积液伴随所有心腔的低血容量、右心腔的塌陷和（或）下腔静脉扩张。
- 容量状态/反应性可以通过检查潜在的乳头肌亲吻征象、房间隔的位置和运动以及上腔静脉和下腔静脉的直径和呼吸变化来评估。
- 右心室的评估包括检查右心室和左心室之间的容积/直径关系、右心室壁的直径、右心室游离壁的运动、三尖瓣瓣环向心尖的运动，以及室间隔的位置和运动。
- 左心室射血分数进行直观的定性评估可能等同于正常临床考量的血流动力学聚焦检查的定量评估。
- 在彩色多普勒中，瓣膜薄且具有正常的开启和关闭功能，同时未见湍流可以排除血流动力学相关的瓣膜功能障碍。
- 速度时间积分（VTI）可以通过左室流出道/主动脉瓣的连续波多普勒测量，VTI 为 18~22 cm 表示每搏输出量正常，< 18 cm 表示每搏输出量降低，> 22 cm 表示每搏输出量增加。在此之前，必须排除主动脉瓣狭窄的可能性。

参考文献

[1] Lieberman JA, Weiskopf RB, Kelley SD, Feiner J, Noorani M, Leung J, Toy P, Viele M. Critical oxygen delivery in conscious humans is less than 7.3 ml O$_2$ x kg(−1) x min(−1). Anesthesiology. 2000;92(2):407–13.

[2]   Shoemaker WC, Appel PL, Kram HB. Hemodynamic and oxygen transport responses in survivors and nonsurvivors of high-risk surgery. Crit Care Med. 1993;21(7):977–90.

[3]   Hammill BG, Curtis LH, Bennett-Guerrero E, O'Connor CM, Jollis JG, Schulman KA, Hernandez AF. Impact of heart failure on patients undergoing major noncardiac surgery. Anesthesiology. 2008;108(4):559–67.

[4]   Cholley BP, Vieillard-Baron A, Mebazaa A. Echocardiography in the ICU: time for widespread use! Intensive Care Med. 2006;32(1):9–10. https://doi.org/10.1007/s00134-005-2833-8.

[5]   Balzer F, Trauzeddel RF, Ertmer M, Erb J, Heringlake M, Groesdonk HV, Goepfert M, Reuter DA, Sander M, Treskatsch S. Utilisation of echocardiography in intensive care units: results of an online survey in Germany. Minerva Anestesiol. 2019;85(3):263–70.

[6]   Price S, Platz E, Cullen L, Tavazzi G, Christ M, Cowie MR, Maisel AS, Masip J, Miro O, McMurray JJ, Peacock WF, Martin-Sanchez FJ, Di Somma S, Bueno H, Zeymer U, Mueller C. Expert consensus document: echocardiography and lung ultrasonography for the assessment and management of acute heart failure. Nat Rev Cardiol. 2017;14(7):427–40. https://doi.org/10.1038/nrcardio.2017.56.

[7]   Bainbridge D, McConnell B, Royse C. A review of diagnostic accuracy and clinical impact from the focused use of perioperative ultrasound. Can J Anesth. 2018;65(4):371–80. https://doi.org/10.1007/s12630-018-1067-5.

[8]   Jensen MB, Sloth E, Larsen KM, Schmidt MB. Transthoracic echocardiography for cardiopulmonary monitoring in intensive care. Eur J Anaesthesiol. 2004;21(9):700–7.

[9]   Benjamin E, Griffn K, Leibowitz AB, Manasia A, Oropello JM, Geffroy V, DelGiudice R, Hufanda J, Rosen S, Goldman M. Goal-directed transesophageal echocardiography performed by intensivists to assess left ventricular function: comparison with pulmonary artery catheterization. J Cardiothorac Vasc Anesth. 1998;12(1):10–5.

[10]   Manasia AR, Nagaraj HM, Kodali RB, Croft LB, Oropello JM, Kohli-Seth R, Leibowitz AB, DelGiudice R, Hufanda JF, Benjamin E, Goldman ME. Feasibility and potential clinical utility of goal-directed transthoracic echocardiography performed by noncardiologist intensivists using a small hand-carried device (SonoHeart) in critically ill patients. J Cardiothorac Vasc Anesth. 2005;19(2):155–9. https://doi.org/10.1053/j.jvca.2005.01.023.

[11]   Reeves ST, Finley AC, Skubas NJ, Swaminathan M, Whitley WS, Glas KE, Hahn RT, Shanewise JS, Adams MS, Shernan SK, Council on Perioperative Echocardiography of the American Society of E, Society of Cardiovascular A. Basic perioperative transesophageal echocardiography examination: a consensus statement of the American Society of Echocardiography and the Society of Cardiovascular Anesthesiologists. J Am Soc Echocardiogr. 2013;26(5):443–56. https://doi.org/10.1016/j.echo.2013.02.015.

[12]   Kanji HD, McCallum J, Sirounis D, MacRedmond R, Moss R, Boyd JH. Limited echocardiographyguided therapy in subacute shock is associated with change in management and improved outcomes. J Crit Care. 2014;29(5):700–5. https://doi.org/10.1016/j.jcrc.2014.04.008.

[13]   Feng M, McSparron JI, Kien DT, Stone DJ, Roberts DH, Schwartzstein RM, Vieillard-Baron A, Celi LA. Transthoracic echocardiography and mortality in sepsis: analysis of the MIMIC-III database. Intensive Care Med. 2018;44(6):884–92. https://doi.org/10.1007/s00134-018-5208-7.

[14]   Cioccari L, Zante B, Bloch A, Berger D, Limacher A, Jakob SM, Takala J, Merz TM. Effects of hemodynamic monitoring using a single-use transesophageal echocardiography probe in critically ill patients - study protocol for a randomized controlled trial. Trials. 2018;19(1):362. https://doi.org/10.1186/s13063-018-2714-4.

[15]   Bouferrache K, Amiel JB, Chimot L, Caille V, Charron C, Vignon P, Vieillard-Baron A. Initial resuscitation

guided by the surviving Sepsis campaign recommendations and early echocardiographic assessment of hemodynamics in intensive care unit septic patients: a pilot study. Crit Care Med. 2012;40(10):2821–7. https://doi.org/10.1097/CCM.0b013e31825bc565.

[16] Cheitlin MD, Armstrong WF, Aurigemma GP, Beller GA, Bierman FZ, Davis JL, Douglas PS, Faxon DP, Gillam LD, Kimball TR, Kussmaul WG, Pearlman AS, Philbrick JT, Rakowski H, Thys DM, Antman EM, Smith SC Jr, Alpert JS, Gregoratos G, Anderson JL, Hiratzka LF, Faxon DP, Hunt SA, Fuster V, Jacobs AK, Gibbons RJ, Russell RO. ACC/AHA/ASE 2003 Guideline Update for the Clinical Application of Echocardiography: summary article. A report of the American College of Cardiology/American Heart Association Task Force on Practice Guidelines (ACC/AHA/ASE committee to update the 1997 guidelines for the clinical application of echocardiography). J Am Soc Echocardiogr. 2003;16(10):1091–110. https://doi.org/10.1016/S0894-7317(03)00685-0.

[17] Manning WJPD. Clinical cardiovascular magnetic resonance imaging techniques. In: Cardiovascular magnetic resonance, vol. 2. Philadelphia: Elsevier; 2010. p. 19–36.

[18] Cecconi M, De Backer D, Antonelli M, Beale R, Bakker J, Hofer C, Jaeschke R, Mebazaa A, Pinsky MR, Teboul JL, Vincent JL, Rhodes A. Consensus on circulatory shock and hemodynamic monitoring. Task force of the European Society of Intensive Care Medicine. Intensive Care Med. 2014;40(12):1795–815. https://doi.org/10.1007/s00134-014-3525-z.

[19] Ponikowski P, Voors AA, Anker SD, Bueno H, Cleland JG, Coats AJ, Falk V, Gonzáles-Juanatey JR, Harjola VP, Jankowska EA, Jessup M, Linde C, Nihoyannopoulos P, Parissis JT, Pieske B, Riley JP, Rosano GM, Ruilope LM, Ruschitzka F, Rutten FH, van der Meer P, Members ATF. 2016 ESC guidelines for the diagnosis and treatment of acute and chronic heart failure: the task force for the diagnosis and treatment of acute and chronic heart failure of the European Society of Cardiology (ESC) developed with the special contribution of the heart failure association (HFA) of the ESC. Eur Heart J. 2016;37(27):2129–200. https://doi.org/10.1093/eurheartj/ehw128.

[20] Greim CA, Weber S, Göpfert M, Groesdonk H, Treskatsch S, Wolf B, Zahn P, Müller M, Zenz S, Rauch H, Molitoris U, Ender J. Perioperative fokussierte Echokardiographie in der Anästhesiologie und Intensivmedizin. Anästh Intensivmed. 2017;58:616–48.

[21] Spencer KT, Kimura BJ, Korcarz CE, Pellikka PA, Rahko PS, Siegel RJ. Focused cardiac ultrasound: recommendations from the American Society of Echocardiography. J Am Soc Echocardiogr. 2013;26(6):567–81. https://doi.org/10.1016/j.echo.2013.04.001.

[22] Treskatsch S, Balzer F, Knebel F, Habicher M, Braun JP, Kastrup M, Grubitzsch H, Wernecke KD, Spies C, Sander M. Feasibility and infuence of hTEE monitoring on postoperative management in cardiac surgery patients. Int J Cardiovasc Imaging. 2015;31(7):1327–35. https://doi.org/10.1007/s10554-015-0689-8.

[23] Zoghbi WA, Adams D, Bonow RO, Enriquez-Sarano M, Foster E, Grayburn PA, Hahn RT, Han Y, Hung J, Lang RM, Little SH, Shah DJ, Shernan S, Thavendiranathan P, Thomas JD, Weissman NJ. Recommendations for noninvasive evaluation of native Valvular regurgitation: a report from the American Society of Echocardiography developed in collaboration with the Society for Cardiovascular Magnetic Resonance. J Am Soc Echocardiogr. 2017;30(4):303–71. https://doi.org/10.1016/j.echo.2017.01.007.

[24] Jorgensen MR, Juhl-Olsen P, Frederiksen CA, Sloth E. Transthoracic echocardiography in the perioperative setting. Curr Opin Anaesthesiol. 2016;29(1):46–54. https://doi.org/10.1097/ACO.0000000000000271.

[25] Kirkpatrick AW, Sirois M, Laupland KB, Liu D, Rowan K, Ball CG, Hameed SM, Brown R, Simons R, Dulchavsky SA, Hamiilton DR, Nicolaou S. Handheld thoracic sonography for detecting post-traumatic pneumothoraces: the extended focused assessment with sonography for trauma (EFAST). J Trauma. 2004;57(2):288–95. https://doi.org/10.1097/01.TA.0000133565.88871.E4.

[26] Helling TS, Duke P, Beggs CW, Crouse LJ. A prospective evaluation of 68 patients suffering blunt chest trauma for evidence of cardiac injury. J Trauma. 1989;29(7):961–5.

[27] Helling TS, Wilson J, Augustosky K. The utility of focused abdominal ultrasound in blunt abdominal trauma: a reappraisal. Am J Surg. 2007;194(6):728–32. https://doi.org/10.1016/j.amjsurg.2007.08.012.

[28] Medicine AIoUi, Physicians ACoE. AIUM practice guideline for the performance of the focused assessment with sonography for trauma (FAST) examination. J Ultrasound Med. 2014;33(11):2047–56.

[29] Kou S, Caballero L, Dulgheru R, Voilliot D, De Sousa C, Kacharava G, Athanassopoulos GD, Barone D, Baroni M, Cardim N, Gomez De Diego JJ, Hagendorff A, Henri C, Hristova K, Lopez T, Magne J, De La Morena G, Popescu BA, Penicka M, Ozyigit T, Rodrigo Carbonero JD, Salustri A, Van De Veire N, Von Bardeleben RS, Vinereanu D, Voigt JU, Zamorano JL, Donal E, Lang RM, Badano LP, Lancellotti P. Echocardiographic reference ranges for normal cardiac chamber size: results from the NORRE study. Eur Heart J Cardiovasc Imaging. 2014;15(6):680–90. https://doi.org/10.1093/ehjci/jet284.

[30] Gaasch WH, Zile MR. Left ventricular structural remodeling in health and disease: with special emphasis on volume, mass, and geometry. J Am Coll Cardiol. 2011;58(17):1733–40. https://doi.org/10.1016/j.jacc.2011.07.022.

[31] Kusumoto FM, Muhiudeen IA, Kuecherer HF, Cahalan MK, Schiller NB. Response of the interatrial septum to transatrial pressure gradients and its potential for predicting pulmonary capillary wedge pressure: an intraoperative study using transesophageal echocardiography in patients during mechanical ventilation. J Am Coll Cardiol. 1993;21(3):721–8.

[32] Royse CF, Royse AG, Soeding PF, Blake DW. Shape and movement of the interatrial septum predicts change in pulmonary capillary wedge pressure. Ann Thorac Cardiovasc Surg. 2001;7(2):79–83.

[33] Johansson MC, Guron CW. Leftward bulging of atrial septum is provoked by nitroglycerin and by sustained valsalva strain. J Am Soc Echocardiogr. 2014;27(10):1120–7.

[34] Rudski LG, Lai WW, Aflalo J, Hua L, Handschumacher MD, Chandrasekaran K, Solomon SD, Louie EK, Schiller NB. Guidelines for the echocardiographic assessment of the right heart in adults: a report from the American Society of Echocardiography endorsed by the European Association of Echocardiography, a registered branch of the European Society of Cardiology, and the Canadian Society of Echocardiography. J Am Soc Echocardiogr. 2010;23(7):685–713. https://doi.org/10.1016/j.echo.2010.05.010.

[35] Ciozda W, Kedan I, Kehl DW, Zimmer R, Khandwalla R, Kimchi A. The effcacy of sonographic measurement of inferior vena cava diameter as an estimate of central venous pressure. Cardiovasc Ultrasound. 2016;14(1):33. https://doi.org/10.1186/s12947-016-0076-1.

[36] Barbier C, Loubières Y, Schmit C, Hayon J, Ricôme J-L, Jardin F, Vieillard-Baron A. Respiratory changes in inferior vena cava diameter are helpful in predicting fuid responsiveness in ventilated septic patients. Intensive Care Med. 2004;30(9):1740–6. https://doi. org/10.1007/s00134-004-2259-8.

[37] Das SK, Choupoo NS, Pradhan D, Saikia P, Monnet X. Diagnostic accuracy of inferior vena caval respiratory variation in detecting fuid unresponsiveness: a systematic review and meta-analysis. Eur J Anaesthesiol.

2018;35(11):831–9. https://doi.org/10.1097/EJA.0000000000000841.

[38] Long E, Oakley E, Duke T, Babl FE, (PREDICT) PRiEDIC. Does respiratory variation in inferior vena cava diameter predict fuid responsiveness: a systematic review and meta-analysis. Shock. 2017;47(5):550–9. https://doi.org/10.1097/SHK.0000000000000801.

[39] Cameli M, Bigio E, Lisi M, Righini FM, Galderisi M, Franchi F, Scolletta S, Mondillo S. Relationship between pulse pressure variation and echocardiographic indices of left ventricular flling pressure in critically ill patients. Clin Physiol Funct Imaging. 2015;35(5):344–50. https://doi.org/10.1111/cpf.12168.

[40] Cinotti R, Roquilly A, Mahé PJ, Feuillet F, Yehia A, Belliard G, Lejus C, Blanloeil Y, Teboul JL, Asehnoune K, ATLANRÉA Group. Pulse pressure variations to guide fuid therapy in donors: a multicentric echocardiographic observational study. J Crit Care. 2014;29(4):489–94. https://doi.org/10.1016/j.jcrc.2014.03.027.

[41] Mahjoub Y, Pila C, Friggeri A, Zogheib E, Lobjoie E, Tinturier F, Galy C, Slama M, Dupont H. Assessing fuid responsiveness in critically ill patients: false-positive pulse pressure variation is detected by Doppler echocardiographic evaluation of the right ventricle. Crit Care Med. 2009;37(9):2570–5. https://doi.org/10.1097/CCM.0b013e3181a380a3.

[42] Huang H, Shen Q, Liu Y, Xu H, Fang Y. Value of variation index of inferior vena cava diameter in predicting fuid responsiveness in patients with cirulatory shock receiving mechanical ventilation: a systematic review and meta-analysis. Crit Care. 2018;22(1):204. https://doi.org/10.1186/s13054-018-2063-4.

[43] Preau S, Bortolotti P, Colling D, Dewavrin F, Colas V, Voisin B, Onimus T, Drumez E, Durocher A, Redheuil A, Saulnier F. Diagnostic accuracy of the inferior vena cava collapsibility to predict fuid responsiveness in spontaneously breathing patients with Sepsis and acute circulatory failure. Crit Care Med. 2017;45(3):e290–7. https://doi.org/10.1097/CCM.0000000000002090.

[44] Vieillard-Baron A, Chergui K, Rabiller A, Peyrouset O, Page B, Beauchet A, Jardin F. Superior vena caval collapsibility as a gauge of volume status in ventilated septic patients. Intensive Care Med. 2004;30(9):1734–9. https://doi.org/10.1007/s00134-004-2361-y.

[45] de Oliveira OH, Freitas FG, Ladeira RT, Fischer CH, Baf AT, Azevedo LC, Machado FR. Comparison between respiratory changes in the inferior vena cava diameter and pulse pressure variation to predict fuid responsiveness in postoperative patients. J Crit Care. 2016;34:46–9. https://doi.org/10.1016/j.jcrc.2016.03.017.

[46] Sobczyk D, Nycz K, Andruszkiewicz P, Wierzbicki K, Stapor M. Ultrasonographic caval indices do not signifcantly contribute to predicting fuid responsiveness immediately after coronary artery bypass grafting when compared to passive leg raising. Cardiovasc Ultrasound. 2016;14(1):23. https://doi.org/10.1186/s12947-016-0065-4.

[47] Sobczyk D, Nycz K, Andruszkiewicz P. Bedside ultrasonographic measurement of the inferior vena cava fails to predict fuid responsiveness in the frst 6 hours after cardiac surgery: a prospective case series observational study. J Cardiothorac Vasc Anesth. 2015;29(3):663–9. https://doi.org/10.1053/j.jvca.2014.08.015.

[48] Duwat A, Zogheib E, Guinot P, Levy F, Trojette F, Diouf M, Slama M, Dupont H. The gray zone of the qualitative assessment of respiratory changes in inferior vena cava diameter in ICU patients. Crit Care. 2014;18(1):R14. https://doi.org/10.1186/cc13693.

[49] (DGAI) DGfAuIeV. S3-Leitlinie Intravasale Volumentherapie beim Erwachsenen. Access. 2014;09 (07):2018.

[50] Vieillard-Baron A, Evrard B, Repessé X, Maizel J, Jacob C, Goudelin M, Charron C, Prat G, Slama M, Geri G, Vignon P. Limited value of end-expiratory inferior vena cava diameter to predict fuid responsiveness impact of

intra-abdominal pressure. Intensive Care Med. 2018;44(2):197–203. https://doi.org/10.1007/s00134-018-5067-2.

[51] Millington SJ. Ultrasound assessment of the inferior vena cava for fuid responsiveness: easy, fun, but unlikely to be helpful. Can J Anaesth. 2019;66(6):633–8. https://doi.org/10.1007/s12630-019-01357-0.

[52] Haddad F, Couture P, Tousignant C, Denault AY. The right ventricle in cardiac surgery, a perioperative perspective: II. Pathophysiology, clinical importance, and management. Anesth Analg. 2009;108(2):422–33. https://doi.org/10.1213/ane.0b013e31818d8b92.

[53] Hoeper MM, Granton J. Intensive care unit management of patients with severe pulmonary hypertension and right heart failure. Am J Respir Crit Care Med. 2011;184(10):1114–24. https://doi.org/10.1164/rccm.201104-0662CI.

[54] Bootsma IT, de Lange F, Koopsmans M, Haenen J, Boonstra PW, Symersky T, Boerma EC. Right ventricular function after cardiac surgery is a strong independent predictor for Long-term mortality. J Cardiothorac Vasc Anesth. 2017;31(5):1656–62. https://doi.org/10.1053/j.jvca.2017.02.008.

[55] Vlahakes GJ, Turley K, Hoffman JI. The pathophysiology of failure in acute right ventricular hypertension: hemodynamic and biochemical correlations. Circulation. 1981;63(1):87–95.

[56] Carl M, Alms A, Braun J, Dongas A, Erb J, Goetz A, Goepfert M, Gogarten W, Grosse J, Heller AR, Heringlake M, Kastrup M, Kroener A, Loer SA, Marggraf G, Markewitz A, Reuter D, Schmitt DV, Schirmer U, Wiesenack C, Zwissler B, Spies C. S3 guidelines for intensive care in cardiac surgery patients: hemodynamic monitoring and cardiocirculary system. Ger Med Sci. 2010;8. https://doi.org/10.3205/000101.

[57] Kukucka M, Stepanenko A, Potapov E, Krabatsch T, Redlin M, Mladenow A, Kuppe H, Hetzer R, Habazettl H. Right-to-left ventricular end-diastolic diameter ratio and prediction of right ventricular failure with continuous-fow left ventricular assist devices. J Heart Lung Transplant. 2011;30(1):64–9. https://doi.org/10.1016/j.healun.2010.09.006.

[58] Lang RM, Badano LP, Mor-Avi V, Aflalo J, Armstrong A, Ernande L, Flachskampf FA, Foster E, Goldstein SA, Kuznetsova T, Lancellotti P, Muraru D, Picard MH, Rietzschel ER, Rudski L, Spencer KT, Tsang W, Voigt JU. Recommendations for cardiac chamber quantifcation by echocardiography in adults: an update from the American Society of Echocardiography and the European Association of Cardiovascular Imaging. J Am Soc Echocardiogr. 2015;28(1):1–39. e14. https://doi.org/10.1016/j.echo.2014.10.003.

[59] Gudmundsson P, Rydberg E, Winter R, Willenheimer R. Visually estimated left ventricular ejection fraction by echocardiography is closely correlated with formal quantitative methods. Int J Cardiol. 2005;101(2):209–12. https://doi.org/10.1016/j.ijcard.2004.03.027.

[60] Prada G, Fritz VA, Restrepo-Holguín M, Guru PK, Díaz-Gómez JL. Focused cardiac ultrasonography for left ventricular systolic function. N Engl J Med. 2019;381(21):e36. https://doi.org/10.1056/NEJMvcm1802841.

[61] Ponikowski P, Voors AA, Anker SD, Bueno H, Cleland JG, Coats AJ, Falk V, Gonzalez-Juanatey JR, Harjola VP, Jankowska EA, Jessup M, Linde C, Nihoyannopoulos P, Parissis JT, Pieske B, Riley JP, Rosano GM, Ruilope LM, Ruschitzka F, Rutten FH, van der Meer P, Authors/Task Force M, Document R. 2016 ESC guidelines for the diagnosis and treatment of acute and chronic heart failure: the task force for the diagnosis and treatment of acute and chronic heart failure of the European Society of Cardiology (ESC). Developed with the special contribution of the heart failure association (HFA) of the ESC. Eur J Heart Fail. 2016;18(8):891–975. https://doi.org/10.1002/ejhf.592.

[62] Nagueh SF, Smiseth OA, Appleton CP, Byrd BF 3rd, Dokainish H, Edvardsen T, Flachskampf FA, Gillebert TC, Klein AL, Lancellotti P, Marino P, Oh JK, Popescu BA, Waggoner AD. Recommendations for the evaluation of

left ventricular diastolic function by echocardiography: an update from the American Society of Echocardiography and the European Association of Cardiovascular Imaging. J Am Soc Echocardiogr. 2016;29(4):277–314. https://doi.org/10.1016/j.echo.2016.01.011.

[63] Pieske B, Tschöpe C, de Boer RA, Fraser AG, Anker SD, Donal E, Edelmann F, Fu M, Guazzi M, CSP L, Lancelotti P, Melenovsky V, Morris DA, Nagel E, Pieske-Kraigher E, Ponikowski P, Solomon SD, Vasan RS, Rutten FH, Voors AA, Ruschitzka F, Paulus WJ, Seferovic P, Filippatos G. How to diagnose heart failure with preserved ejection fraction: the HFA-PEFF diagnostic algorithm: a consensus recommendation from the heart failure association (HFA) of the European Society of Cardiology (ESC). Eur Heart J. 2019;40(40):3297–317. https://doi.org/10.1093/eurheartj/ehz641.

[64] Leischik R, Dworrak B, Sanchis-Gomar F, Lucia A, Buck T, Erbel R. Echocardiographic assessment of myocardial ischemia. Ann Transl Med. 2016;4(13):259. https://doi.org/10.21037/atm.2016.07.06.

[65] Baumgartner H, Hung J, Bermejo J, Chambers JB, Evangelista A, Griffn BP, Iung B, Otto CM, Pellikka PA, Quiñones M. Echocardiographic assessment of valve stenosis: EAE/ASE recommendations for clinical practice. J Am Soc Echocardiogr. 2009;22(1):1–23.; quiz 101-102. https://doi.org/10.1016/j.echo.2008.11.029.

[66] Lancellotti P, Tribouilloy C, Hagendorff A, Moura L, Popescu BA, Agricola E, Monin J-L, Pierard LA, Badano L, Zamorano JL. European Association of Echocardiography recommendations for the assessment of valvular regurgitation. Part 1: aortic and pulmonary regurgitation (native valve disease). Eur J Echocardiogr. 2010;11(3):223–44. https://doi.org/10.1093/ejechocard/jeq030.

[67] Lancellotti P, Moura L, Pierard LA, Agricola E, Popescu BA, Tribouilloy C, Hagendorff A, Monin J-L, Badano L, Zamorano JL. European Association of Echocardiography recommendations for the assessment of valvular regurgitation. Part 2: mitral and tricuspid regurgitation (native valve disease). Eur J Echocardiogr. 2010;11(4):307–32. https://doi.org/10.1093/ejechocard/jeq031.

[68] Wetterslev M, Moller-Sorensen H, Johansen RR, Perner A. Systematic review of cardiac output measurements by echocardiography vs. thermodilution: the techniques are not interchangeable. Intensive Care Med. 2016;42(8):1223–33. https://doi.org/10.1007/s00134-016-4258-y.

[69] Blanco P, Aguiar FM, Blaivas M. Rapid ultrasound in shock (RUSH) velocity-time integral: a proposal to expand the RUSH protocol. J Ultrasound Med. 2015;34(9):1691–700. https://doi.org/10.7863/ultra.15.14.08059.

[70] Graeser K, Zemtsovski M, Kofoed KF, WintherJensen M, Nilsson JC, Kjaergaard J, Moller-Sorensen H. Comparing methods for cardiac output: intraoperatively Doppler-derived cardiac output measured with 3-dimensional echocardiography is not interchangeable with cardiac output by pulmonary catheter Thermodilution. Anesth Analg. 2018;127(2):399–407.

[71] Jozwiak M, Monnet X, Teboul JL. Less or more hemodynamic monitoring in critically ill patients. Curr Opin Crit Care. 2018;24(4):309–15. https://doi.org/10.1097/MCC.0000000000000516.

[72] Heringlake M, Sander M, Treskatsch S, Brandt S, Schmidt C (2018) Hemodynamic target variables in the intensive care unit. Anaesthesist. Epub ahead of print. https://doi.org/10.1007/s00101-018-0489-3.

11. 生物电阻抗和生物反应

亚瑟·帕沃特（Arthur Pavot），让 - 路易·特布尔（Jean–Louis Teboul），泽维尔·莫内（Xavier Monnet）

11.1 概述

生物电阻抗和生物反应是两种用于血流动力学监测的心输出量（CO）技术。它们都基于这样的原理：在心动周期中，胸腔内的体积变化，特别是在收缩期排血引起的主动脉体积变化，导致胸腔的导电性和电阻发生变化。通过量化心动周期中这些变化可以估算每搏输出量（SV）和心输出量（CO）。生物反应可以看作是对生物电阻抗技术改进。

在本章中，我们将总结这两种技术的操作模式，详细介绍评估它们可靠性的临床研究，列出它们的局限性，并推断它们的适应证。

11.2 生物电阻抗

11.2.1 工作模式

在 1950 年，Nyboer 描述了每博输出量（SV）与心动周期内胸腔电阻抗的变化之间的关系[1]。生物电阻在心血管监测中的应用始于 20 世纪 60 年代中期，当时航空航天医学中首次描述了连续心输出量测量[2]。

该技术的基本原理是心动周期中主动脉电阻发生的周期改变以及同时发生的经胸腔施加的电流幅度和相位的变化。胸腔电阻抗的变化与胸腔主动脉体积的变化成比例，也与 SV 变化成比例。

实际操作时，通过位于颈部和胸腔下部皮肤上的电极施加固定幅度、跨胸廓的高频电流（胸腔生物阻抗），或者在气管插管探头的套囊周围施加高频电流（气管内生物阻抗）。相邻电极检测每个心动周期外向血流的电压变化（图 11.1）[3]。

电阻抗定义为电压和电流强度之间的比值。在基线状态下，基础阻抗与胸腔总体液含量密切相关。在心脏射血期间，经过主动脉的血液增加了胸腔铁离子的总体积导致胸腔电阻抗降低。从生物阻抗推导心输出量的一个基本假设是，心动周期中生物阻抗的变化与主动脉容积而不是心脏腔室的容积的变化有关。这很可能是正确的，因为心脏腔室被心肌壁电隔离并且心房和其他胸腔血管的容积是相对恒定的[3]。

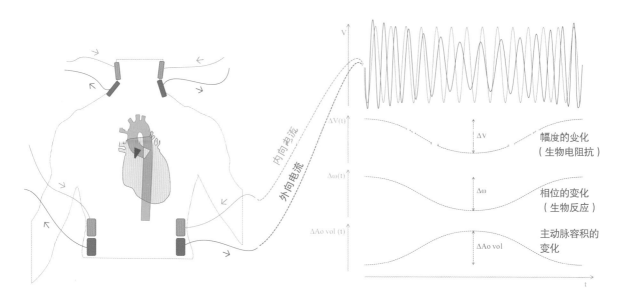

图 11.1　胸腔生物电阻抗和生物反应的功能示意图

在每次心跳时，通过施加于胸部皮肤的电极进行检测，向外电流与向内电流相比的振幅（ΔV，测量生物阻抗）和相位（Δω，测量生物反应）的变化用于估计主动脉容积（ΔAo-vol）的增加，从而估计每搏输出量（经许可，部分改编自 [3]）

每搏输出量（SV）是通过心室射血时间（VET）与主动脉容积初始变化斜率的乘积获得的，而主动脉容积初始变化的斜率是通过阻抗信号的一阶导数（dZ/dt_{max}）获得的。由于这些变化只表示心输出量的相对变化，因此需要一个基于初始患者队列的校准因子（CF）来得出绝对值 [3]：

$$SV = VET \times dZ/dt_{max} \times CF$$

心输出量是通过每搏输出量（SV）来计算的，CO 随心动周期变化的平均值是在一段时间内计算的，具体取决于制造商。

胸腔生物电阻抗技术应用于许多商用设备，包括 NCCOM（Bomed Medical，美国加利福尼亚州尔湾）、Bioz（Cardiodynamics，美国加利福尼亚州圣地亚哥）、NICCOMO（MEDIS，德国利门瑙）、ICON（Osypka Cardiotronic，德国柏林）、ICG（飞利浦医疗系统，美国马萨诸塞州安多弗）、NICOMON（Larsen & Toubro 有限公司，印度孟买）、CSM3000（Cheers Sails Medical，中国深圳）和 PHYSIOFLOW（Manatec Biomedical，法国巴黎）。NICaS 系统（NI Medical，以色列佩塔提克瓦）使用相同的原理，但可应用于全身 [3]。ECOM 设备（ECOM；ConMed，美国纽约州尤蒂卡）是唯一使用气管内生物电阻抗的设备 [4]。

11.2.2　优势和局限性

通过贴在皮肤上的电极简单地推导心输出量的胸腔生物电阻抗技术的主要优势是它是创伤性最小的连续监测心输出量的技术之一。这些设备价格适中且易于使用。此外，生物电阻抗技术测量的心输出量是连续的，只要 SV 平均自动（测量）的时间不太长，就能够检测到 CO 的短期变化。

然而，胸腔生物电阻抗技术受到几个限制。首先，它受到由患者的运动以及周围电设备（如呼吸机或电凝刀）产生的电噪音的显著影响 [5]。为了避免这些限制，开发了气管内生物电阻抗技术 [4]。

其次，许多情况下无法验证该技术运作所依赖的假设。每搏输出量必须与收缩期主动脉变形相关联。当不符合这种情况时（如主动脉夹层或有人工血管），生物电阻抗技术的有效性会大为降低[3]。其他更常见的情况，如肥胖、低血细胞比容、高血压或脱水，也可能限制或改变 CO 计算的前提假设[3]。

11.2.3 验证

数十项验证研究调查了包括居家的门诊患者、重症监护病房（ICU）和手术室等多种不同场景中的患者通过生物电阻抗技术计算测量心输出量的可靠性。但结果并不一致[6-9]。有趣的是，最正向的研究结果是在 ICU 之外的环境获得的，可能是因为 ICU 环境中围绕患者的多种电子设备增加了电干扰的风险[3]。最近包括 13 项成人研究（620 例患者）和 11 项儿科研究（603 例患者）的 Meta 分析评估了胸腔生物电阻抗技术[8,9]，结果进一步确认了之前的研究结果[6]。成人的百分比误差为 48%，儿童为 42%，而通常认为 < 30% 的值是临床可接受的[10]。气管内生物电阻抗技术的研究较少，但现有结果提示并没有更好[4]。总之，这些结果表明生物电阻抗技术一致性是不可靠的，至少在 ICU 患者中是这样[3,5,6,11]。

11.3 生物反应

11.3.1 工作模式

如上所述，传统的生物电阻抗技术使用幅度调制来估算每搏输出量（SV）。尽管支持胸腔生物反应估算每搏输出量假设是相同的，但胸腔生物反应用于此目的的信号是相位调制而不是幅度调制（见图 11.1）。与幅度调制相比，频率调制的优势就像广播中的调频一样，使信噪比大大增加。从理论上讲，这可能避免生物电阻的许多限制。

NICOM（在其新版本中称为 Starling SV）是唯一可用的生物反应设备。它由 Cheetah Medical（位于马萨诸塞州 Centre St）开发，并已加入巴克斯特国际公司。

11.3.2 验证

与生物电阻相比，最新的生物反应技术研究非常少。与参考方法相比，这些研究百分比误差的范围从 26%[12]到 145%[13]不等。与生物电阻抗技术一样，最差的结果出现在 ICU 中[13,14]。

以往 NICOM 设备的局限性是它平均估计 CO 的时间较长并且设备屏幕上数值的刷新时间需要 30 秒。新的 Starling SV 设备经过调整缩短了对 CO 变化估计的延迟。尽管测量 CO 绝对值的能力有限，但 Starling SV 已经被证明在被动抬腿测试时能可靠地检测 CO 变化，该测试的 CO 的效应发生时间不到 1 分钟[15]。

一项包括急诊室收治的败血症患者的随机试验，分为常规监护组和使用生物反应设备监测被动抬腿测试的血流动力学监护组。尽管两组之间的生存率没有差异，但使用生物反应设备监测组其净液体平衡较低以及肾衰竭和呼吸衰竭的风险减少[16]。

> **实操建议**
>
> 生物反应本质上提供了心输出量的连续测量，最新版本允许评估更快速地变化。例如，在进行被动抬腿测试期间。

11.3.3 适应证

为了确定生物反应的潜在适应证，必须考虑两个因素。第一个因素是，正如我们所预见的，该系统在 ICU 之外更可靠。第二个因素是该系统提供的可利用的血流动力学信息只有 CO。因此，类似于其他无创或微创血流动力学监测系统（经食管多普勒，免校准的脉搏轮廓分析，容积钳技术），该系统主要适用于手术室围手术期的监护。其易于实施和使用的特点使其在需要进行连续心血管监测时成为入院前监测或急诊科的良好选择。

> **实操建议**
>
> 生物反应在手术室中的使用比在重症监护病房更适合。

然而，生物反应设备不应在重症监护病房中使用。对于最严重的患者，我们应该转向使用肺动脉导管或跨肺热稀释法进行替代。尽管它们创伤性更大、更昂贵，但这些系统更可靠并可以提供大量的血流动力学信息[11,17]。

11.4 小结

生物电阻抗和生物反应的 CO 测量分别基于电流在心动周期中通过胸部的电阻抗和反应的变化。其中，生物反应可视为生物电阻抗的改进方法，特别是具有更好的信噪比。

系统性的验证研究显示的各种不同的结果表明生物反应技术的检测效果较生物电阻抗好，但在重症监护病房（ICU）的表现相较于其他环境更差。这些系统仅适应于手术室、入院前的医学监护或急诊科等情境，但不适用于 ICU。ICU 中的检测需要更可靠且提供更多信息的系统。

> **要点**
>
> - 生物反应和生物电阻抗是完全无创的检测心输出量的技术。
> - 生物反应技术比生物电阻抗技术可能具有更好的信噪比，抵抗电干扰能力更强。
> - 生物反应和生物电阻抗技术仅提供心输出量及其可推断出的变量，如外周动脉阻力。
> - 生物反应的可靠性在重症患者中比在手术室中低。最新版本的商业化设备对心输出量的快速变化的反应性更灵敏。

参考文献

[1]   Nyboer J. Plethysmography, impedance. In: Glasser O, editor. Medical physics, vol. 2. Chicago, IL: Yr. Book. Pub.; 1950. p. 736–43.

[2]   Kubicek WG, Karnegis JN, Patterson RP, Witsoe DA, Mattson RH. Development and evaluation of an impedance cardiac output system. Aerosp Med. 1966;37(12):1208–12.

[3]   Nguyen LS, Squara P. Non-invasive monitoring of cardiac output in critical care medicine. Front Med (Lausanne). 2017;4:200.

[4]   Fellahi JL, Fischer MO. Electrical bioimpedance cardiography: an old technology with new hopes for the future. J Cardiothorac Vasc Anesth. 2014;28(3):755–60.

[5]   Saugel B, Cecconi M, Hajjar LA. Noninvasive cardiac output monitoring in cardiothoracic surgery patients: available methods and future directions. J Cardiothorac Vasc Anesth. 2019;33(6):1742–52.

[6]   Sanders M, Servaas S, Slagt C. Accuracy and precision of non-invasive cardiac output monitoring by electrical cardiometry: a systematic review and meta-analysis. J Clin Monit Comput. 2020;34(3):433–60.

[7]   Raaijmakers E, Faes TJ, Meijer JM, Kunst PW, Bakker J, Goovaerts HG, Heethaar RM. Estimation of non-cardiogenic pulmonary oedema using dualfrequency electrical impedance. Med Biol Eng Comput. 1998;36(4):461–6.

[8]   Peyton PJ, Chong SW. Minimally invasive measurement of cardiac output during surgery and critical care: a meta-analysis of accuracy and precision. Anesthesiology. 2010;113(5):1220–35.

[9]   Joosten A, Desebbe O, Suehiro K, Murphy LS, Essiet M, Alexander B, Fischer MO, Barvais L, Van Obbergh L, Maucort-Boulch D, et al. Accuracy and precision of non-invasive cardiac output monitoring devices in perioperative medicine: a systematic review and metaanalysis dagger. Br J Anaesth. 2017;118(3):298–310.

[10] Critchley LA, Critchley JA. A meta-analysis of studies using bias and precision statistics to compare cardiac output measurement techniques. J Clin Monit Comput. 1999;15(2):85–91.

[11] Teboul JL, Saugel B, Cecconi M, De Backer D, Hofer CK, Monnet X, Perel A, Pinsky MR, Reuter DA, Rhodes A, et al. Less invasive hemodynamic monitoring in critically ill patients. Intensive Care Med. 2016;42(9):1350–9.

[12] Doherty A, El-Khuffash A, Monteith C, McSweeney L, Breatnach C, Kent E, Tully E, Malone F, Thornton P. Comparison of bioreactance and echocardiographic non-invasive cardiac output monitoring and myocardial function assessment in primagravida women. Br J Anaesth. 2017;118(4):527–32.

[13] Fagnoul D, Vincent JL, Backer DD. Cardiac output measurements using the bioreactance technique in critically ill patients. Crit Care. 2012;16(6):460.

[14] Kupersztych-Hagege E, Teboul JL, Artigas A, Talbot A, Sabatier C, Richard C, Monnet X. Bioreactance is not reliable for estimating cardiac output and the effects of passive leg raising in critically ill patients. Br J Anaesth. 2013;111(6):961–6.

[15] Galarza L, Mercado P, Teboul JL, Girotto V, Beurton A, Richard C, Monnet X. Estimating the rapid haemodynamic effects of passive leg raising in critically ill patients using bioreactance. Br J Anaesth. 2018;121:567–73.

[16] Douglas IS, Alapat PM, Corl KA, Exline MC, Forni LG, Holder AL, Kaufman DA, Khan A, Levy MM, Martin GS, et al. Fluid response evaluation in Sepsis hypotension and shock: a randomized clinical trial. Chest.

2020;158(4):1431–45.

[17] Cecconi M, De Backer D, Antonelli M, Beale R, Bakker J, Hofer C, Jaeschke R, Mebazaa A, Pinsky MR, Teboul JL, et al. Consensus on circulatory shock and hemodynamic monitoring. Task force of the European Society of Intensive Care Medicine. Intensive Care Med. 2014;40(12):1795–815.

第 3 部分　容量参数的监测

12. 容量参数的生理学背景知识

弗谢沃洛德 · V. 库扎科夫（Vsevolod V. Kuzkov）

12.1 概述

正如在第 3 章和第 4 章中所述，充盈压（中心静脉压和肺动脉闭塞压）只反映了"静态"前负荷的一部分，其诊断和预后价值有限[1,2]。前负荷的另一部分是容量变量，涉及 4 个心腔、大血管、肺血管床以及肺血管外部分的容量的定量问题[1,3,4]。因此，通过跨肺热稀释法直接定量测量容量参数，联合容量反应性评估，为不同类别的重症患者的个体化血流动力学治疗开辟了新的机遇[3,5]。

全心舒张末期容量指数（GEDVI）是其中一个关键的容量参数，也被称为目前床边前负荷有创评估的临床"金标准"（见第 13 章）。分别对右侧和左侧心腔的舒张末期容量以及射血分数的评估在技术上也是可行的，但由于需要同时插入体循环动脉导管和肺动脉导管，创伤性很高，其应用主要限制于侵入性心脏病学和器官移植的临床研究[6-8]。GEDVI 结合其他变量可能有助于评估心脏收缩力（"正性肌力"）。因此，包括全心射血分数（GEF）和心功能指数（CFI）在内的基于单次跨肺热稀释法的一系列衍生参数（见第 7 章）都很有意义。

血管通透性的增加是一个复杂且多因素的病理生理现象，目前无法在床边直接测量[9,10]。事实上，当液体离开血管床并渗透到间质时，所有使前负荷正常化的尝试都可能是无效的甚至是危险的。因此，在没有肺水肿和毛细血管渗透严重程度的相关信息的情况下，容量参数的解释和安全的临床决策都是不完整的[1]。通过肺血管外肺水指数（EVLWI）和肺血管通透性指数（PVPI；见第 14 章），容量监测为我们间接评估这些过程提供了临床线索。

实操建议

"经典"的容量监测包括全心舒张末期容积指数、肺血管外肺水指数和全心射血分数 / 心功能指数。这些参数分别描述前负荷、肺水平衡和心脏收缩力。

遗憾的是，在许多复杂的临床情况下，通过输液治疗增加循环血容量的努力并不会导致心输出量和氧输送的稳定增加，因为液体很容易外渗[10,11]。因此，在液体外渗的情况下，血流动力学稳定的最终代价是进行性的组织水肿、器官功能恶化和出现相关并发症（图 12.1）。由于这些并发症是分布性休克的关键特征（见第 25 章），在危重病患者中，监测 GEDVI、EVLWI 和 PVPI 可以反映血管内和血管外间隙之间的动态液体平衡[12-14]。

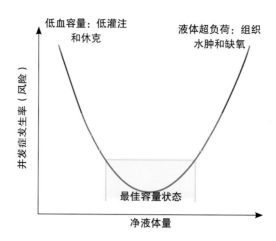

图 12.1　并发症发生率：低血容量和液体超负荷的危险

综合考虑，由于容量变量能够同时描述前负荷优化措施的有效性和安全性、心脏收缩性的反应，以及血管床中的"液体池"的作用，使得容量监测在床旁个体化血流动力学治疗中非常引人注目。容量参数的正常临床值如表 12.1 所示。

表 12.1　血流动力学和容量变量的正常值和范围[a]

变量	范围	变量	范围
流量		后负荷	
心输出量，L/min	5.0~7.0	体循环血管阻力指数，dyn×s×cm⁻⁵/m²	1700~2400
心脏指数，L/（min·m²）	3.0~5.0	心脏收缩力	
脉搏波形分析连续心脏指数，L/（min·m²）	3.0~5.0	**心功能指数**，L/min	4.5~6.5
心脏前负荷		**全心射血分数**，%	25~35
全心舒张末期容积指数，ml/m²	680~800	左心室收缩力指数（dPmax），mmHg/s	1200~2000
胸内血容量指数，ml/m²	850~1000	心脏做功指数，W/m²	0.5~0.7
中心静脉压，mmHg	5~7	肺水肿	
容量反应性		血管外肺水指数 ml/kg PBW	3~7
每搏输出量变异，%	≤ 10	肺血管通透性指数	1~3
脉压变异，%	≤ 10		

注：PBW：预测体重
[a] 本章讨论的容量数以粗体字表示

值得注意的是，静态容量参数和动态容量反应性参数是不可互换的，具有不同的实际应用[15,16]。动态参数的评估通常与功能测试一起预测心输出量对液体负荷的短期反应。然而，液体反应性并不能保证瞬时增加的前负荷与稳定、持续且在生理上有益的血流动力学变化相关联（见第 15~17 章）。

容量监测的临床应用范围包括许多重症监护和围手术期场景。最可能的适应证包括与心血管并发症和呼吸衰竭相关的不同类型的循环性休克，以及高风险的围手术期和复杂的干预治疗（如复杂的心胸外科手术和器官移植）（表 12.2）。

表 12.2　容量血流动力学监测临床应用领域

重症监护的情景	围术期的情景
脓毒症和脓毒性休克[2,17,18]	复杂心脏手术[25,26]
非脓毒性分布性休克[11]	胸部手术（肺移植）[27,28]
肺水肿[17,19]	复杂神经手术[29]
心源性休克和严重心力衰竭[20]	肝移植[30,31]
严重急性呼吸窘迫综合证[17,21]	
严重烧伤[22]	
严重蛛网膜下腔出血[23]	
严重坏死性胰腺炎[24]	
液体超负荷[11]	

实操建议

　　在一些重症监护病房患者中，全心舒张末期容积指数（GEDVI）的"正常"值可以个体化处理，如严重全身渗透综合征患者的"允许性低血容量"（GEDVI 500~650 ml/m²）以及严重收缩期心力衰竭患者的"允许高血容量"（GEDVI 800~950 ml/m²）。

12.2 跨肺热稀释法和容量参数

跨肺热稀释（TPTD）用于容量血流动力学的评估，目前被推荐为严重休克的高级监测[3,5,32]，可通过复杂血流动力学监测的几种商业化系统来完成[33,34]。

用来表示心脏充盈和血管通透性的容量血流动力学参数的有创定量方法，是基于注入体循环中指示剂的热稀释效应。

TPTD 的方法学在第 7 章中有详细描述。简而言之，当经过心腔、大血管的部分区段（下腔静脉和主动脉）以及肺血管床时[33]，热指示剂与血液混合，其可以"保持温暖"（或失去"负热"）取决于多个内在因素（血流速度、热交换时间和组织热容量）。这种热交换过程取决于指示剂的物理分布体积和肺组织的热容量 / 导热性，因此可以定量评估 EVLWI。计算容量参数的生理学和数学背景如图 12.2 所示。

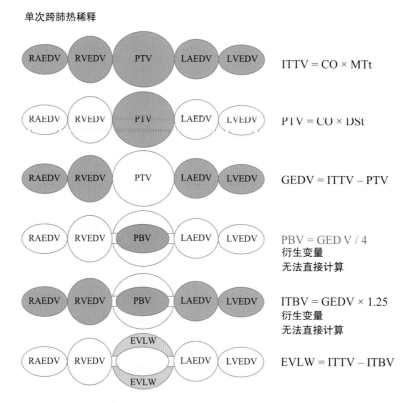

图 12.2　使用单次跨肺热稀释的容量参数的生理输出和计算
EDV：舒张末期容积；RA：右心房；RV：右心室；LA：左心房；LV：左心室；MTt：热指示剂平均通过时间；DSt：热稀释曲线下降时间；CO：心输出量；ITTV：胸内热容积；PTV：肺热容积；GEDV：全心舒张末期容积；PBV：肺血容量；ITBV：胸内血容量；EVLW：血管外肺水

12.3 前负荷的容量参数

12.3.1 全心舒张末期容积指数

正如前面已经提到的，使用中心静脉压和肺动脉闭塞压进行前负荷的评估受到心肌顺应性变化、正压机械通气以及在某些情况下瓣膜功能障碍的限制。动态参数和功能测试确实可以预测心脏对快速增加的前负荷的瞬时反应，但无法帮助我们评估正在输注的液体的实时动力学。此外，在水潴留的ICU患者和分布性休克晚期，功能参数的使用受到限制。因此，根据现阶段休克管理的范式，全心舒张末期容积指数（GEDVI）是最有希望的定量评估前负荷的变量之一。

实操建议

在当前的容量参数中，使用单独的跨肺热稀释法测量的全心舒张末期容积指数是危重患者的床旁前负荷评估的临床"金标准"。

GEDVI 是前负荷最准确的指标的原因有很多。值得注意的是，GEDVI 是 4 个心腔的最大容积除以体表面积所获得的综合数值。因此，与中心静脉压（CVP）、肺动脉闭塞压、右心室舒张末容积和左心室舒张末面积相比，GEDVI 对于前负荷的评估更准确 [35,36]。与 CVP 不同，GEDVI 对于脓毒性休克和重度急性呼吸窘迫综合征（ARDS）患者的前负荷可以准确地定量 [17,37]。其准确性在儿童和新生儿中也得到了证实 [38,39]。在许多情况下，GEDVI 被用作超声心动图变量的参考 [36,40]。该参数在正常血容量、中度低血容量、肺动脉高压和正性肌力药物支持时的应用效果都很好 [41,42]。此外，GEDVI 可以准确地反应控制通气和自主呼吸时的前负荷的特性。然而，主动脉瘤和左心房明显扩张可能导致 GEDVI 数值是高估的。GEDVI 的可信度在重度心力衰竭患者中也有限 [42,43]。在许多类别的 ICU 患者液体复苏期间，GEDVI 与另一个重要的容量参数 EVLWI 间的相互作用是临床上最令人感兴趣的 [44,45]。GEDVI 的测量方法和临床应用在第 7 和第 13 章中分别进行了详细讨论。

12.3.2 全心射血分数（GEF）

GEF 是另一个重要的可以根据做功（每搏输出量）和前负荷评估心脏的功能表现，特别是收缩功能的容量变量。使用 TPTD 计算 GEF 的公式是：（4×SV）/GEDV。因此，正常的 GEF 值（25%~35%：表 12.1）与超声心动图的射血分数不同。最常见的情况是心腔扩张导致 GEDV 增加，从而引起 GEF 的降低。该参数是揭示心力衰竭的很有价值的关键，但单独右心衰竭、肺动脉高压和增加的右心后负荷是已知的降低其测量可靠性的限制因素 [46,47]。在收缩性心力衰竭的情况下，GEF 和 CFI（见下文）都在下降 [46]。Nakwan 等已经显示，在脓毒性休克中，通过跨肺热稀释法获得的 CFI 和 GEF 的结果都与使用超声心动图测得的左室射血分数密切相关 [48]；而在急性心肌缺血中，GEF 与经食管超声心动图检测的结果密切相关 [49]。然而，当心输出量的评估不受心室大小和流出道梗阻与否的影响时，GEDVI、GEF 和 CFI 不能反映扩张型心肌病患者中明显增加的心脏容积和明显受损的左心室功能 [50]。

12.3.3 心功能指数（CFI）

CFI 是心输出量指数和胸内血容量指数的比值（见图 12.2），独立地刻画了当前前负荷下心脏的收缩能力 [51-53]。该参数的正常值范围是 4.6~6.5 min^{-1}，对于强心药物支持和患者心脏前负荷处于 Frank-Starling 曲线的位置非常敏感 [49]。还有人提出，使用跨肺热稀释法获得的 CFI 评估心功能是替代肺动脉导管的可行方法。急性心力衰竭和脓毒症中，CFI 均可识别心脏功能不全 [54]。

12.4 其他容量参数：血管外肺水指数（EVLWI）

血管外肺水指数是一个量化肺水肿的容量参数 [3,12,14]。第 7 章、14 章和第 26 章中有关于将该参数及 EVLW 作为治疗目标的详细介绍。

心输出量和容量参数之间的密切关系可以整合入临床决策树用于管理重症患者；示例算法见图 12.3。常见危重情况下的容量血流动力学参数的典型变化列于表 12.3。

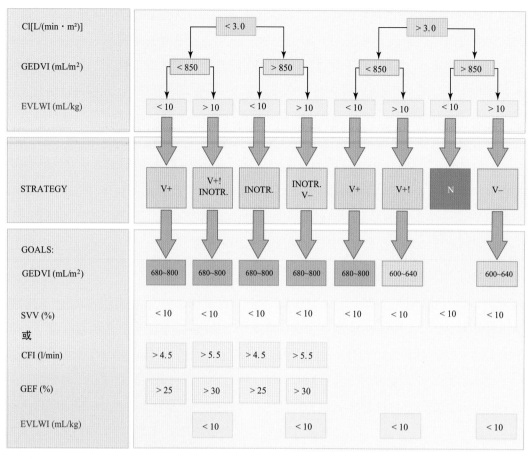

图 12.3　基于容量参数的个性化血流动力学管理的临床决策树

CI：心脏指数；GEDVI：全心舒张末期容积指数；EVLWI：血管外肺水指数；SVV：每搏变异度；CFI：心功能指数；GEF：全心射血分数；V+：扩容（容量负荷）；V+！：滴定的液体量（注意容量！）；INOTR：正性肌力药物；V：脱水；N：正常状态

表 12.3　选定重症监护情景中容量参数的变化

情景	病因	容量参数的变化
严重低血容量（出血性休克）	出血、严重烧伤、高胸腔压前负荷降低、气胸	低 GEDVI（通常 < 600 ml/m²）、相对较低的 EVLWI（4~7 ml/kg）、低 CO、低 CFI、低 GEF。GEDVI 的增加导致 CO 升高，早期无明显 EVLW 蓄积增高的风险
液体超负荷	容量超负荷、急性肾损伤、淋巴阻滞（脓毒症、PEEP）、急性呼吸窘迫综合征	正常至升高的 GEDVI。EVLWI 升高（通常高于 10 ml/kg）。未观察到容量反应性
严重心力衰竭，心源性休克	结构变化导致心肌收缩力下降	正常至升高的 GEDVI 和"灰色区域" EVLWI（7~10 ml/kg）。在严重的肺水肿中，服用利尿剂或正压通气后，EVLWI 很容易降低。显著降低的 CO（低于 1.8~2.0 L/min），降低的 GEF（低于 20%）和 CFI
肺水肿 / ARDS	ARDS 的直接和间接原因（肺炎、脓毒症、休克、胰腺炎等）	EVLWI（通常高于 10 ml/kg）和 PVPI（通常高于 2.5~3.0）增加。早期 GEDVI 低至正常。尽管有液体反应性，但试图通过输液来增加 GEDVI 会导致 EVLWI 的增加，因此提出了"允许性"低血容量的问题

续表

情景	病因	容量参数的变化
分部性休克	主要是脓毒症	EVLWI 增加（有时甚至未达到 ARDS 标准），CO 正常至增加（高动力状态），GEDVI 易于变化（通常在毛细血管渗透期间降低）。正常的 GEF 和 CFI 也不能排除舒张性心脏功能障碍

注：CO，心输出量；GEDVI，全心舒张末期容积指数；EVLWI，血管外肺水指数；PVPI，肺血管通透性指数；CFI，心脏功能指数；GEF，全心射血分数；PEEP，呼气末正压；ARDS，急性呼吸窘迫综合征

12.5 小结

目前，有创容量监测技术广泛应用于多种危及生命的重症监护中。该技术在血流动力学不稳定情况下的适用性和重复性是该技术的关键优势。容量参数的准确性在定量前负荷、心肌收缩力和肺水肿方面得到了大量实验和临床研究的证实。重症监护医学中容量的监测技术与创伤性更少的超声方法并存，我们相信这两种方法将肩并肩的发展。然而，与超声心动图相比，跨肺热稀释法较少依赖操作者，并提供全面的血流动力学信息，有助于临床决策。因此，将以容量参数为导向的个性化算法纳入严重休克和急性呼吸窘迫综合征的管理将为改善临床结果开拓新的前景，值得进一步研究。

要点

- 容量监测的主要目标是准确而多样化地评估前负荷、心功能和肺水平衡。
- 容量监测可以显著提高我们对用于最严重重症监护病患复苏的液体动力学的了解。
- 在临床实践中，容量监测与实时测量的每搏输出量和预测容量反应性密切相关。
- 在严格控制血管外肺水前提下优化前负荷可提高阶段性休克管理的安全性，也有助于血流动力学治疗的个性化。
- 基于容量参数的治疗方案需要进一步研究。

参考文献

[1] Rocca GD, Costa MG, Pietropaoli P. How to measure and interpret volumetric measures of preload. Curr Opin Crit Care. 2007;13:297–302.

[2] Sakka SG, Bredle DL, Reinhart K, Meier-Hellmann A. Comparison between intrathoracic blood volume and cardiac flling pressures in the early phase of hemodynamic instability of patients with sepsis or septic shock. J Crit Care. 1999;14:78–83.

[3] Teboul J-L, Saugel B, Cecconi M, De Backer D, Hofer CK, Monnet X, Perel A, Pinsky MR, Reuter DA, Rhodes A, Squara P, Vincent J-L, Scheeren TW. Less invasive hemodynamic monitoring in critically ill patients. Intensive Care Med. 2016;42:1350–9.

[4] Akohov A, Barner C, Grimmer S, Francis RC, Wolf S. Aortic volume determines global end-diastolic volume measured by transpulmonary thermodilution. Intensive Care Med Exp. 2020;8(1):1.

[5] Cecconi M, De Backer D, Antonelli M, Beale R, Bakker J, Hofer C, Jaeschke R, Mebazaa A, Pinsky MR, Teboul JL, Vincent JL, Rhodes A. Consensus on circulatory shock and hemodynamic monitoring. Task force of the European Society of Intensive Care Medicine. Intensive Care Med. 2014;40:1795–815.

[6] Garcia Gigorro R, Renes Carreño E, Mayordomo S, et al. Evaluation of right ventricular function after cardiac surgery: the importance of tricuspid annular plane systolic excursion and right ventricular ejection fraction. J Thorac Cardiovasc Surg. 2016;152(2):613–20.

[7] Wiesenack C, Fiegl C, Keyser A, et al. Continuously assessed right ventricular end-diastolic volume as a marker of cardiac preload and fuid responsiveness in mechanically ventilated cardiac surgical patients. Crit Care. 2005;9:R226–33.

[8] Rocca GD, Costa MG, Feltracco P, et al. Continuous right ventricular end diastolic volume and right ventricular ejection fraction during liver transplantation: a multicenter study. Liver Transpl. 2008;14(3):327–32.

[9] Fishel RS, Are C, Barbul A. Vessel injury and capillary leak. Crit Care Med. 2003;31:S502–11.

[10] Marx G. Fluid therapy in sepsis with capillary leakage. Eur J Anaesthesiol. 2003;20:429–42.

[11] Malbrain ML, Marik PE, Witters I, et al. Fluid overload, de-resuscitation, and outcomes in critically ill or injured patients: a systematic review with suggestions for clinical practice. Anaesthesiol Intensive Ther. 2014;46(5):361–80.

[12] Isakow W, Schuster DP. Extravascular lung water measurements and hemodynamic monitoring in the critically ill: bedside alternatives to the pulmonary artery catheter. Am J Physiol Lung Cell Mol Physiol. 2006;291:L1118–31.

[13] Khan S, Trof RJ, Groeneveld AJ. Transpulmonary dilution-derived extravascular lung water as a measure of lung edema. Curr Opin Crit Care. 2007;13:303–7.

[14] Kirov MY, Kuzkov VV, Bjertnaes LJ. Extravascular lung water in sepsis. In: Vincent J-L, editor. Yearbook of intensive care and emergency medicine. Berlin, Heidelberg, New York: Springer; 2005. p. 449–61.

[15] Cavallaro F, Sandroni C, Antonelli M. Functional hemodynamic monitoring and dynamic indices of fuid responsiveness. Minerva Anestesiol. 2008;74:123–35.

[16] Monnet X, Marik PE, Teboul JL. Prediction of fuid responsiveness: an update. Ann Intensive Care. 2016;6(1):111.

[17] Kuzkov VV, Kirov MY, Sovershaev MA, et al. Extravascular lung water determined with single transpulmonary thermodilution correlates with the severity of sepsis-induced acute lung injury. Crit Care Med. 2006;34:1647–53.

[18] Yu J, Zheng R, Lin H, Chen Q, Shao J, Wang D. Global end-diastolic volume index vs CVP goaldirected fuid resuscitation for COPD patients with septic shock: a randomized controlled trial. Am J Emerg Med. 2017;35(1):101–5.

[19] Tagami T, Ong MEH. Extravascular lung water measurements in acute respiratory distress syndrome: why, how, and when? Curr Opin Crit Care. 2018;24(3):209–15.

[20] De Backer D. Is there a role for invasive hemodynamic monitoring in acute heart failure management? Curr Heart Fail Rep. 2015;12(3):197–204.

[21] Vieillard-Baron A, Matthay M, Teboul JL, et al. Experts' opinion on management of hemodynamics in ARDS patients: focus on the effects of mechanical ventilation. Intensive Care Med. 2016;42(5):739–49.

[22] Cartotto R, Greenhalgh DG, Cancio C. Burn state of the science: fuid resuscitation. J Burn Care Res. 2017;38(3):e596–604.

[23] Okazaki T, Kuroda Y. Aneurysmal subarachnoid hemorrhage: intensive care for improving neurological outcome. J Intensive Care. 2018;6:28.

[24] Huber W, Umgelter A, Reindl W, et al. Volume assessment in patients with necrotizing pancreatitis: a comparison of intrathoracic blood volume index, central venous pressure, and hematocrit, and their correlation to cardiac index and extravascular lung water index. Crit Care Med. 2008;36(8):2348–54.

[25] Kirov MY, Lenkin AI, Kuzkov VV, et al. Single transpulmonary thermodilution in off-pump coronary artery bypass grafting: haemodynamic changes and effects of different anaesthetic techniques. Acta Anaesthesiol Scand. 2007;51:426–33.

[26] Reuter DA, Felbinger TW, Schmidt C, et al. Trendelenburg positioning after cardiac surgery: effects on intrathoracic blood volume index and cardiac performance. Eur J Anaesthesiol. 2003;20:17–20.

[27] Della Rocca G, Costa GM, et al. Preload index: pulmonary artery occlusion pressure versus intrathoracic blood volume monitoring during lung transplantation. Anesth Analg. 2002;95:835–43.

[28] Della Rocca G, Brondani A, Costa MG. Intraoperative hemodynamic monitoring during organ transplantation: what is new? Curr Opin Organ Transplant. 2009;14(3):291–6.

[29] Buhre W, Weyland A, Buhre K, et al. Effects of the sitting position on the distribution of blood volume in patients undergoing neurosurgical procedures. Br J Anaesth. 2000;84:354–7.

[30] Costa MG, Chiarandini P, Della Rocca G. Hemodynamics during liver transplantation. Transplant Proc. 2007;39:1871–3.

[31] Costa MG, Girardi L, Pompei L, et al. Perioperative intra- and extravascular volume in liver transplant recipients. Transplant Proc. 2011;43(4):1098–102.

[32] Scheeren TWL, Ramsay MAE. New developments in hemodynamic monitoring. J Cardiothorac Vasc Anesth. 2019;33(Suppl 1):S67–72.

[33] Sakka SG, Rühl CC, Pfeiffer UJ, et al. Assessment of cardiac preload and extravascular lung water by single transpulmonary thermodilution. Intensive Care Med. 2000;26:180–7.

[34] Saugel B, Vincent JL. Cardiac output monitoring: how to choose the optimal method for the individual patient. Curr Opin Crit Care. 2018;24(3):165–72.

[35] Lichtwarck-Aschoff M, Beale R, Pfeiffer UJ. Central venous pressure, pulmonary artery occlusion pressure, intrathoracic blood volume, and right ventricular end-diastolic volume as indicators of cardiac preload. J Crit Care. 1996;11:180–8.

[36] Hofer CK, Furrer L, Matter-Ensner S, et al. Volumetric preload measurement by thermodilution: a comparison with transoesophageal echocardiography. Br J Anaesth. 2005;94:748–55.

[37] Wan L, Naka T, Uchino S, Bellomo R. A pilot study of pulse contour cardiac output monitoring in patients with septic shock. Crit Care Resusc. 2005;7:165.

[38] Cecchetti C, Stoppa F, Vanacore N, et al. Monitoring of intrathoracic volemia and cardiac output in critically ill children. Minerva Anestesiol. 2003;69:907–18.

[39] Schiffmann H, Erdlenbruch B, Singer D, et al. Assessment of cardiac output, intravascular volume status, and extravascular lung water by transpulmonary indicator dilution in critically ill neonates and infants. J Cardiothorac Vasc Anesth. 2002;16:592–7.

[40] Hofer CK, Ganter MT, Matter-Ensner S, et al. Volumetric assessment of left heart preload by thermodilution:

comparing the PiCCO-VoLEF system with transoesophageal echocardiography. Anaesthesia. 2006;61:316–21.

[41] Nirmalan M, Willard TM, Edwards DJ, et al. Estimation of errors in determining intrathoracic blood volume using the single transpulmonary thermal dilution technique in hypovolemic shock. Anesthesiology. 2005;103:805–12.

[42] Renner J, Gruenewald M, Brand P, et al. Global enddiastolic volume as a variable of fuid responsiveness during acute changing loading conditions. J Cardiothorac Vasc Anesth. 2007;21:650–4.

[43] Mundigler G, Heinze G, Zehetgruber M, et al. Limitations of the transpulmonary indicator dilution method for assessment of preload changes in critically ill patients with reduced left ventricular function. Crit Care Med. 2000;28:2231–7.

[44] Marik PE, Lemson J. Fluid responsiveness: an evolution of our understanding. Br J Anaesth. 2014;112:620–2.

[45] Marik P, Bellomo R. A rational approach to fuid therapy in sepsis. Br J Anaesth. 2016;116(3):339–49.

[46] Combes A, Berneau JB, Luyt CE, Trouillet JL. Estimation of left ventricular systolic function by single transpulmonary thermodilution. Intensive Care Med. 2004;30(7):1377–83.

[47] Kapoor PM, Bhardwaj V, Sharma A, Kiran U. Global end-diastolic volume: an emerging preload marker vis-a-vis other markers—have we reached our goal? Ann Card Anaesth. 2016;19(4):699–704.

[48] Nakwan N, Chichareon P, Khwannimit B. A comparison of ventricular systolic function indices provided by VolumeView/EV1000™ and left ventricular ejection fraction by echocardiography among septic shock patients. J Clin Monit Comput. 2019;33(2):233–9.

[49] Meybohm P, Gruenewald M, Renner J, Maracke M, Rossee S, Höcker J, Hagelstein S, Zacharowski K, Bein B. Assessment of left ventricular systolic function during acute myocardial ischemia: a comparison of transpulmonary thermodilution and transesophageal echocardiography. Minerva Anestesiol. 2011;77:132–41.

[50] Hilty MP, Franzen DP, Wyss C, Biaggi P, Maggiorini M. Validation of transpulmonary thermodilution variables in hemodynamically stable patients with heart diseases. Ann Intensive Care. 2017;7(1):86.

[51] Jabot J, Monnet X, Bouchra L, Chemla D, Richard C, Teboul J-L. Cardiac function index provided by transpulmonary thermodilution behaves as an indicator of left ventricular systolic function. Crit Care Med. 2009;37:2913–8.

[52] Pfeiffer UJ, Wisner-Euteneier AJ, LichtwarckAschoff M, Blumel G. Less invasive monitoring of cardiac performance using arterial thermodilution. Clin Intensive Care. 1994;5(Suppl):28.

[53] Wisner-Euteneier AJ, Lichtwarck-Aschoff M, Zimmermann G, et al. Evaluation of the cardiac function index as a new bedside indicator of cardiac performance. Intensive Care Med. 1994;20:S21.

[54] Ritter S, Rudiger A, Maggiorini M. Transpulmonary thermodilution-derived cardiac function index identifes cardiac dysfunction in acute heart failure and septic patients: an observational study. Crit Care. 2009;13(4):R133.

13. 全心舒张末期容积

萨米尔·G. 萨卡（Samir G. Sakka）

13.1 概述

对心脏前负荷和容量反应性的评估在重症患者管理中仍然是一个重要的、持续的具有挑战性的任务。虽然血管内压力，例如中心静脉压（CVP）和肺动脉闭塞压（PAOP），已经在临床中广泛使用了数十年，但实验和临床研究揭示了它们作为心脏前负荷指标的局限性[1]。在过去几年里已经逐渐确立了使用容量变量取代压力变量并在临床上进行了评估。其中一个血流动力学容量变量是全心舒张末期容积（GEDV），临床上可以通过跨肺热稀释技术获得。

迄今为止，还没有科学证据表明一个特定的监测技术可以对预后产生积极的影响或存在有单一的血流动力学变量引导的治疗方法。然而，目前有一些使用全心舒张末期容积指数（GEDVI，其为GEDV除以体表面积的商）评估重症患者心脏前负荷的建议[2]。如何指导输液治疗和评估重症患者心脏前负荷的一般信息列于表13.1。

根据一项相对较新的调查，大约70%的瑞士重症监护医护在应用跨肺热稀释法时将GEDVI纳入临床决策过程[3]。在接下来的章节中，将介绍测量和临床应用GEDVI的生理学考虑、潜在限制和临床数据，以及目标导向的管理。

表 13.1　欧洲重症监护医学学会特别工作组的共识声明摘要

声明 / 建议	GRADE 推荐等级；证据质量	声明类型
最佳的液体管理确实可以改善患者的预后；低血容量和高血容量是有害的	未分级	事实陈述
我们建议评估容量状态和容量反应性	未分级	最佳实践
我们建议不应单独使用常用的前负荷测量（如 CVP 或 PAOP 或舒张末期面积或全心舒张末期容积）来指导液体复苏	1 级；QoE 中等（B）	推荐
我们建议不要以心室充盈压力或容量的任何绝对值为目标	1 级；QoE 中等（B）	推荐
我们建议采用一个以上的血流动力学参数的指导下进行液体复苏	未分级	最佳实践
我们建议在适用的情况下使用动态参数而非静态参数来预测液体反应性	1 级；QoE 中等（B）	推荐

注：GRADE：建议分级评估、发展和证据审查评估系统；QoE：证据质量；CVP：中心静脉压；PAOP：肺动脉闭塞压。
修改自[2]

13.2 生理学考虑因素

全心舒张末期容积（GEDV）被定义为所有心腔舒张末期容量的总和，来源于跨肺热稀释曲线的高等分析。实验和临床数据显示，GEDV 和胸腔内血容量（ITBV）之间存在几乎成比例的关系，后者可以通过双重稀释技术（即热染料稀释）获得[4,5]。由于在人类中 GEDV 和 ITBV 存在 1.25 倍的线性关系[5]，GEDV 和 ITBV 可以互相替代使用。尽管看起来 GEDV 在数学上与心输出量相关联，但在各种研究中发现两者之间并没有直接的关系[6-8]。

总之，血管内外液体之间的关系和重症患者的管理密切相关。在此，GEDV 可能有助于评估心脏前负荷，因为血管外的肺水无论从理论还是临床上都与 GEDV 有关[2,9,10]。正如 Marik[9] 指出的那样，存在一个以最佳前负荷状态和液体外渗到组织中相关风险最小为特征的点（图 13.1）。

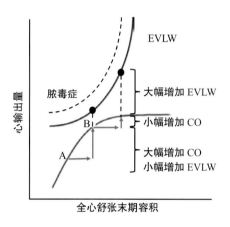

图 13.1　通过全心舒张末期血容积和血管外肺水评估的心脏前负荷之间的关系（经许可复制[9]）

在临床应用中，目前有两个商业系统可以通过跨肺热稀释技术测量 GEDV。PiCCO 设备（Pulsion，Maquet Getinge）根据 Newman 原理评估 GEDV，而 VolumeView 系统（Edwards）通过热稀释曲线上升和下降部分的斜率和专有函数的几何分析来评估 GEDV[11]。然而，这两个系统被证明可以互换使用[12]。

由于 GEDV 是通过注射式热稀释法来评估的，故可能需要考虑的一个方面是心输出量和 GEDV 测量的可靠性和准确性[13]。特别是，可靠地获得 GEDV 所需的单次最少测量次数是临床关注的焦点。Monnet 等人[14] 的研究令人印象深刻：至少要注射 3 次冷却的生理盐水才可获得可接受的精确性。值得注意的是，Huber 等人的研究表明，与冷却溶液相比，注射室温条件下的生理盐水会导致轻微但显著的 GEDVI 高估。在这种情况下，GEDVI 的百分比误差值仅在"颈静脉"（上腔静脉）的位置注射指示剂的情况下是可接受的[15]。

一般来说，冷却溶液的注射位置在临床上是有相关影响的[16-20]。由于指示剂的传输时间是决定测量值的主要因素，注射点与检测点之间的距离越大，GEDV 的值就越高。因此，在颈静脉注射指示剂测得的 GEDV 值较在股静脉导管注射的低[16]。只要中心静脉和动脉热敏电阻导管的位置保持不变，临床上应采用的是 GEDV 变化值而不是绝对值。无论哪种不同的商业化的系统[1,21]，临床数据都表明了这种变化关系[15,16]。Saugel 等[16] 的总结显示，股静脉注射热指示剂提供了与精确的 GEDV 的高度相关性的数据，但偏倚会随着注射量增加而更加明显。当与颈静脉注射相比时，股静脉注射的 GEDV 明显偏高。使用公式校正后，股静脉 GEDV 显示了比颈静脉 GEDV 较高的预测能力[17,18]。

> **实操建议**
>
> 注射位置和检测位置具有特别的临床相关性，因为 GEDV 取决于二者之间的距离，例如股静脉注射得到的绝对值较高。

临床相关性方面，Wolf 等人指出 GEDVI 也取决于性别和年龄[22]。因此，在解释 GEDVI 的绝对值时，这些因素也必须考虑（图 13.2）。

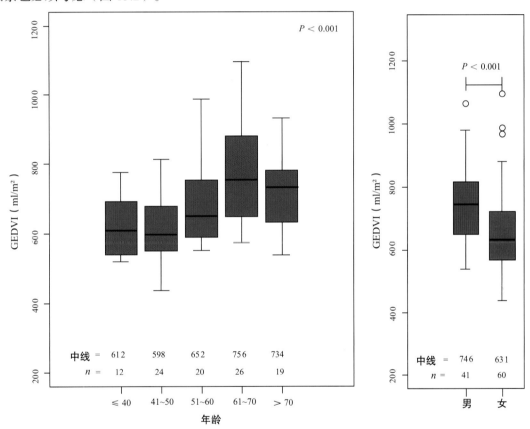

图 13.2　年龄和性别与全心舒张末期容积指数（GEDVI）的关系（经许可复制[22]）

Eichhorn 等人[23] 在一个包括 64 项研究的 1925 例患者的大规模队列研究中发现，GEDVI 值存在异质性，特别是在重症患者中，通常高于从健康人群获得的正常范围。例如，在患有脓毒症的非手术患者的 GEDVI 显著高于大手术患者。具体而论，非手术患者的平均 GEDVI 比手术患者的 788 ml/m² 高 94 ml/m²。作者建议在为不同患者群体确定不同的治疗目标时应考虑这些因素。

Huber 等人[24] 通过对 234 名患者的数据进行分析发现，GEDV 与年龄、性别、身高和实际体重独立相关。有趣的是，年龄和身高是最相关的参数。具体来说，每增加 1 岁的年龄和每增加 1 cm 的身高分别与 GEDV 增加 9 ml 和 15 ml 有关。

> **实操建议**
>
> GEDV 绝对值的临床意义比 GEDV 变化值小，因此在不同操作的决策制定中，GEDV 绝对值的作用也较弱。

特定的病理情况，例如主动脉瘤或心脏扩大，独立于"生理"变化，可导致个体不同的 GEDV 参考值。当存在较大的心脏腔或血管腔时，个体的 Frank-Starling 曲线向右移动，表示更大的 GEDV 才能维持最佳心输出量[25,26]。

随后，Malbrain 等人分析比较了跨肺热稀释技术获得的参数之间的关系。他们发现，在考虑全心射血分数（GEF）后，矫正的 GEDVI（cGEDVI）与心脏指数之间的相关性更好且具有统计学意义[27]。在危重患者中，他们通过使用约为正常 GEF 值的0.3，提出了 cGEDVI 的矫正公式为：cGEDVI ＝（GEDVI）/exp[2.74 ×（0.3–GEF）]（表 13.2）[28]。例如，Brücken 等[29]人在俯卧位的患者中使用 cGEDVI 的概念发现，cGEDVI 可能受俯卧位的影响。根据他们的结论，两种体位的 cGEDVI 的差异很小，尽管具有统计学意义，但可能没有临床相关性。目前，在临床常规中还没有大规模使用 cGEDVI 的临床效果的前瞻性研究。

表 13.2　全心射血分数（"射血分数"）校正的容量目标值（危重症：临床前负荷减少的不稳定患者[28]）

射血分数	5%	10%	15%	20%	25%	30%	35%	40%	45%	50%	55%
GEDVI 目标（稳定患者）	1175	1050	950	850	775	700	625	575	525	472	435
GEDVI 目标（重症患者）	1450	1300	1150	1025	925	825	750	675	600	550	500

注：GEDVI：全心舒张末期容积指数

13.3 潜在局限性

总体而言,通过对来源于双平面心室造影术或超声心动图的正常人和脓毒症患者的数据进行比较,不同的作者[30,31]对 GEDV 绝对值的可靠性提出了质疑。他们的研究报告表明,经跨肺热稀释法得到的 GEDV 被高估了,只有扩容或儿茶酚胺治疗后的 GEDV 变化才是心脏前负荷的相关指标,应该谨慎使用。

根据测量原理，任何指示剂的损失必然会导致对 GEDV 估计的误差。如在相关病例报告中所描述的指示剂丢失（例如通过出血或分流丢失），此时，跨肺热稀释法测定的 GEDV 是错误的[32]。

Herner 等[33]报告了在进行高流量体外循环辅助（例如 ECMO）的患者因相关比例的指示剂丢失，导致其 GEDVI 显著增加。通过股静脉注入指示剂，相较通过颈静脉注入，GEDVI 的增加量在 ECMO 开始后更为明显。

此外，单肺通气可能对 GEDV 的测量产生相关的影响。Haas 等人[34]描述了实验模型中单肺通气对 GEDVI 的测量产生的显著影响。然而，正如 Trepte 等人[35]通过实验数据所证明的那样，GEDVI、SVV 和 PPV 之间对单肺通气期间容量反应性的估计相对可靠。

13.4 临床研究

许多研究表明，在高危手术患者、胰腺炎和蛛网膜下腔出血患者以及脓毒性休克或烧伤的危重患者中，GEDV 和 ITBV 对心脏前负荷的估计要优于心脏充盈压 [36-40]。

> **实操建议**
>
> 在接受机械通气的患者中，GEDV 对心脏前负荷和容量反应性的评估优于心脏充盈压。

到目前为止，麻醉和重症监护医学中关于 GEDV 的大多数研究都是在机械通气的患者中进行的。自主呼吸的 GEDV 数据很少。在正常血容量状态、血液抽取和重新输血并过度输液的动物实验数据 [41] 显示，GEDV 和左心室舒张末期面积，而不是充盈压（CVP 或 PAOP），准确反映了心脏前负荷的迅速变化。在该研究中，只有每搏输出量变异和 GEDV 与容量反应性具有显著相关性 [41]。

虽然大多数研究都是在成人中进行的，但实验和临床数据表明，GEDV 也是儿童心脏前负荷的可靠指标 [42]。Cecchetti 等人 [43] 在不同的儿童群体中（例如出血性休克和心源性休克的患儿）都一致性地发现 GEDV 与心脏指数或每搏输出量指数之间的显著相关性。值得注意的是，在其他亚群体中的结果却不太好。作者推测非前负荷依赖的机制对心输出量的影响可能是造成这一结果的原因 [43]。

> **实操建议**
>
> GEDV 在成人和儿童中都是评估心脏前负荷的可靠工具。

de la Oliva 等人 [44] 提出了心功能不全和扩张型心肌病的患儿的 GEDVI "正常值"。即 1.33 倍正常 GEDVI 代表了具有明显前负荷反应性的上限，且产生最高前负荷反应性效应的 GEDVI 低于 0.67 倍的正常 GEDVI。Frank-Starling 机制出现最大效应因此也无额外的前负荷储备时，GEDVI 的水平位于正常 GEDVI 的 1.33~1.51 倍。超过正常 GEDVI 的 1.51 倍时，不可能有前负荷反应性，肺水肿的风险达到最大。

当功能性血流动力学参数（例如，脉压变异或每搏输出量变异）无法直接评估容量反应性时，容量变量（如 GEDV 或 ITBV）或通过超声心动图获得的舒张末期面积可当作是更好的选择。在特殊的临床情况下，例如开胸手术，当动态前负荷参数的应用显然受到限制时，GEDV 仍然是心脏前负荷的可靠指标。de Waal 等人的研究 [45] 显示，GEDV 在开胸手术患者中用于估计液体反应的特异性和敏感性明显较高。作者结论指出，与容量变量相比，静态和动态的前负荷指标在开胸条件下无法预测容量反应性。临床结果显示，GEDV 能够在术后和自主呼吸期间追踪心脏前负荷的变化，并且优于 CVP [46]。

值得注意的是，GEDV 能够跟踪心脏后负荷的急剧变化，比如使用血管升压药物，GEDV 随着平均动脉压的增加而迅速增加 [47,48]。经超声心动图确认，GEDV 揭示了心输出量没有显著改变时心内容量的增加。

几项临床研究强调，肾替代治疗对于心输出量正常的重症患者的 GEDVI 测量没有临床相关的影响 [49-52]。此外，在这些情况下，透析导管尖端的位置对 GEDVI 测量也没有显著不同的影响。然而，如上所述，在更高的体外循环流量的条件下，这些结果可能会有所不同。

实操建议

在血流动力学稳定的重症患者中，肾替代疗法可确保 GEDV 的有效测量，并且不需要中断体外循环。

13.5 以全心舒张末期容积为导向的治疗

近年来，麻醉和重症监护医学领域的多项研究表明，基于 GEDV 作为心脏前负荷标志物的目标导向治疗能够改善患者的预后。

在行择期心脏手术的患者中，Goepfert 等人[53] 于 2007 年报道了 GEDV 引导的治疗与更好维持血流动力学稳定性和更早达到出院条件有关。尽管该研究使用了预实施历史对照组，但结果仍令人鼓舞。几年后，同一研究团队发表了一项前瞻性、随机对照的临床研究，发现基于心脏指数、每搏输出量和优化的 GEDVI（图 13.3）的早期目标导向血流动力学治疗与心脏手术后低并发症发生率和较短的 ICU 住院时间相关[54]。

非心脏手术患者的结果类似。目前的数据表明，GEDV 导向的管理可能特别有助于减少肝脏手术期间的并发症发生率或维持腹膜切除术伴有高温化疗的血流动力学稳定性[55,56]。笔者的关于腹膜切除术伴有高温化疗的患者的初步数据表明，包含 GEDV 算法的围手术期监测和治疗可降低 ICU 入院时的 SAPS 评分并有助于更早实现液体负平衡[57]。

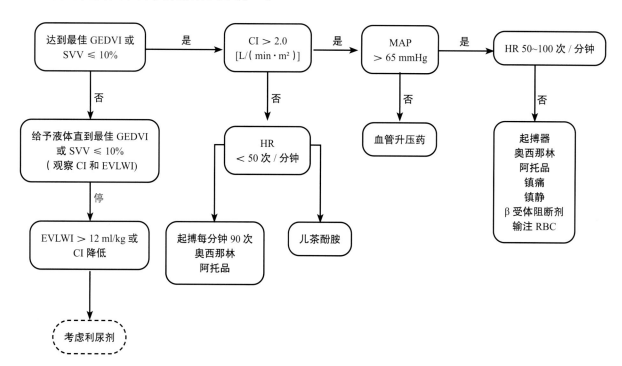

图 13.3　目标导向治疗组的目标导向血流动力学治疗流程

GEDVI：全心舒张末期容积指数（ml/m²）；EVLWI：血管外肺水指数（ml/kg）；CI：心脏指数 [L/（min·m²）]；MAP：平均动脉压（mmHg）；HR：心率（bpm）；SVV：每搏变异度；PBW：预测体重（经许可复制[54]）

实操建议

在围手术期，目前为止的现有数据表明，对术中和术后输液和血管活性药物的治疗进行引导管理，可提高血流动力学稳定、保持器官功能，改善液体平衡，并有可能缩短重症监护病房的住院时间。

此外，来源于烧伤重症患者的数据表明，GEDV 有助于避免过度输液[58]。GEDVI 监测可以帮助识别接近低血容量的心脏前负荷状态,只要不存在器官过度灌注,这种心脏前负荷的状态是可以耐受的,应避免输液。在蛛网膜下腔出血患者中，GEDVI 指导的治疗与更明显的血流动力学稳定性和更低的脑血管痉挛发生率有关。后者是患者神经系统预后的主要决定因素[59,60]。然而，因为患者数量过少的原因，尚无法得出一般性的建议。

Morisawa 等人[61] 发现，与 CVP 为导向治疗相比，以 GEDVI 的早期导向治疗显示出可以使脓毒症患者在 ICU 的停留时间更短及 3 天的输液量更少的趋势。虽然这只是一种趋势，没有统计学差异。然而，GEDVI 监测并未减少 28 天内的机械通气时间。2015 年，Zhang 等人[62] 报道，与 CVP 的导向治疗相比，ITBV 的导向治疗对于脓毒症或 ARDS 患者的预后和液体管理并无明显改善。然而，通过APACHE 评分对疾病严重程度进行校正后，接受额外血流动力学监测的患者的死亡率显著低于评分预测的死亡率[63]。

Adler 等人[64] 回顾性分析研究表明，以容量（GEDVI）和动脉波形来源的变量（PPV、SVV）为指导的治疗可以降低心脏骤停后的心源性休克患者使用轻度治疗低温后引发的急性肾损伤（AKI）的发生率。该结果需要更大规模的前瞻性随机试验来验证。

实操建议

在患有各种疾病的重症患者中，GEDV 导向的管理可能对器官功能有积极的影响。但目前尚缺乏改善预后的证据。

Scully 等人[65] 最近的一篇系统性综述确认了 9 项使用来自跨肺热稀释法的动力学参数的研究。最终，有 6 项研究主要使用了静态参数来指导输液治疗。9 项研究中有 4 项显示证据表明了液体正平衡的显著降低。研究结果提示，在脓毒性休克人群中使用跨肺热稀释法进行监测的优势，表明在使用至少 72 小时期间可减少液体正平衡。与监测 CVP 和早期目标导向治疗相比，采用监测跨肺热稀释法得到的动态和静态参数均会降低脓毒性休克患者的液体正平衡。

13.6 小结

全心舒张末期容积（GEDV）是评估使用机械通气的危重病患者心脏前负荷的可靠指标。在特定情况下，例如开胸手术中，因为动态参数的局限性，应特别考虑并使用 GEDV。来源于接受择期心脏和非心脏手术的患者临床数据表明，使用 GEDV 进行前负荷评估的目标导向治疗有助于减少血管活性药物的使用、获得稳定的代谢状态以及缩短 ICU 的时间。然而，进一步前瞻性临床试验需用来强调并区分危重病患者中以 GEDV 为导向的血流动力学管理的作用。

要点

- 作为通过跨肺热稀释法获得的静态参数，全心舒张期末血容积（GEDV）是机械通气危重病患者心脏前负荷的可靠指标。
- 通过射血分数对 GEDV 进行修正非常有助于解释 GEDV 的绝对值。
- GEDV 的绝对值因指示剂不同的注射和检测位置而变化。
- 因 GEDV 值可能比参考值描述得更高，故其变化趋势有助于指导输液和血管活性药物的策略制定。
- 基于包含 GEDV 算法的目标导向治疗与较高的血流动力学稳定性、更好的代谢保留和择期手术患者的 ICU 停留时间的缩短有关。

参考文献

[1] Sakka SG, Reuter DA, Perel A. The transpulmonary thermodilution technique. J Clin Monit Comput. 2012;26:347–53.

[2] Cecconi M, De Backer D, Antonelli M, Beale R, Bakker J, Hofer C, Jaeschke R, Mebazaa A, Pinsky MR, Teboul JL, Vincent JL, Rhodes A. Consensus on circulatory shock and hemodynamic monitoring. Task force of the European Society of Intensive Care Medicine. Intensive Care Med. 2014;40:1795–815.

[3] Siegenthaler N, Giraud R, Saxer T, Courvoisier DS, Romand JA, Bendjelid K. Haemodynamic monitoring in the intensive care unit: results from a web-based Swiss survey. Biomed Res Int. 2014;2014:129593.

[4] Neumann P. Extravascular lung water and intrathoracic blood volume: double versus single indicator dilution technique. Intensive Care Med. 1999;25:216–9.

[5] Sakka SG, Rühl CC, Pfeiffer UJ, Beale R, McLuckie A, Reinhart K, Meier-Hellmann A. Assessment of cardiac preload and extravascular lung water by single transpulmonary thermodilution. Intensive Care Med. 2000;26:180–7.

[6] Breukers RM, de Wilde RB, van den Berg PC, Jansen JR, Faes TJ, Twisk JW, et al. Assessing fuid responses after coronary surgery: role of mathematical coupling of global enddiastolic volume to cardiac output measured by transpulmonary thermodilution. Eur J Anaesthesiol. 2009;26:954–60.

[7] Mallat J, Lemyze M, Salleron J, Benzidi Y, Barrailler S, Pepy F, Gasan G, Tronchon L, Thevenin D. Mathematical coupling of data between globalend diastolic volume index and cardiac index calculated by the PiCCO device: myth or reality? Minerva Anestesiol. 2014;80:996–1004.

[8] Buhre W, Kazmaier S, Sonntag H, Weyland A. Changes in cardiac output and intrathoracic blood volume: a mathematical coupling of data? Acta Anaesthesiol Scand. 2001;45:863–7.

[9] Marik P, Bellomo R. A rational approach to fuid therapy in sepsis. Br J Anaesth. 2016;116:339–49.

[10] Yagi T, Kaneko T, Tsuruta R, Kasaoka S, Miyauchi T, Fujita M, Kawamura Y, Sakka SG, Maekawa T. Global end-diastolic volume, serum osmolarity, and albumin are risk factors for increased extravascular lung water. J Crit Care. 2011;26:224.e9–13.

[11] Monnet X, Teboul JL. Transpulmonary thermodilution: advantages and limits. Crit Care. 2017;21:147.

[12] Bendjelid K, Giraud R, Siegenthaler N, Michard F. Validation of a new transpulmonary thermodilution system to assess global end-diastolic volume and extravascular lung water. Crit Care. 2010;14:R209.

[13] Giraud R, Siegenthaler N, Bendjelid K. Transpulmonary thermodilution assessments: precise measurements require a precise procedure. Crit Care. 2011;15:195.

[14] Monnet X, Persichini R, Ktari M, Jozwiak M, Richard C, Teboul JL. Precision of the transpulmonary thermodilution measurements. Crit Care. 2011;15:R204.

[15] Huber W, Kraski T, Haller B, Mair S, Saugel B, Beitz A, Schmid RM, Malbrain ML. Room-temperature vs. iced saline indicator injection for transpulmonary thermodilution. J Crit Care. 2014;29:1133.e7–1133. e14.

[16] Saugel B, Umgelter A, Schuster T, Phillip V, Schmid RM, Huber W. Transpulmonary thermodilution using femoral indicator injection: a prospective trial in patients with a femoral and a jugular central venous catheter. Crit Care. 2010;14:R95.

[17] Schmidt S, Westhoff TH, Hofmann C, Schaefer JH, Zidek W, Compton F, van der Giet M. Effect of the venous catheter site on transpulmonary thermodilution measurement variables. Crit Care Med. 2007;35:783–6.

[18] Soussi S, Sisso F, Maurel V, Oueslati H, Legrand M. Infuence of the central venous site on the transpulmonary thermodilution parameters in critically ill burn patients. Burns. 2015;41:1607–10.

[19] Berbara H, Mair S, Beitz A, Henschel B, Schmid RM, Huber W. Pulmonary vascular permeability index and global end-diastolic volume: are the data consistent in patients with femoral venous access for transpulmonary thermodilution: a prospective observational study. BMC Anesthesiol. 2014;14:81.

[20] Huber W, Phillip V, Höllthaler J, Schultheiss C, Saugel B, Schmid RM. Femoral indicator injection for transpulmonary thermodilution using the EV1000/VolumeView®: do the same criteria apply as for the PiCCO®? J Zhejiang Univ Sci B. 2016;17:561–7.

[21] Kiefer N, Hofer CK, Marx G, et al. Clinical validation of a new thermodilution system for the assessment of cardiac output and volumetric parameters. Crit Care. 2012;16:R98.

[22] Wolf S, Riess A, Landscheidt JF, Lumenta CB, Friederich P, Schürer L. Global end-diastolic volume acquired by transpulmonary thermodilution depends on age and gender in awake and spontaneously breathing patients. Crit Care. 2009;13:R202.

[23] Eichhorn V, Goepfert MS, Eulenburg C, Malbrain ML, Reuter DA. Comparison of values in critically ill patients for global end-diastolic volume and extravascular lung water measured by transcardiopulmonary thermodilution: a meta-analysis of the literature. Med Intensiva. 2012;36:467–74.

[24] Huber W, Mair S, Götz SQ, Tschirdewahn J, Frank J, Höllthaler J, Phillip V, Schmid RM, Saugel B. A systematic database-derived approach to improve indexation of transpulmonary thermodilution-derived global end-diastolic volume. J Clin Monit Comput. 2017;31:143–51.

[25] Sakka SG, Meier-Hellmann A. Extremely high values of intrathoracic blood volume in critically ill patients. Intensive Care Med. 2001;27:1677–8.

[26] Akohov A, Barner C, Grimmer S, Francis RC, Wolf S. Aortic volume determines global end-diastolic volume

measured by transpulmonary thermodilution. Intensive Care Med Exp. 2020;8:1.

[27] Malbrain ML, de Potter TJ, Dits H, et al. Global and right ventricular end-diastolic volumes correlate bet-ter with preload after correction for ejection fraction. Acta Anaesthesiol Scand. 2010;54:622–31.

[28] Hofkens PJ, Verrijcken A, Merveille K, Neirynck S, Van Regenmortel N, De Laet I, Schoonheydt K, Dits H, Bein B, Huber W, Malbrain ML. Common pitfalls and tips and tricks to get the most out of your transpulmonary thermodilution device: results of a survey and state-of-the-art review. Anaesthesiol Intensive Ther. 2015;47:89–116.

[29] Brücken U, Grensemann J, Wappler F, Sakka SG. Infuence of prone positioning on the measurement of transpulmonary thermodilution-derived variables in critically ill patients. Acta Anaesthesiol Scand. 2011;55:1061–7.

[30] Brivet FG, Jacobs F, Colin P. Calculated global end diastolic volume does not correspond to the largest heart blood volume: a bias for cardiac function index? Intensive Care Med. 2004;30:2133–4.

[31] Bigatello LM, Kistler EB, Noto A. Limitations of volumetric indices obtained by transthoracic thermodilution. Minerva Anestesiol. 2010;76:945–9.

[32] Breukers RB, Jansen JR. Pulmonary artery thermodilution cardiac output vs. transpulmonary thermodilution cardiac output in two patients with intrathoracic pathology. Acta Anaesthesiol Scand. 2004;48:658–61.

[33] Herner A, Lahmer T, Mayr U, Rasch S, Schneider J, Schmid RM, Huber W. Transpulmonary thermodilution before and during veno-venous extra-corporeal membrane oxygenation ECMO: an observational study on a potential loss of indicator into the extracorporeal circuit. J Clin Monit Comput. 2019; https://doi.org/10.1007/s10877-019-00398-6.

[34] Haas SA, Trepte CJ, Nitzschke R, Jürgens TP, Goepfert MS, Goetz AE, Reuter DA. An assessment of global end-diastolic volume and extravascular lung water index during one-lung ventilation: is transpulmonary thermodilution usable? Anesth Analg. 2013;117:83–90.

[35] Trepte CJ, Haas SA, Nitzschke R, Salzwedel C, Goetz AE, Reuter DA. Prediction of volume-responsiveness during one-lung ventilation: a comparison of static, volumetric, and dynamic parameters of cardiac preload. J Cardiothorac Vasc Anesth. 2013;27:1094–100.

[36] Sakka SG, Bredle DL, Reinhart K, Meier-Hellmann A. Comparison between intrathoracic blood volume and cardiac flling pressures in the early phase of hemodynamic instability of patients with sepsis or septic shock. J Crit Care. 1999;14:78–83.

[37] Huber W, Umgelter A, Reindl W, Franzen M, Schmidt C, von Delius S, Geisler F, Eckel F, Fritsch R, Siveke J, Henschel B, Schmid RM. Volume assessment in patients with necrotizing pancreatitis: a comparison of intrathoracic blood volume index, central venous pressure, and hematocrit, and their correlation to cardiac index and extravascular lung water index. Crit Care Med. 2008;36:2348–54.

[38] Michard F, Alaya S, Zarka V, Bahloul M, Richard C, Teboul JL. Global end-diastolic volume as an indicator of cardiac preload in patients with septic shock. Chest. 2003;124:1900–8.

[39] Watanabe A, Tagami T, Yokobori S, Matsumoto G, Igarashi Y, Suzuki G, Onda H, Fuse A, Yokota H. Global end-diastolic volume is associated with the occurrence of delayed cerebral ischemia and pulmonary edema after subarachnoid hemorrhage. Shock. 2012;38:480–5.

[40] Sánchez M, García-de-Lorenzo A, Herrero E, Lopez T, Galvan B, Asensio M, Cachafeiro L, Casado C. A protocol for resuscitation of severe burn patients guided by transpulmonary thermodilution and lactate levels: a 3-year prospective cohort study. Crit Care. 2013;17:R176.

[41] Renner J, Gruenewald M, Brand P, Steinfath M, Scholz J, Lutter G, Bein B. Global end-diastolic volume as a variable of fuid responsiveness during acute changing loading conditions. J Cardiothorac Vasc Anesth. 2007;21:650–4.

[42] Renner J, Meybohm P, Gruenewald M, Steinfath M, Scholz J, Boening A, Bein B. Global end-diastolic volume during different loading conditions in a pediatric animal model. Anesth Analg. 2007;105:1243–9.

[43] Cecchetti C, Lubrano R, Cristaldi S, Stoppa F, Barbieri MA, Elli M, Masciangelo R, Perrotta D, Travasso F, Raggi C, Marano M, Pirozzi N. Relationship between global end-diastolic volume and cardiac output in critically ill infants and children. Crit Care Med. 2008;36:928–32.

[44] de la Oliva P, Menéndez-Suso JJ, Iglesias-Bouzas M, Álvarez-Rojas E, González-Gómez JM, Roselló P, Sánchez-Díaz JI. Jaraba S; Spanish Group for Preload Cardiac preload responsiveness in children with cardiovascular dysfunction or dilated cardiomyopathy: a multicenter observational study. Responsiveness assessment in children. Pediatr Crit Care Med. 2015;16:45–53.

[45] de Waal EE, Rex S, Kruitwagen CL, Kalkman CJ, Buhre WF. Dynamic preload indicators fail to predict fuid responsiveness in open-chest conditions. Crit Care Med. 2009;37:510–5.

[46] Neumann P, Schubert A, Heuer J, Hinz J, Quintel M, Klockgether-Radke A. Hemodynamic effects of spontaneous breathing in the post-operative period. Acta Anaesthesiol Scand. 2005;49:1443–8.

[47] Kozieras J, Thuemer O, Sakka SG. Infuence of an acute increase in systemic vascular resistance on transpulmonary thermodilution-derived parameters in critically ill patients. Intensive Care Med. 2007;33:1619–23.

[48] Monnet X, Jabot J, Maizel J, Richard C, Teboul JL. Norepinephrine increases cardiac preload and reduces preload dependency assessed by passive leg raising in septic shock patients. Crit Care Med. 2011;39:689–94.

[49] Sakka SG, Hanusch T, Thuemer O, Wegscheider K. The infuence of venovenous renal replacement therapy on measurements by the transpulmonary thermodilution technique. Anesth Analg. 2007;105:1079–82.

[50] Heise D, Faulstich M, Mörer O, Bräuer A, Quintel M. Infuence of continuous renal replacement therapy on cardiac output measurement using thermodilution techniques. Minerva Anestesiol. 2012;78:315–21.

[51] Dufour N, Delville M, Teboul JL, Camous L, Favier du Noyer A, Richard C, Monnet X. Transpulmonary thermodilution measurements are not affected by continuous veno-venous hemofltration at high blood pump fow. Intensive Care Med. 2012;38:1162–8.

[52] Pathil A, Stremmel W, Schwenger V, Eisenbach C. The infuence of haemodialysis on haemodynamic measurements using transpulmonary thermodilution in patients with septic shock: an observational study. Eur J Anaesthesiol. 2013;30:16–20.

[53] Goepfert MS, Reuter DA, Akyol D, Lamm P, Kilger E, Goetz AE. Goal-directed fuid management reduces vasopressor and catecholamine use in cardiac surgery patients. Intensive Care Med. 2007;33:96–103.

[54] Goepfert MS, Richter HP, Zu Eulenburg C, Gruetzmacher J, Raffenbeul E, Roeher K, von Sandersleben A, Diedrichs S, Reichenspurner H, Goetz AE, Reuter DA. Individually optimized hemodynamic therapy reduces complications and length of stay in the intensive care unit: a prospective, randomized controlled trial. Anesthesiology. 2013;119:824–36.

[55] Redondo FJ, Padilla D, Villazala R, Villaeiro P, Baladron V, Bejerano N. Global end-diastolic volume could be more appropriate to reduce intraoperative bleeding than central venous pressure during major liver transection. Anaesthesiol Intensive Ther. 2017;49:100–5.

[56] Redondo FJ, Padilla D, Villarejo P, Baladron V, Faba P, Sánchez S, Muñoz-Rodríguez JR, Bejarano N. The global end-diastolic volume (GEDV) could be more appropriate to fuid management than central venous pressure (CVP) during closed hyperthermic intrabdominal chemotherapy with CO_2 circulation. J Investig Surg. 2018;31:321–7.

[57] Sakka SG, Grensemann J, Harte M, Defosse JM, Wappler F, Heiss MM, Ströhlein MA. Hämodynamisches Monitoring mittels transpulmonaler Thermodilution bei Patienten mit zytoreduktiver Chirurgie und hyperthermer intraperitonealer Chemotherapie. Anaesthesiol Intensivmedizin. 2021;62:101–10.

[58] Yu J, Zheng R, Lin H, Chen Q, Shao J, Wang D. Global end-diastolic volume index vs CVP goal directed fuid resuscitation for COPD patients with septic shock: a randomized controlled trial. Am J Emerg Med. 2017;35:101–5.

[59] Mutoh T, Kazumata K, Ajiki M, Ushikoshi S, Terasaka S. Goal-directed fuid management by bedside transpulmonary hemodynamic monitoring after subarachnoid hemorrhage. Stroke. 2007;38:3218–24.

[60] Mutoh T, Kazumata K, Ishikawa T, Terasaka S. Performance of bedside transpulmonary thermodilution monitoring for goal-directed hemodynamic management after subarachnoid hemorrhage. Stroke. 2009;40:2368–74.

[61] Morisawa K, Fujitani S, Homma Y, Shigemitsu K, Saito N, Hayakawa K, Yasuda H, Hifumi T, Rinka H, Mayumi T, Fujiwara S, Murao Y, Taira Y. Can the global end-diastolic volume index guide fuid management in septic patients? A multicenter randomized controlled trial. Acute Med Surg. 2019;7:e468.

[62] Zhang Z, Ni H, Qian Z. Effectiveness of treatment based on PiCCO parameters in critically ill patients with septic shock and/or acute respiratory distress syndrome: a randomized controlled trial. Intensive Care Med. 2015;41:444–51.

[63] Huber W, Henschel B, Schmid RM, Haller B. Comments on Zhang et al.: effectiveness of treatment based on PiCCO parameters in critically ill patients with septic shock and/or acute respiratory distress syndrome: a randomized controlled trial. Intensive Care Med. 2015;41:1389–90.

[64] Adler C, Reuter H, Seck C, Hellmich M, Zobel C. Fluid therapy and acute kidney injury in cardiogenic shock after cardiac arrest. Resuscitation. 2013;84:194–9.

[65] Scully TG, Huang Y, Huang S, McLean AS, Orde SR. The effects of static and dynamic measurements using transpulmonary thermodilution devices on fuid therapy in septic shock: a systematic review. Anaesth Intensive Care. 2020;48:11–24.

14. 血管外肺水

田上高志（Takashi Tagami）

14.1 概述

肺水肿是危重病中最常见的对患者预后具有严重影响的问题之一[1,2]。多项研究报告显示心源性肺水肿的死亡率可达近 12%[3]，非心源性肺水肿的死亡率可达 30%[1]。因此，对肺水肿更加深入的了解和详细评估对于重症监护尤其是液体治疗是至关重要的。在本章中，我们将回顾肺水肿的病理生理学以及临床实践中相关的问题，并描述使用跨肺热稀释法来源的变量在定量评估肺水肿中的几点价值。

14.2 什么是肺水肿？

人类的一对肺约含有 7 亿个肺泡[4]。虽然单个肺泡很小，但所有肺泡的总表面积接近 100 m^2。每个肺泡由上皮层、间质和毛细血管组成。在正常肺中，氧气和二氧化碳的气体交换发生于吸入的空气和血液之间（图 14.1）。毛细血管外的间隙被称为肺血管外间隙，其中的液体被称为血管外肺水（EVLW）。

肺水肿是指 EVLW 在肺内过度的积聚[4]，影响了气体交换并导致呼吸困难（图 14.2）[5]。肺水肿的发展主要通过两种机制：肺毛细血管静水压增加（静水压性或心源性肺水肿）和肺毛细血管通透性增加 [急性呼吸窘迫综合征（ARDS）][2]。肺毛细血管静水压增加通常是心源性肺水肿的主要前兆。血管压力升高通常伴随肺血管中的血容量增加（例如，液体过多、未治疗的肾功能衰竭或充血性心力衰竭）。然而，继发于炎症介质的肺部渗漏导致肺毛细血管通透性增加是非心源性肺水肿的典型类型，包括 ARDS。

正常肺

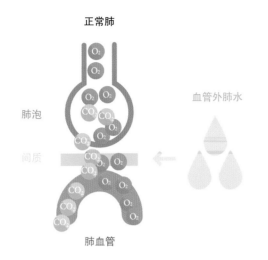

肺泡

间质

肺血管

图 14.1　血管外肺水量正常的肺

肺由肺泡、间质和毛细血管组成。氧气和二氧化碳的气体交换在吸入的空气和血液之间无延迟地发生

肺水肿

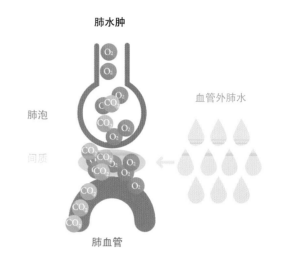

肺泡

间质

肺血管

图 14.2　肺水肿时血管外肺水量增加

肺水肿是肺内 EVLW 的积聚。EVLW 的积聚会损害呼吸气体交换，导致呼吸窘迫

14.3 肺水肿的评估

我们面临的问题是如何在临床实践中评估肺水肿的程度（例如 EVLW 的量）并区分心源性和非心源性肺水肿。

肺水肿的严重程度可以通过主观方法来评估（例如，患者病史、体格检查中的湿啰音，以及胸部 X 线检查结果）[2]。然而，这些方法的解释常受到主观性的限制，导致观察者之间出现误差，即使是专家之间也是如此[6]。一些研究表明，胸部 X 线检查的结果与 EVLW 量之间存在中度的相关性[7,8]。

此外，在临床上很难区分由心脏疾病引起的水肿与 ARDS 相关的通透性增加引起的水肿[2]。最新的 ARDS 的柏林标准[9]基本上包括 4 个主要组成部分：①急性起病；②胸部 X 射线检查结果；③动脉血气分析结果（PaO_2/FiO_2 比值）；④排除心源性肺水肿。因此，在诊断 ARDS 时应排除心源性肺水肿的存在。柏林标准制定小组[10]在他们的概念模型中认为，ARDS 是一种急性、弥漫性、炎性的肺损伤，导致了肺血管通透性增加、肺重量增加和充气的肺组织的丢失。尽管这些都是 ARDS 的特征性标志，但这些标准均未评估肺血管通透性的增加和 EVLW 的增加。

在柏林标准的补充出版物中[10]，专家小组（ARDS 标准工作组）提供了 12 个胸部 X 线典型例子，分为三组，即符合 ARDS、不符合 ARDS 和不确定是否为 ARDS。然而，胸部 X 线检查的解读复杂且缺乏客观性。Sjoding 等人[8]的最近报告指出，临床医生根据柏林标准对低氧呼吸衰竭患者进行 ARDS 诊断时的一致性仅为适度。造成这一结果的主要原因是胸部影像解读的低可靠性[8]。这个结论得到了一个评估者间一致性的多中心前瞻性研究的支持。在该研究中，286 名重症医师独立地审查了由 ARDS 标准工作组开发的相同的 12 个胸部 X 线，包括培训前和培训后。当使用柏林标准定义的放射学标准时，放射学诊断的准确性和评估者间的一致性均较差，并且经 ARDS 标准工作组制定的标准进行培训后也没有显著改善[7]。

因此，在没有任何客观方法的情况下，对肺水肿的精确研究，包括肺水肿是否存在、严重程度和疾病的性质（心源性与非心源性）等是十分困难的。

14.4 血管外肺水和肺血管渗透性的跨肺热稀释法测定

过去的 20 年见证了跨肺热稀释技术在测量 EVLW 和肺血管通透性指数（PVPI）方面的发展。跨肺热稀释技术在本书的其他部分有详细的描述（见第 7 章）。

跨肺热稀释法来源的变量 EVLW 和 PVPI 是评估肺水肿的敏感、特异和成熟的指标[11-18]。EVLW 的准确性首次是在动物模型中通过与金标准 - 重量法进行比较后确认的[19]。热稀释测量的 EVLW 值在正常肺、心源性肺水肿和 ARDS 模型中显示出了高度的准确性。在一项尸体解剖的研究中，通过对大范围的正常肺和受损肺的重量进行测定，发现 EVLW 与肺的重量存在明确的相关性[11]。最近，Venkateswaran 等人[20] 报道了 EVLW 与重量法测得的脑死亡供体肺水之间存在紧密的相关性。ARDS 最可靠的病理生理特征是弥漫性肺泡损伤（DAD）伴随渗透性增加[4]，导致称为 EVLW 的肺水积聚。我们在一项使用全国尸检数据库进行的病理学研究中验证了 EVLW 与 DAD 之间的相关性[16]。

一些研究表明，EVLW 的正常值为 7 ml/kg，且不超过 10 ml/kg（以预测体重为指数）。我们的临床病理研究显示，人的平均 EVLW 为（7.3±2.8）ml/kg，为 EVLW 的正常参考范围[11]。这个值也得到了 Eichhorn 等人的研究支持，在临床研究的 Meta 分析中，他们发现在没有肺水肿的择期手术患者中，平均 EVLW 为 7.3 ml/kg（95% 置信区间为 6.8~7.6）[21]。更近期，Wolf 等人在 101 例择期脑肿瘤手术患者中获得了类似的结果（8 ml/kg，四分位距为 7~9）[22]。

> **实操建议**
>
> 人体的 EVLW 正常参考范围为（7±3）ml/kg。

此外，日本全国尸检数据（$n = 1688$）表明，EVLW > 9.8 ml/kg 是诊断正常肺和肺水肿的阈值，EVLW 为 14.6 ml/kg 时阳性预测值为 99%[16]。一些专家建议，应该纳入 EVLW > 10 ml/kg 作为未来定义 ARDS 的理想标准[23,24]。根据病理学[16]和临床[25]研究，EVLW 值超过 10 ml/kg 代表高于正常水平的 EVLW，而 15 ml/kg 界定为严重肺水肿。通过评估 EVLW，我们可以客观评估肺水肿的初期严重程度以及后续的定量改变，从而监测治疗效果。

> **实操建议**
>
> EVLW > 10 ml/kg 是诊断肺水肿的合理标准，而 > 15 ml/kg 表示严重肺水肿。

PVPI 是 EVLW 和肺血容量（PBV）的比值（图 14.3），可以区分不同类型的肺水肿[19,26]。如果 EVLW 升高而 PVPI 没有相应的增加，则患者患有心源性肺水肿。然而，EVLW 和 PVPI 同时增加则表示患者患有渗透性肺水肿。先前的研究表明使用 PVPI 可以区分心源性肺水肿和非心源性（ARDS）肺水肿[27,28]。PVPI、EVLW 与肺血管通透性增加和肺水积聚相关的生物介质的水平有关[13,29]。

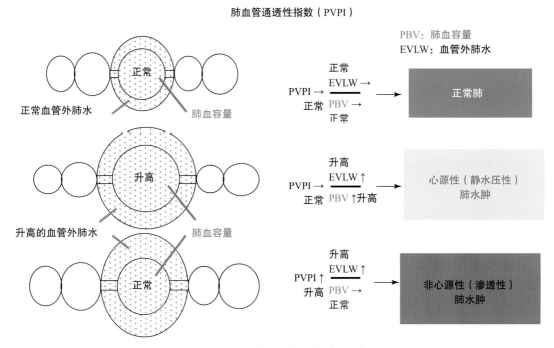

图 14.3　肺血管通透性指数（PVPI）

PVPI 计算为血管外肺水（EVLW）与肺血容量的比值。例如，如果 EVLW 升高而 PVPI 没有相应增加，则患者患有心源性肺水肿。相反，EVLW 的增加和 PVPI 的增加意味着患者患有 ARDS

　　Monnet 等人首次展示了区分静水性和通透性肺水肿的 PVPI 临界值为 3。日本一项大规模前瞻性多中心研究得出了几乎相同的结果：PVPI 临界值为 2.6~2.85（特异性分别为 0.90 和 0.95）可以明确诊断 ARDS，而 PVPI 值 < 1.7（特异性为 0.95）则可以排除 ARDS 的诊断 [27]。另一项研究发现，所有正常心功能或慢性心功能障碍的患者其 PVPI 值均 < 3.0[30]。综上所述，PVPI 值 < 2.0 可能代表肺血管通透性正常，而 PVPI 值 > 3.0 则表示肺血管通透性高。

实操建议

　　肺血管通透性指数（PVPI）> 3.0 提示血管通透性增加，而 PVPI < 2.0 可以排除高血管通透性。

　　一些在 ARDS 患者中进行的临床研究表明，EVLW 和 PVPI 均与疾病的严重程度 [31] 和死亡风险因素 [15,32] 相关。Sakka 等人 [31] 的一项指标性的研究表明，入住重症监护病房时的初始 EVLW 程度与死亡率相关，显著意义的临界点为 14 ml/kg。系统性的文献回顾 [32] 分析和最近大规模的研究 [15] 清楚地显示了 EVLW 与预后的相关性。我们的多中心研究结果表明，48 小时内 EVLW 的减少与 ARDS 患者 28 天的生存率相关 [33]。因此，EVLW 的初始绝对值在 ARDS 的诊断以及随后临床实践中的变化是十分有用的 [33]。

14.5 使用血管外肺水及肺血管通透性指数诊断肺水肿的方法

准确和客观的肺水肿诊断可以通过 EVLW 和 PVPI 的诊断框架实现（图 14.4）[24]。对于，EVLW > 10 ml/kg 可以合理地诊断肺水肿的存在，EVLW > 15 ml/kg 提示严重的肺水肿。在通过 EVLW > 10 ml/kg 定量诊断肺水肿后，应检查 PVPI。PVPI < 2.0 表示肺通透性正常，提示心源性肺水肿。PVPI > 3.0（且 EVLW > 10 ml/kg）表示渗透性肺水肿或 ARDS。PVPI > 3.0 和 EVLW > 15 表明严重的 ARDS。尽管初始 EVLW 和 PVPI 较高提示高死亡率，但 EVLW 和 PVPI 若随时间改善（尤其是在第一个 48 小时内），更好的结果仍有希望。

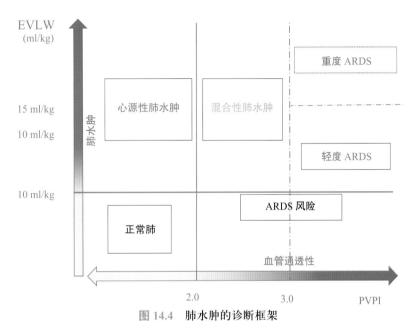

图 14.4 肺水肿的诊断框架

肺水肿：血管外肺水（EVLW）> 10 ml/kg；心源性肺水肿：EVLW > 10 ml/kg, 肺血管通透性指数（PVPI）< 2.0；ARDS：EVLW > 10 ml/kg, PVPI > 3.0；混合性肺水肿（如心源性肺水肿、心功能降低或液体超负荷，以及由炎症介质引起的渗透性肺损伤）：EVLW > 10 ml/kg, PVPI 为 2.0~3.0（经许可转载自 [24]）

14.6 小结

跨肺热稀释法来源的变量 EVLW 和 PVPI 可以在床边定量地检测肺水肿的存在、严重程度和性质。其准确性通过与金标准方法相比获得了验证，并且在临床上可接受。EVLW > 10 ml/kg 是推断肺水肿存在的合理标准，EVLW > 15 ml/kg 表示严重肺水肿。PVPI < 2.0 代表肺血管通透性正常，而 PVPI > 3.0 则提示肺血管渗漏。EVLW 和 PVPI 可能是制定肺水肿患者管理策略的更好选择。

要点

- 血管外肺水和肺血管通透性指数可以通过跨肺热稀释法测量。
- EVLW > 10 ml/kg 是诊断肺水肿的合理标准，EVLW > 15 ml/kg 表示严重肺水肿。
- 除了 EVLW 至少 > 10 ml/kg 之外，PVPI > 3.0 表示肺通透性增加（例如 ARDS），而 PVPI < 2.0 则代表肺血管通透性正常（即心源性肺水肿）。

参考文献

[1]   Sweeney RM, McAuley DF. Acute respiratory distress syndrome. Lancet. 2016;388(10058):2416–30.

[2]   Ware LB, Matthay MA. Clinical practice. Acute pulmonary edema. N Engl J Med. 2005;353(26):2788–96.

[3]   Edoute Y, Roguin A, Behar D, Reisner SA. Prospective evaluation of pulmonary edema. Crit Care Med. 2000;28(2):330–5.

[4]   Corrin B, Nicholoson A. Pathology of the lungs. Edinburgh: Churchill Livingstone; 2011.

[5]   Assaad S, Kratzert WB, Shelley B, Friedman MB, Perrino A Jr. Assessment of pulmonary edema: principles and practice. J Cardiothorac Vasc Anesth. 2018;32(2):901–14.

[6]   Meade MO, Cook RJ, Guyatt GH, Groll R, Kachura JR, Bedard M, et al. Interobserver variation in interpreting chest radiographs for the diagnosis of acute respiratory distress syndrome. Am J Respir Crit Care Med. 2000;161(1):85–90.

[7]   Peng JM, Qian CY, Yu XY, Zhao MY, Li SS, Ma XC, et al. Does training improve diagnostic accuracy and inter-rater agreement in applying the Berlin radiographic defnition of acute respiratory distress syndrome? A multicenter prospective study. Crit Care. 2017;21(1):12.

[8]   Sjoding MW, Hofer TP, Co I, Courey A, Cooke CR, Iwashyna TJ. Interobserver reliability of the Berlin ARDS defnition and strategies to improve the reliability of ARDS diagnosis. Chest. 2018;153(2):361–7.

[9]   Ranieri VM, Rubenfeld GD, Thompson BT, Ferguson ND, Caldwell E, Fan E, et al. Acute respiratory distress syndrome: the Berlin defnition. JAMA. 2012;307(23):2526–33.

[10]   Ferguson ND, Fan E, Camporota L, Antonelli M, Anzueto A, Beale R, et al. The Berlin defnition of ARDS: an expanded rationale, justifcation, and supplementary material. Intensive Care Med. 2012;38(10):1573–82.

[11]   Tagami T, Kushimoto S, Yamamoto Y, Atsumi T, Tosa R, Matsuda K, et al. Validation of extravascular lung water measurement by single transpulmonary thermodilution: human autopsy study. Crit Care. 2010;14(5):R162.

[12]   Monnet X, Persichini R, Ktari M, Jozwiak M, Richard C, Teboul JL. Precision of the transpulmonary thermodilution measurements. Crit Care. 2011;15(4):R204.

[13]   Tagami T, Kushimoto S, Tosa R, Omura M, Yonezawa K, Akiyama G, et al. Plasma neutrophil elastase correlates with pulmonary vascular permeability: a prospective observational study in patients with pneumonia. Respirology. 2011;16(6):953–8.

[14]   Zhang Z, Lu B, Ni H. Prognostic value of extravascular lung water index in critically ill patients: a systematic review of the literature. J Crit Care. 2012;27(4):420.e1–8.

[15]   Jozwiak M, Silva S, Persichini R, Anguel N, Osman D, Richard C, et al. Extravascular lung water is an independent prognostic factor in patients with acute respiratory distress syndrome. Crit Care Med. 2013;41(2):472–80.

[16]   Tagami T, Sawabe M, Kushimoto S, Marik PE, Mieno MN, Kawaguchi T, et al. Quantitative diagnosis of diffuse alveolar damage using extravascular lung water*. Crit Care Med. 2013;41(9):2144–50.

[17]   Gavelli F, Teboul JL, Azzolina D, Beurton A, Taccheri T, Adda I, et al. Transpulmonary thermodilution detects rapid and reversible increases in lung water induced by positive end-expiratory pressure in acute respiratory distress syndrome. Ann Intensive Care. 2020;10(1):28.

[18] Tagami T, Kushimoto S, Tosa R, Omura M, Hagiwara J, Hirama H, et al. The precision of PiCCO measurements in hypothermic post-cardiac arrest patients. Anaesthesia. 2012;67(3):236–43.

[19] Katzenelson R, Perel A, Berkenstadt H, Preisman S, Kogan S, Sternik L, et al. Accuracy of transpulmonary thermodilution versus gravimetric measurement of extravascular lung water. Crit Care Med. 2004;32(7):1550–4.

[20] Venkateswaran RV, Dronavalli V, Patchell V, Wilson I, Mascaro J, Thompson R, et al. Measurement of extravascular lung water following human brain death: implications for lung donor assessment and transplantation. Eur J Cardiothorac Surg. 2013;43(6):1227–32.

[21] Eichhorn V, Goepfert MS, Eulenburg C, Malbrain ML, Reuter DA. Comparison of values in critically ill patients for global end-diastolic volume and extravascular lung water measured by transcardiopulmonary thermodilution: a meta-analysis of the literature. Med Intensiva. 2012;36(7):467–74.

[22] Wolf S, Riess A, Landscheidt JF, Lumenta CB, Schurer L, Friederich P. How to perform indexing of extravascular lung water: a validation study. Crit Care Med. 2013;41(4):990–8.

[23] Michard F, Fernandez-Mondejar E, Kirov MY, Malbrain M, Tagami T. A new and simple defnition for acute lung injury. Crit Care Med. 2012;40(3):1004–6.

[24] Tagami T, Ong MEH. Extravascular lung water measurements in acute respiratory distress syndrome: why, how, and when? Curr Opin Crit Care. 2018;24(3):209–15.

[25] Sakka SG, Klein M, Reinhart K, Meier-Hellmann A. Prognostic value of extravascular lung water in critically ill patients. Chest. 2002;122(6):2080–6.

[26] Kirov MY, Kuzkov VV, Kuklin VN, Waerhaug K, Bjertnaes LJ. Extravascular lung water assessed by transpulmonary single thermodilution and postmortem gravimetry in sheep. Crit Care. 2004;8(6):R451–8.

[27] Kushimoto S, Taira Y, Kitazawa Y, Okuchi K, Sakamoto T, Ishikura H, et al. The clinical usefulness of extravascular lung water and pulmonary vascular permeability index to diagnose and characterize pulmonary edema: a prospective multicenter study on the quantitative differential diagnostic defnition for acute lung injury/ acute respiratory distress syndrome. Crit Care. 2012;16(6):R232.

[28] Monnet X, Anguel N, Osman D, Hamzaoui O, Richard C, Teboul JL. Assessing pulmonary permeability by transpulmonary thermodilution allows differentiation of hydrostatic pulmonary edema from ALI/ARDS. Intensive Care Med. 2007;33(3):448–53.

[29] O'Kane CM, McKeown SW, Perkins GD, Bassford CR, Gao F, Thickett DR, et al. Salbutamol upregulates matrix metalloproteinase-9 in the alveolar space in the acute respiratory distress syndrome. Crit Care Med. 2009;37(7):2242–9.

[30] Hilty MP, Franzen DP, Wyss C, Biaggi P, Maggiorini M. Validation of transpulmonary thermodilution variables in hemodynamically stable patients with heart diseases. Ann Intensive Care. 2017;7(1):86.

[31] Kushimoto S, Endo T, Yamanouchi S, Sakamoto T, Ishikura H, Kitazawa Y, et al. Relationship between extravascular lung water and severity categories of acute respiratory distress syndrome by the Berlin defnition. Crit Care. 2013;17(4):R132.

[32] Huber W, Findeisen M, Lahmer T, Herner A, Rasch S, Mayr U, et al. Prediction of outcome in patients with ARDS: a prospective cohort study comparing ARDS defnitions and other ARDS-associated parameters, ratios and scores at intubation and over time. PLoS One. 2020;15(5):e0232720.

[33] Tagami T, Nakamura T, Kushimoto S, Tosa R, Watanabe A, Kaneko T, et al. Early-phase changes of extravascular lung water index as a prognostic indicator in acute respiratory distress syndrome patients. Ann Intensive Care. 2014;4:27.

第 4 部分　液体反应性的评估和动态试验

15. 液体反应性和动态试验：生理学背景

泽维尔·莫内（Xavier Monnet），让 - 路易·特布尔（Jean–Louis Teboul）

15.1 概述

输液治疗是几乎所有形式的急性循环衰竭的首要治疗方法。从本质和生理学的角度看，输液治疗的目的是增加心脏前负荷，相应地使心输出量（CO）增加[1]。然而，从 20 世纪 90 年代开始，人们认识到，在许多情况下，前负荷的增加并不带来 CO 增加。除了明显的重度低血容量外，液体反应性仅在 50% 的病例中出现。

在本章中，我们将考虑输液治疗所带来的预期影响，以及在某些情况下出现"液体反应性"不足的生理原因。我们将描述预测液体反应性的概念，并专门讨论用于预测的指标和试验方法。

15.2 扩容的生理效应

扩容通常是在面对低血压时作出的决策。体质上，扩容的作用是扩充血管内容量，增加心脏前负荷、静脉回流和心输出量，最终改善氧输送，恢复充足的氧耗。动脉血压的升高可能伴随着心输出量的增加，但并不一定总是如此。

15.2.1 体循环静脉回流曲线

体循环静脉的血液经两个腔静脉回流至心脏。心脏只能通过主动脉射出从腔静脉接收到的血液，因此在平衡状态下，心输出量等于体循环静脉回流量。在 Guyton 提出的生理模型中，体循环静脉回流量取决于两个方面：一方面是体循环静脉回流阻力，另一方面是上游与下游之间的压力梯度，即体循环平均充盈压（Pms）和右心房压（RAP）之间的压力梯度[2]。体循环平均充盈压是心脏停跳时心血管系统内的压力。此时，至少在组织缺血引起的血管扩张之前，动脉压降低，右心房压升高，两者都趋向于体循环平均充盈压的值。从这个角度来看，心脏泵的生理作用是在血压和体循环平均充盈压之间以及后者与右心房压之间保持压力梯度。

体循环平均充盈压控制产生静脉壁压力的静脉血容量，称为"张力性容量"[2]。此外，还有一个"非张力性容量"，作用在顺应性非常高的静脉壁上，不产生压力，代表的是生理储备，是应对低血容量和休克的一种保护性容量。事实上，交感神经系统的一个杠杆作用就是刺激静脉壁的 α 受体引起静脉收缩，从而聚集部分非张力性容量至体循环，以增加心脏前负荷[3]。

纵坐标上的体循环静脉回流与横坐标上的右心房压构成的关系图显示，右心房压越高，静脉回流量越少(图15.1)。当右心房压等于体循环平均充盈压时,静脉回流量为零(静脉回流曲线与x轴相交)[2]。

当通过输液增加血容量时,张力性容量和Pms增加。由于同一时间内静脉回流阻力没有显著改变,静脉回流量和心输出量应该增加。然而,在继续深入讨论输液的血流动力学的影响之前,还必须考虑另一种生理关系。

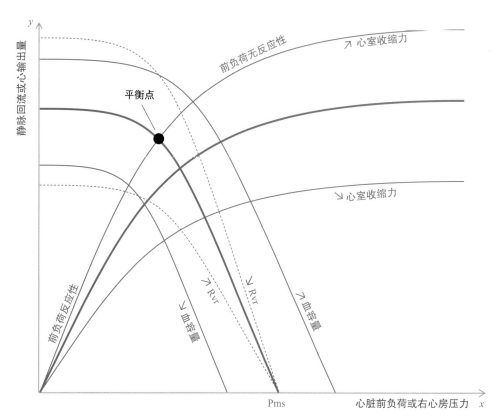

图 15.1　静脉回流和 Frank Starling 曲线

静脉回流曲线为红色,Frank Starling 曲线为蓝色。Pms:体循环平均充盈压;Rvr:静脉回流阻力

15.2.2 心功能曲线

根据 Frank-Starling 曲线 [反应的不是全身静脉回流而是心输出量(CO)与心脏前负荷的关系](图15.1),心脏前负荷的逐渐增加导致 CO 先大幅度增加然后逐渐减少幅度。曲线的初始陡峭部分表示 CO 对前负荷有"反应性"的状态,而后部平坦的部分表示 CO 对前负荷"无反应性"的状态。曲线的斜率取决于心室的收缩功能 [3]。

由于在平衡状态时 CO 等于静脉回流,全身静脉回流曲线和 Frank-Starling 曲线具有相同的 x 轴和 y 轴,所以可叠加在一起(图15.1)[2]。两者的交点处存在的"平衡点"描述了心血管系统处于特定功能状态时所有变量之间的相互关系。

15.3 患者对扩容的反应不持续

扩容用于治疗急性循环衰竭证据很多。然而,在 20 世纪 80 年代,一些研究监测血压的同时还监测了 CO,发现 CO 并不总是随着扩容而增加 [4]。对这些研究的系统性回顾甚至显示,仅有 50% 病例在扩容时伴随 CO 的增加[5]。

造成扩容反应不一致的原因有两方面。首先，从理论上讲，有可能是输液量相对于张力性容量来说太少。例如，几百毫升液体扩容并不足以引起一个静脉扩张程度较高的成年患者心脏前负荷的增加。从这个角度来看，Aya 等人已经证明，至少需要输注 4 ml/kg 以上的液体才能显著提高 Pms，至少应该超过目前技术所能测量到的最小值[6]。

第二个原因，也是主要原因，如果两个心室都处于前负荷无反应的状态，则前负荷的增加将不能导致 CO 的显著增加（图 15.1）[3,7]。值得注意的是，前负荷反应性，也称为前负荷依赖性，是一种生理状态。在患者中，前负荷反应性消失的原因既可以是心室收缩能力的受损（导致心功能曲线斜率降低，如图 15.1 所示），也可以是患者已经接受了一定量的输液（导致心功能曲线向右移动，如图 15.1 所示），或两者兼有。

在前负荷无反应的情况下，扩容将增加 Pms。然而，由于缺乏前负荷反应性，心室内容量的增加不会导致流量的显著增加。相反，心室内压力增加，最终 RAP 也会增加，且增加幅度与 Pms 相同。因此，Pms-RAP 梯度不变，这就解释了为什么静脉回流以及 CO 没有显著改变（图 15.2）[8]。

相反，在前负荷有反应的情况下，输液后心室内容量的增加导致 CO 的增加。左心室内压力稍微升高或不变，结果 RAP 也未发生明显改变，以致 Pms-RAP 压力梯度增加。由于静脉阻力并未显著改变，故静脉回流以及 CO 增加（图 15.2）[8]。

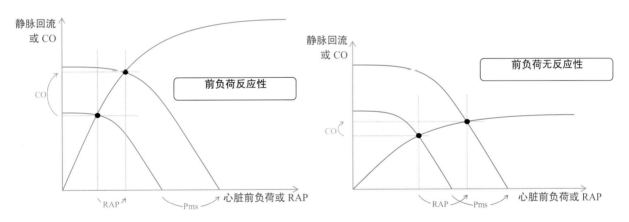

图 15.2　扩容对静脉回流曲线和 Frank-Starling 曲线的影响取决于前负荷反应性
静脉回流曲线为红色，Frank*Starling 曲线为蓝色。CO：心输出量；Pms：体循环平均充盈压；RAP：右心房压；Rvr：静脉回流阻力

15.4 扩容如何改善组织供氧

氧输送是指通过动脉输送的氧流量，其取决于 CO 和动脉氧浓度。因此，在前负荷有反应的情况下，扩容将增加氧输送[9]。但该现象仅在血管内容量增加引起的血液稀释程度没有超过 CO 增加的情况下发生（图 15.3）[9]。

增加氧输送可能会改善氧耗，前提是两者存在依赖关系，即氧耗需求低于氧需求。这一点非常重要，因其意味着只有当出现皮肤、器官低灌注和（或）组织缺氧的临床表现时才应进行扩容治疗。组织缺氧或低灌注可通过高乳酸、高二氧化碳分压相关指标和低静脉氧饱和度加以验证[1]。特别是，必须始终明确前负荷反应性是一种生理状态，仅存在前负荷反应性而无相关临床表现时不鼓励输液治疗。

输液后循环衰竭的改善也取决于微循环、线粒体和器官功能的完整性（图 15.3）[1]。

> **实操建议**
>
> 　　即使输液引起了 CO 的显著增加，也不总是意味着组织供氧的改善。输液对组织供氧的益处应该精确评估。

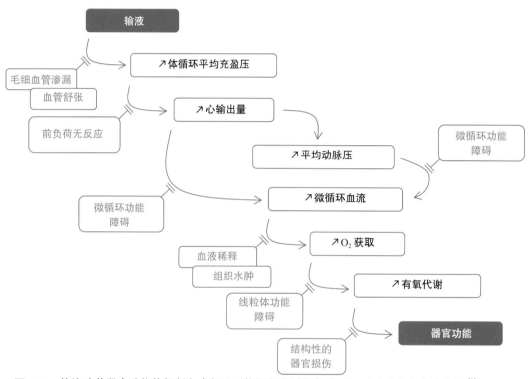

图 15.3　输液改善器官功能的机制和途径及可能阻断此过程的病理因素（转载自参考文献[1]）

15.5 输液是有害的

在输液并不能带来血流动力学益处的情况下，它只能带来害处。然而，当患者不再出现反应性时，液体的毒性作用会越来越明显。增加心脏前负荷、升高血管内静水压和扩大细胞外间隙将导致多种有害作用[10]。

液体的渗漏会导致外周和全身性水肿，这不仅是外观问题。事实上，它可能导致器官水肿或脏器水肿，降低动脉到组织之间的灌注压力梯度。另外，静脉压升高也会降低灌注压力梯度，而中心静脉压（CVP）的升高与肾功能不全[11]和预后不良[12]有关。

血管内容量增加引起的血液稀释是不容忽视的，扩容导致液体无反应性患者血红蛋白下降 8%[9]。血液稀释会导致动脉血氧含量成比例的下降，动脉氧输送也因此下降。如果存在右心衰竭，尤其是急性发展而来的，血管充盈引起的前负荷增加很可能进一步恶化右心衰竭。由于心包的空间限制性，右心室舒张末容积增加可能会使室间隔左移，导致左心室顺应性降低，进一步降低 CO。

对涉及脓毒性休克[13,14]、急性呼吸窘迫综合征[15]和急性肾衰竭[16]等病情的患者的严重病理状态的临床研究已证明，液体平衡（液体进出量差值）是一个独立的预后不良因素，不受其他严重程度相关因素的影响[10]。

扩容的风险也与所用药物本身有关。我们所熟知的羟乙基淀粉与肾脏风险相关，脓毒性休克期间已禁止使用该药物[17]。在大量输液的情况下，等渗盐水可能会引起高氯性酸中毒[18]。

实操建议

在脓毒性休克、急性呼吸窘迫综合征、腹腔高压和急性肾损伤患者中，应注意避免增加总的累积液体量。

值得注意的是，保持液体的进出平衡不仅是低血压和低 CO 时进行间断扩容的结果，也可"维持"患者日常水和电解质需求的液体，以及需要通过静脉纠正现有或进展中缺陷的"替代"液体产生[10]。"维持"液体和"替代"液体可用于体液丢失的疾病，例如引流或结肠造口、瘘管、发热、开放性伤口（包括手术中蒸发、严重烧伤等）以及多尿（盐丢失性肾病或尿崩症）和其他情况[10]。因此，减少总的累积液体量可通过复苏阶段避免扩容以及撤离阶段清除液体来实现[10]。

15.6 预测扩容的反应性

输液并非是无害的治疗方法，液体本身应被视为一种药物。在许多情况下，输液治疗不见得有效，但不良反应却也常见[10]。因此，在开始前预测输液是否有效是符合逻辑的。若使用扩容后观察反应性的预测方法，只有当输液有合理的百分比概率增加 CO 时，我们才能承担输液的风险。

同时，合理的输液策略应该精确评估患者的液体超负荷风险，还要考虑可能加重急性呼吸窘迫综合征、腹腔内高压和右心衰竭[10]。

然而，针对一些扩容很可能增加 CO 情况，早期检测前负荷反应性是不必要的。这种情况包括明显的液体丢失，例如严重的细胞外脱水或出血性休克。另外，脓毒性休克早期静脉扩张将导致明显的相对低血容量，所以液体反应性是十分明确的。在这些情况下，检测前负荷的反应性毫无意义，还可能延迟循环衰竭的治疗。

实操建议

前负荷反应性是一种正常状态。液体反应性评估应在 CO 明显过低（可由组织灌注指标较低提示）时进行。

在撤离阶段进行前负荷反应性试验也可能有用。实际上，在这个阶段的风险是液体清除过多导致 CO 下降和低血压。但只有当两个心室都依赖前负荷时，CO 才会随着液体清除而减少。因此，撤离阶段缺乏前负荷反应性表明液体清除是安全的[19]。

> **实操建议**
>
> 　　在撤离阶段检测前负荷反应性可能是有用的。在前负荷无反应性的情况下，因为清除液体而引起 CO 和血压下降的风险极低。

15.7 如何检测前负荷反应性

15.7.1 静态指标

多年来，液体疗法一直依赖于"静态"的心脏前负荷指标。例如，低 CVP 提示需要输液，而高 CVP 则不起作用。除了 CVP 之外，还可以使用心脏前负荷的许多其他指标，包括通过肺动脉导管测量的肺动脉闭塞压，超声心动图中的 E/e' 比率（只能粗略估计），超声心动图中左心室舒张末期面积或容积，食管多普勒超声中的射血时间，以及跨肺热稀释法测得的全心舒张末期容积。

然而，所有这些指标都不能在输液前预测输液是否有效。除了可能发生的测量误差外，这些前负荷指标还受到生理学的限制。观察 Frank-Starling 曲线，由于曲线的斜率因患者而异，不同患者对相同的前负荷增加会表现出反应性有或无的不同状态（图 15.1）。事实上，许多研究表明，除非在极端情况下，否则单个静态前负荷指标（其中最常用的是 CVP）不能预测液体反应性。

15.7.2 动态指标

与"静态"方法相比，检测前负荷反应性应该基于"动态"方法。其原理是改变心脏前负荷（动态试验），或观察心脏前负荷的自发变化（动态指标）后，监测每搏输出量、心脏输出量或其替代指标的变化。接下来的章节将专门介绍这些试验和指标。目前，动态方法优于静态方法已经得到了明确的证实。

15.8 小结

循环衰竭时的扩容只有在前负荷有反应性的情况下才能增加 CO，最终提高氧输送量。鉴于输液在许多情况下的不良反应，在患者进行输液前就测试前负荷反应性是合理的。基于生理学的前负荷反应性的检测应采用前负荷的动态试验和指标，而不是静态指标。

> **要点**
>
> - 除了明显的液体丢失或输液治疗前的早期脓毒性休克，只有 50% 的患者在扩容后有明显的心输出量增加反应。
> - 过量液体的有害影响已经得到充分证明。
> - 输液的反应并不总是相同，以及液体积聚的危害性都支持在开始输液前先预测液体反应性。
> - 心脏前负荷的静态指标如中心静脉压无法预测液体反应性。
> - 应该使用动态指标或试验进行液体反应性预测。
> - 检测前负荷反应性可能有助于安全的液体清除。

参考文献

[1] Monnet X, Teboul JL. My patient has received fuid. How to assess its effcacy and side effects? Ann Intensive Care. 2018;8(1):54.

[2] Guyton AC, Lindsey AW, Abernathy B, Richardson T. Venous return at various right atrial pressures and the normal venous return curve. Am J Phys. 1957;189(3):609–15.

[3] Magder S. Volume and its relationship to cardiac output and venous return. Crit Care. 2016;20:271.

[4] Calvin JE, Driedger AA, Sibbald WJ. The hemodynamic effect of rapid fuid infusion in critically ill patients. Surgery. 1981;90(1):61–76.

[5] Michard F, Teboul JL. Predicting fuid responsiveness in ICU patients: a critical analysis of the evidence. Chest. 2002;121(6):2000–8.

[6] Aya HD, Rhodes A, Chis Ster I, Fletcher N, Grounds RM, Cecconi M. Hemodynamic effect of different doses of fuids for a fuid challenge: a quasirandomized controlled study. Crit Care Med. 2017;45(2):e161–8.

[7] Monnet X, Marik PE, Teboul JL. Prediction of fuid responsiveness: an update. Ann Intensive Care. 2016;6(1):111.

[8] Guerin L, Teboul JL, Persichini R, Dres M, Richard C, Monnet X. Effects of passive leg raising and volume expansion on mean systemic pressure and venous return in shock in humans. Crit Care. 2015;19:411.

[9] Monnet X, Julien F, Ait-Hamou N, Lequoy M, Gosset C, Jozwiak M, Persichini R, Anguel N, Richard C, Teboul JL. Lactate and venoarterial carbon dioxide difference/arterial-venous oxygen difference ratio, but not central venous oxygen saturation, predict increase in oxygen consumption in fuid responders. Crit Care Med. 2013;41(6):1412–20.

[10] Malbrain M, Van Regenmortel N, Saugel B, De Tavernier B, Van Gaal PJ, Joannes-Boyau O, Teboul JL, Rice TW, Mythen M, Monnet X. Principles of fluid management and stewardship in septic shock: it is time to consider the four D's and the four phases of fluid therapy. Ann Intensive Care. 2018;8(1):66.

[11] Legrand M, Dupuis C, Simon C, Gayat E, Mateo J, Lukaszewicz AC, Payen D. Association between systemic hemodynamics and septic acute kidney injury in critically ill patients: a retrospective observational study. Crit Care. 2013;17(6):R278.

[12] Chen CY, Zhou Y, Wang P, Qi EY, Gu WJ. Elevated central venous pressure is associated with increased mortality and acute kidney injury in critically ill patients: a meta-analysis. Crit Care. 2020;24(1):80.

[13] Sakr Y, Rubatto Birri PN, Kotfs K, Nanchal R, Shah B, Kluge S, Schroeder ME, Marshall JC, Vincent JL. Intensive care over nations I: higher fuid balance increases the risk of death from Sepsis: results from a large international audit. Crit Care Med. 2017;45(3):386–94.

[14] Vincent JL, Sakr Y, Sprung CL, Ranieri VM, Reinhart K, Gerlach H, Moreno R, Carlet J, Le Gall JR, Payen D, et al. Sepsis in European intensive care units: results of the SOAP study. Crit Care Med. 2006;34(2):344–53.

[15] Jozwiak M, Silva S, Persichini R, Anguel N, Osman D, Richard C, Teboul JL, Monnet X. Extravascular lung water is an independent prognostic factor in patients with acute respiratory distress syndrome. Crit Care Med. 2013;41(2):472–80.

[16] Payen D, de Pont AC, Sakr Y, Spies C, Reinhart K, Vincent JL. A positive fuid balance is associated with a worse outcome in patients with acute renal failure. Crit Care. 2008;12(3):R74.

[17] Rhodes A, Evans LE, Alhazzani W, Levy MM, Antonelli M, Ferrer R, Kumar A, Sevransky JE, Sprung CL,

Nunnally ME, et al. Surviving Sepsis campaign: international guidelines for Management of Sepsis and Septic Shock: 2016. Intensive Care Med. 2017;43(3):304–77.

[18] Guidet B, Soni N, Della Rocca G, Kozek S, Vallet B, Annane D, James M. A balanced view of balanced solutions. Crit Care. 2010;14(5):325.

[19] Monnet X, Cipriani F, Camous L, Sentenac P, Dres M, Krastinova E, Anguel N, Richard C, Teboul JL. The passive leg raising test to guide fuid removal in critically ill patients. Ann Intensive Care. 2016;6(1):46.

16. 动态指标

泽维尔·莫内（Xavier Monnet），让-路易·特布尔（Jean–Louis Teboul）

16.1 概述

预测心输出量（CO）和每搏输出量（SV）对扩容的反应性方法可分为直接观测的动态指标和需要干预的动态试验。动态指标评估机械通气患者在前负荷依赖下 SV 的变异性。在本章中，我们将详细介绍指标的基本原理、实际的应用以及局限性。动态试验将在另一章中介绍。

16.2 每搏输出量和动脉脉搏压的呼吸变异度

16.2.1 原理

指标的呼吸变异与心肺交互作用有关：正压通气导致左右心室负荷出现周期变化。简而言之，其原理是两个心室对前负荷的反应性越高，SV 在吸气时增加越多在呼气时减少越多[1,2]。

在吸气时，主要分布在胸膜间隙的胸膜腔内压增加。胸膜腔内压的增加可以传递到与胸膜直接接触的心壁较薄的右心房（图 16.1）。右心房压力（RAP）的升高降低了全身静脉回流的压力梯度，右心室前负荷减少。如果右心室对前负荷有反应性，SV 降低。右心室 SV 的降低可以传递到左心室，左心室前负荷也下降。由于肺的传递延迟，下降发生在呼气相。如果左心室对前负荷有反应性，则前负荷的下降会导致其 SV 减少[2]（图 16.1）。

其他现象也可能在这一过程中发挥作用。除右心室前负荷降低外，正压吸气降低了左心室内外的压力梯度，有利于左心室射血和减少后负荷，有助于吸气时左心室 SV 的增加[2]。此外，胸膜腔内压的增加会增加跨肺压（肺泡压 - 胸膜腔内压），挤压肺血管将血液推向左心室，有助于增加前负荷[2]（图 16.1）。

总的来说，所有这些现象都解释了正压机械通气时，两个心室对前负荷有反应性的情况下，SV 在吸气时增加，在呼气时减少。这种模式有时被称为"反奇脉"。

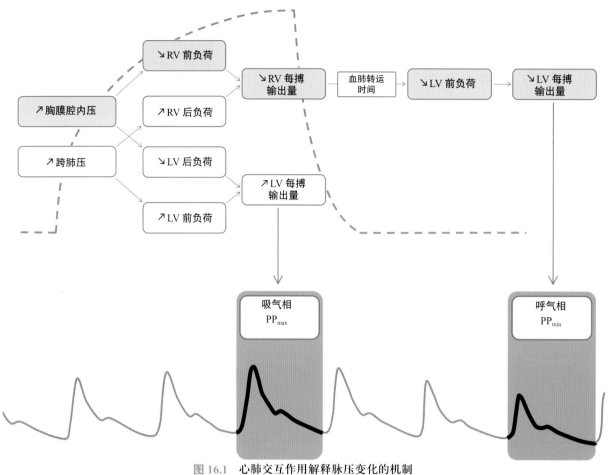

图 16.1　心肺交互作用解释脉压变化的机制

顶部气道压力描记，底部动脉压力描记。LV：左心室；PP：脉压；RV：右心室（经许可改编自参考文献[1]）

16.2.2 替代指标

原则上，前负荷反应性可通过显著的 SV 呼吸变异检测（图 16.2）。所以，实际的问题是了解哪些指标可以用于床边评估 SV 并量化其呼吸变异。

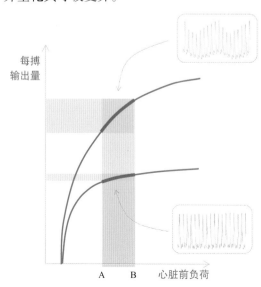

图 16.2　Frank-Starling 关系、前负荷反应性和脉搏压力变化（经许可改编自参考文献[2]）

16.2.2.1 动脉脉压

用于反映 SV 呼吸变异的第一个指标是动脉脉压[3]。事实上，收缩期和舒张期的压差与 SV 成正比，与动脉顺应性成反比[4]。

大量研究及 Meta 分析表明，脉压变异度（PPV）可以检测前负荷反应性并预测患者对扩容的反应[5]。在预测前负荷反应性的试验和指标中，PPV 的证据最为充分。它是一个呼吸周期中最大和最小脉压差的差值除以两者平均值的比值（图 16.3）。诊断的临界值为 12%（四分位间距为 10%~13%）[5]。

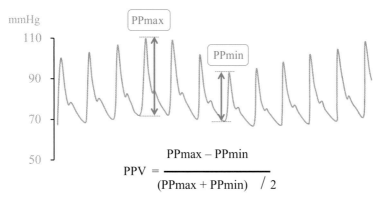

$$PPV = \frac{PPmax - PPmin}{(PPmax + PPmin) \ / \ 2}$$

图 16.3　根据动脉压力曲线计算脉搏压力变化（PP：脉压；PPV：脉压变异度）

以前 PPV 只能通过动脉压力曲线手动计算[3]。如今，所有测量血压的监测设备都会持续显示一个自动计算的 PPV 值。这主要是通过动脉导管获得的动脉压力曲线计算而来，也可以根据无创容积钳技术获得的压力曲线计算获得[6,7]。

16.2.2.2 动脉脉搏波形分析

血压曲线及脉搏波形分析可以估测 SV 和 CO。这些估测方法的主要依据是 SV、动脉压和动脉顺应性三者之间的生理关系[8]。由于这种评估在每一个心动周期中进行一次，故该技术也可测量每搏变异度（SVV）[9]。

临床研究已经证实了 SVV 预测液体反应性的有效性。一项 Meta 分析显示，在机械通气的患者中，SVV 预测液体反应性的精确度较心脏前负荷的静态指标高[10]。因为脉压（PP）的变化只是 SV 变化的一种估计，有人可能会认为在预测液体反应性方面 SVV 比 PPV 更好。然而，在这项 Meta 分析中，SVV 的准确性明显低于 PPV[10]。这并不奇怪，因为相比于更复杂的 SVV 计算，PPV 的计算更不容易出现错误[8]。PPV 相对于 SVV 的另一个优点是它的测量仅需要一个简单的动脉导管。

16.2.2.3 左心室流出道血流

心脏超声通过脉冲多普勒测量射血时左心室流出道的血流速度。信号面积（速度 - 时间积分）与每搏输出量成正比。左心室流出道血流（如峰值速度）的呼吸变异可以用来检测前负荷反应性[11]。当手头没有监测技术并且超声心动图是评估血流动力学的唯一手段时，这在临床实践中可能会很有趣。然而，测量左心室流出道信号的呼吸变化是很困难的，尤其是经胸途径，因为超声波束仍必须保持在流出道内，而通气会使其发生运动。至少当有动脉测压管时，直接通过导管评估 PPV 会容易得多。

16.2.2.4 食管多普勒信号的振幅

食管多普勒利用位于食管上的装备有多普勒发射器-传感器的探头测量相邻降主动脉的血流速度。虽然测量点位于头颈部血管分叉之后的下游，同时信号受到主动脉生理特征的影响，但其仍像左心室流出道的多普勒一样反映 SV。

食管多普勒通过测量主动脉血流及主动脉直径随呼吸的变化，来证实主动脉血流的呼吸变异代表前负荷反应性的程度，进而可用来预测患者的液体反应性[17]。然而，目前唯一可用的食管多普勒并不直接测量主动脉直径，而是根据患者的体重、身高和性别进行估计。因此，食管多普勒将主动脉直径当作恒定值，但实际上并非如此，主动脉直径是随动脉压变化而变化的[13]。食管多普勒在评估前负荷反应时使用的唯一呼吸变异是主动脉流速，但主动脉流速只是血流变化的一部分。尽管如此，食管多普勒对液体反应性的预测是可接受的[14]。然而，其他研究清楚地表明，食管多普勒主动脉流速的呼吸变异对液体反应性的预测比血流的呼吸变异差[13,15]。

16.2.2.5 动脉多普勒信号的振幅

在某些外周动脉中的多普勒血流速度的呼吸变异也被一些研究用来反映 SVV 以及作为前负荷反应性的指标，例如颈动脉水平[16,17]和肱动脉水平[18]峰值流速的呼吸变异。后者似乎比前者的效果差[19]。这些指标尚未被证明比 PPV 表现更好，因此只有在无法记录动脉压力曲线时才能将这些指标用作替代指标。

16.2.3 局限性

所有通过估计 SV 的呼吸变异来检测前负荷反应性的指标都受限于一些临床条件（表 16.1）。

表 16.1　PPV 和 SVV 不太可靠的情况

自主呼吸	假阳性
心律失常	假阳性
低 Vt/ 低肺顺应性	假阴性
开胸	假阴性
腹腔内压力增加	假阳性
非常高的呼吸频率（HR/RR < 3.6）	假阴性
右心衰竭[a]	假阳性

HR：心率；RR：呼吸频率；Vt：潮气量，经许可改编自参考文献[2]
[a] 有关详细信息，请参阅文本

16.2.3.1 自主呼吸

自主呼吸时，用力呼吸的不规则性，无论是速率还是幅度，都可能是 SV 随时间变化的原因，但这些变化与前负荷反应性无关。这是导致 PPV 和 SVV 假阳性的原因之一（表 16.1）。这种情况也发生在呼吸周期受机械通气控制的患者中，因为机械通气可能导致肺泡压力的不规则改变[20]。这种限制在临床医生努力减少机械通气患者的镇静药物时更明显。

然而，一些研究者已表明，在自主呼吸的情况下，可以通过咬嘴来标准化清醒患者的用力呼吸[21]。深吸气引起的 SV 变化可通过该装置可靠地检测前负荷的反应性。尽管该发现很有趣，但结果是需要研究验证的。这种方法能否用于可以持续深吸气的呼吸窘迫患者也是值得怀疑的。

16.2.3.2 急性呼吸窘迫综合征

在急性呼吸窘迫综合征（ARDS）的情况下，有两个因素会导致 SV 呼吸变异的指标出现假阴性。第一个因素是，这些患者以低潮气量（Vt）通气，低 Vt 的胸膜腔内压变化小于高 Vt。结果，对于相同程度的前负荷反应性，SV 的周期变化较小。这种情况造成了 PPV 的假阴性[22]（表 16.1）。在实践中，考虑到以下情况很重要：低 Vt 通气的情况下出现高 PPV 值提示前负荷反应性，但低 PPV 值并不能排除前负荷反应性。

在 Vt 较小的情况下，仍然可以通过"潮气量负荷试验"使用 PPV 来检测前负荷反应性[23]。该试验（将在下一章中详细介绍）包括暂时将 Vt 从 6 ml/kg 增加到 8 ml/kg，并观察其对 PPV 的影响。研究表明，如果 PPV 升高超过 3.5%，则强烈怀疑前负荷有反应[23]。克服低 Vt 情况下使用 PPV 局限性的另一种方法是将 PPV 除以食管压力的呼吸变化[24]。这种方法的缺点是需要用到食管探头。

在 ARDS 病例中，限制 PPV 和 SVV 可靠性的第二个因素是患者肺顺应性降低（表 16.1）。在这种情况下，与通气相连的肺泡压变化传递到心腔和胸内血管的程度较小。研究表明，当呼吸系统顺应性（Crs）> 30 ml/cmH$_2$O 时，PPV 能准确预测出前负荷反应性，而当 Crs ≤ 30 ml/cmH$_2$O 时，预测效果较差，主要是由于假阴性率高[25]。有趣的是，两种情况下患者也会出现液体反应性：① Vt < 8 ml/kg，Crs > 30 ml/cmH$_2$O，高 PPV；② Vt > 8 ml/kg，Crs ≤ 30 ml/cmH$_2$O，低 PPV。该结果提示造成较差的 PPV 预测值的影响因素中，低 Crs 较低 Vt 的作用更为重要[25]。

16.2.3.3 心律失常

很容易理解，在心房颤动或期前收缩很频繁的情况下，收缩期射血量变化的原因不仅是前负荷反应性。这是导致 PPV 和 SVV 假阳性的原因之一（表 16.1）。

16.2.3.4 很高的呼吸频率

在高呼吸频率的情况下，一个呼吸周期中心动周期的数量太少以致 PPV 变化无法达到极值。一项临床研究表明，当心率 / 呼吸频率的比值低于 3.6 时，PPV 的可靠性降低[26]。然而，这种情况对应的呼吸频率在临床实践中并不常见（例如，呼吸频率 28 次 / 分钟而心率 100 次 / 分钟）。

16.2.3.5 右心室功能障碍

右心室功能障碍可能导致 PPV 值发生假阳性。机械吸气通过跨肺压对肺泡内微血管的压迫作用对右心室后负荷产生了显著影响。右心室衰竭并扩张对后负荷的敏感性高于前负荷，所以吸气期间右心室每搏输出量的减少与右心室后负荷的关系较前负荷大。两项临床研究报告了右心室功能障碍时无液体反应性的高 PPV 值（> 12%）[27,28]。但在这些研究中 Vt > 8 ml/kg，而使用较低的 Vt 时右心室后负荷的依赖性减弱。此外，这些研究中评估右心室功能的方式也存在争议。

> **实操建议**
>
> 　　如果 PPV 或 SVV 在心律失常和自主呼吸（导致假阳性）的情况下较低，或者在低潮气量和低肺顺应性（导致假阴性）的情况下较高，则前负荷反应性仍有可能存在。

16.2.3.6 腹内高压

　　一项动物研究表明，PPV 也可以预测腹内高压患者的前负荷反应性，但阈值要高于腹压正常的病例[29]。但该研究的实验条件比较极端（腹内压快速升高，腹内压值非常高，Vt 高且胸廓顺应性低），与患者实际情况相差甚远。相反，一项针对急性肝衰竭通气患者的临床研究显示，PPV 可预测前负荷反应性，但速度 - 时间积分的呼吸变异预测性差[30]。

16.2.3.7 脉压呼吸变异的"灰色区域"

　　一项使用复杂的统计方法的研究表明，PPV 值存在一个 9%~13% 的"灰色区域"，此范围内 PPV 的敏感度或特异度低于 90%[31]。据估计，实际中碰到的 24% 的 PPV 值仍处于这个范围内[31]。事实上，灰色区域分析的概念表达了这样一个事实：对于任何连续性的诊断变量，PPV 离诊断阈值越远，预测液体反应性或无反应性的准确性就越高。然而，需要牢记的是，PPV 值处于"灰色区域"的比例不容忽视。

> **实操建议**
>
> 　　PPV/SVV 离 13% 的诊断阈值越远，诊断前负荷反应性或无反应性的可能性就越大。

16.2.3.8 临床场景

　　在 ICU 实践中，PPV 和 SVV 可靠性降低的情况是相当普遍的。现今更是如此，因为患者镇静剂使用较少，低 Vt 通气比以前更常见，并且心律失常并不少见。最近的一项前瞻性研究报道，PPV 和 SVV 不受限制可靠使用的情况约占 17%[32]。

　　在手术室环境中，PPV 和 SVV 的监测（有创或无创）保留有预测价值，因为其适用条件通常已得到满足。重症监护医生和麻醉医生必须始终谨记 PPV 和 SVV 的局限性，忽视该局限可能会导致严重的误诊。然而，一项调查表明，很大一部分重症监护医生并不完全了解影响 PPV/SVV 判读的所有因素[33]。

16.2.4 小结

　　PP 和 SV 的变化在许多情况下不能使用，特别是在重症监护病房。但它们是经过验证的评估前负荷反应性的可靠指标。此外，当它们被使用时，有多种床边血流动力学监测仪自动测量的优点。此外，PPV 分析是一种不需要测量心输出量的预测前负荷反应性的方法。

16.3 体积描记法信号振幅的呼吸变异

16.3.1 原理

体积描记法通过测量血红蛋白的氧分数来预估传感器下的血液量，并随心动周期变化。实际上，该信号分为非脉冲和脉冲两部分，非脉冲部分不会显示在检测仪显示屏上，脉冲部分反映传感器下方含氧血液量的变化。两部分之间的比例即"灌注指数"，主要取决于 SV 和血管收缩程度，此外还和静脉充血的程度有关 [34]。

因此，灌注指数的呼吸变异被认为反映了 SV 的呼吸变异 [35]。一些床边监护仪可以自动测量灌注指数。有些监护仪还自动计算其变异并显示为"脉搏灌注变异指数（PVI）"。

16.3.2 可靠性

事实上，一些研究中显示，体积描记信号幅度的显著变异 [36,37] 或高体积变异指数 [5,10] 可以预测液体反应性。然而，应该指出的是，一些研究显示阳性结果在重症监护患者比手术室患者少 [38]，且使用升压药患者更不易出现阳性结果 [39,40]。这可能与以下事实有关：SV 是灌注指数的决定因素之一，但并不是唯一的决定因素。特别是，危重患者的血管收缩程度高于手术和麻醉患者，可能是 PVI 诊断可靠性较低的原因。

此外，体积描记法信号振幅的变化与 PPV 和 SVV 具有许多共同的局限性：自主呼吸、心律失常和急性呼吸窘迫综合征的存在显然是造成假阳性和假阴性的原因。

16.3.3 小结

在没有持续动脉压监测的情况下，体积描记法信号振幅呼吸变异或 PVI 可以用于替代 PPV。对危重症患者进行的研究结果显示，在血管强力收缩的情况下，PVI 可靠性下降。

16.4 腔静脉的直径的呼吸变异

16.4.1 原理

腔静脉随呼吸变化涉及多种情况。在下腔静脉中，机械通气将导致中心静脉压（CVP）发生变化。这种变化在前负荷依赖性的情况下比在前负荷无反应的情况下更大 [41]。换句话说，下腔静脉的壁内压是变化的。此外，胸膜腔内压变化可向腹腔传递解释了为何静脉壁外压会发生周期性变化。如果静脉顺应性高，下腔静脉直径的变异可能更大，更容易在低血容量时发生。在上腔静脉中，情况是相同的，当然除了壁外压以外还有胸膜腔内压的影响。

因此，下腔静脉或上腔静脉直径的变异不能用心脏前负荷变化引起的 SV 变化来解释。例如，这些变异并不像 PPV 或 SVV 那样反映 Frank-Starling 曲线的斜率。

16.4.2 可靠性

以上可能是这些指标反映前负荷反应性的可靠性普遍较差的原因。尽管最初的研究是乐观的，但随后的几篇文章报告了中等或较差的诊断能力。一些 Meta 分析证实了这些结果 [42,43]。一项纳入 540 例患者的大型多中心研究显示，下腔静脉呼吸变异预测液体反应性的受试者操作特征曲线（ROC）下面积仅为 0.65，上腔静脉呼吸变异的 ROC 面积为 0.74[44]。

16.4.3 局限性

除了缺乏可靠性外，基于腔静脉直径的指标无法在多种临床情况下使用。

与 PPV 和 SVV 相同，这些指标在潮气量低且肺顺应性低的情况下会出现假阴性。自主呼吸也会诱发假阳性，原因与 PPV 和 SVV 相同。另外，由于变异与心动周期无关，因此在心律失常的情况下，这些指标仍然有效。对于下腔静脉，腹内高压也是会降低指标可靠性的一种情况。

实操建议

如果有动脉导管，应使用 PPV 或 SVV 代替下腔静脉或上腔静脉直径变异来检测前负荷反应性。

16.4.4 小结

上腔静脉或下腔静脉直径的变化并不直接反映每搏输出量与心脏前负荷之间的关系，因为它们还受到血管壁外压力的影响。现在已经明确这些是反映液体反应性可靠性最低的指标。此外，其应用条件也与 PPV 和 SVV 类似。

16.5 结论

插管患者正压机械通气引起的心脏负荷的变化使得应用不完全等效的指标评估前负荷反应性成为可能。PPV 和 SVV 被认为是非常可靠的指标，腔静脉直径的呼吸变异的诊断能力较低。体积描记法信号振幅呼吸变异性的可靠性有时受到质疑。无论这些指标代表什么，由于它们的使用条件非常严格，只能在有限的危重患者中使用。为了绕开这个重要的限制，我们使用动态试验。

要点

- PPV 是得到最强证据支持的检测前负荷反应性的指标。
- 上腔静脉或下腔静脉直径的呼吸变异是检测前负荷反应性的最不可靠指标。
- 在心律失常（假阳性）、自主呼吸（假阳性）和急性呼吸窘迫综合征（假阴性）的情况下，动态指标可靠性降低。
- 体积描记法信号振幅的呼吸变异在重症监护病房中可能不如在手术室中可靠。

参考文献

[1] Michard F, Teboul JL. Using heart-lung interactions to assess fuid responsiveness during mechanical ventilation. Crit Care. 2000;4(5):282–9.

[2] Teboul JL, Monnet X, Chemla D, Michard F. Arterial pulse pressure variation with mechanical ventilation. Am J Resp Crit Care Med. 2019;199(1):22–31.

[3] Michard F, Boussat S, Chemla D, Anguel N, Mercat A, Lecarpentier Y, Richard C, Pinsky MR, Teboul JL. Relation between respiratory changes in arterial pulse pressure and fuid responsiveness in septic patients with acute circulatory failure. Am J Resp Crit Care Med. 2000;162(1):134–8.

[4] Chemla D, Hebert JL, Coirault C, Zamani K, Suard I, Colin P, Lecarpentier Y. Total arterial compliance estimated by stroke volume-to-aortic pulse pressure ratio in humans. Am J Phys. 1998;274(2 Pt 2):H500–5.

[5] Yang X, Du B. Does pulse pressure variation predict fuid responsiveness in critically ill patients? A systematic review and meta-analysis. Crit Care. 2014;18(6):650.

[6] Monnet X, Dres M, Ferre A, Le Teuff G, Jozwiak M, Bleibtreu A, Le Deley MC, Chemla D, Richard C, Teboul JL. Prediction of fuid responsiveness by a continuous non-invasive assessment of arterial pressure in critically ill patients: comparison with four other dynamic indices. Br J Anaesth. 2012;109(3):330–8.

[7] Biais M, Stecken L, Ottolenghi L, Roullet S, Quinart A, Masson F, Sztark F. The ability of pulse pressure variations obtained with CNAPTM device to predict fuid responsiveness in the operating room. Anesth Analg. 2011;113:523–8.

[8] Jozwiak M, Monnet X, Teboul JL. Pressure waveform analysis. Anesth Analg. 2018;126(6):1930–3.

[9] Berkenstadt H, Margalit N, Hadani M, Friedman Z, Segal E, Villa Y, Perel A. Stroke volume variation as a predictor of fuid responsiveness in patients undergoing brain surgery. Anesth Analg. 2001;92(4):984–9.

[10] Marik PE, Cavallazzi R, Vasu T, Hirani A. Dynamic changes in arterial waveform derived variables and fuid responsiveness in mechanically ventilated patients: a systematic review of the literature. Crit Care Med. 2009;37(9):2642–7.

[11] Feissel M, Michard F, Mangin I, Ruyer O, Faller JP, Teboul JL. Respiratory changes in aortic blood velocity as an indicator of fuid responsiveness in ventilated patients with septic shock. Chest. 2001;119(3):867–73.

[12] Monnet X, Rienzo M, Osman D, Anguel N, Richard C, Pinsky MR, Teboul JL. Esophageal Doppler monitoring predicts fuid responsiveness in critically ill ventilated patients. Intensive Care Med. 2005;31(9):1195–201.

[13] Monnet X, Chemla D, Osman D, Anguel N, Richard C, Pinsky MR, Teboul JL. Measuring aortic diameter improves accuracy of esophageal Doppler in assessing fuid responsiveness. Crit Care Med. 2007;35(2):477–82.

[14] Guinot PG, de Broca B, Bernard E, Abou Arab O, Lorne E, Dupont H. Respiratory stroke volume variation assessed by oesophageal Doppler monitoring predicts fuid responsiveness during laparoscopy. Br J Anaesth. 2014;112(4):660–4.

[15] Guinot PG, de Broca B, Abou Arab O, Diouf M, Badoux L, Bernard E, Lorne E, Dupont H. Ability of stroke volume variation measured by oesophageal Doppler monitoring to predict fuid responsiveness during surgery. Br J Anaesth. 2013;110(1):28–33.

[16] Yin WH, Chen Y, Jin XD, Zuo YY, Kang Y, Wang B, Zeng XY. Measurement of peak velocity variation of common carotid artery with bedside ultrasound to estimate preload in surgery ICU. Sichuan Da Xue Xue Bao Yi

Xue Ban. 2013;44(4):624–8.

[17] Song Y, Kwak YL, Song JW, Kim YJ, Shim JK. Respirophasic carotid artery peak velocity variation as a predictor of fuid responsiveness in mechanically ventilated patients with coronary artery disease. Br J Anaesth. 2014;113(1):61–6.

[18] Monge Garcia MI, Gil Cano A, Diaz Monrove JC. Brachial artery peak velocity variation to predict fuid responsiveness in mechanically ventilated patients. Crit Care. 2009;13(5):R142.

[19] Yao B, Liu JY, Sun YB. Respiratory variation in peripheral arterial blood fow peak velocity to predict fuid responsiveness in mechanically ventilated patients: a systematic review and meta-analysis. BMC Anesthesiol. 2018;18(1):168.

[20] Monnet X, Rienzo M, Osman D, Anguel N, Richard C, Pinsky MR, Teboul JL. Passive leg raising predicts fuid responsiveness in the critically ill. Crit Care Med. 2006;34(5):1402–7.

[21] Preau S, Dewavrin F, Soland V, Bortolotti P, Colling D, Chagnon JL, Durocher A, Saulnier F. Hemodynamic changes during a deep inspiration maneuver predict fuid responsiveness in spontaneously breathing patients. Cardiol Res Pract. 2012;2012:191807.

[22] De Backer D, Heenen S, Piagnerelli M, Koch M, Vincent JL. Pulse pressure variations to predict fuid responsiveness: infuence of tidal volume. Intensive Care Med. 2005;31(4):517–23.

[23] Myatra SN, Prabu SR, Divatia JV, Monnet X, Kulkarni AP, Teboul JL. The changes in pulse pressure variation or stroke volume variation after a "tidal volume challenge" reliably predict fuid responsiveness during low tidal volume ventilation. Crit Care Med. 2017;45:415–23.

[24] Liu Y, Wei LQ, Li GQ, Yu X, Li GF, Li YM. Pulse pressure variation adjusted by respiratory changes in pleural pressure, rather than by tidal volume, reliably predicts fuid responsiveness in patients with acute respiratory distress syndrome. Crit Care Med. 2016;44(2):342–51.

[25] Monnet X, Bleibtreu A, Ferré A, Dres M, Gharbi R, Richard C, Teboul JL. Passive leg raising and endexpiratory occlusion tests perform better than pulse pressure variation in patients with low respiratory system compliance. Crit Care Med. 2012;40:152–7.

[26] De Backer D, Taccone FS, Holsten R, Ibrahimi F, Vincent JL. Infuence of respiratory rate on stroke volume variation in mechanically ventilated patients. Anesthesiology. 2009;110(5):1092–7.

[27] Wyler von Ballmoos M, Takala J, Roeck M, Porta F, Tueller D, Ganter CC, Schroder R, Bracht H, Baenziger B, Jakob SM. Pulse-pressure variation and hemodynamic response in patients with elevated pulmonary artery pressure: a clinical study. Crit Care. 2010;14(3):R111.

[28] Mahjoub Y, Pila C, Friggeri A, Zogheib E, Lobjoie E, Tinturier F, Galy C, Slama M, Dupont H. Assessing fuid responsiveness in critically ill patients: false positive pulse pressure variation is detected by Doppler echocardiographic evaluation of the right ventricle. Crit Care Med. 2009;37(9):2570–5.

[29] Jacques D, Bendjelid K, Duperret S, Colling J, Piriou V, Viale JP. Pulse pressure variation and stroke volume variation during increased intra-abdominal pressure: an experimental study. Crit Care. 2011;15(1):R33.

[30] Audimoolam VK, McPhail MJ, Willars C, Bernal W, Wendon JA, Cecconi M, Auzinger G. Predicting fuid responsiveness in acute liver failure: a prospective study. Anesth Analg. 2017;124(2):480–6.

[31] Cannesson M, Le Manach Y, Hofer CK, Goarin JP, Lehot JJ, Vallet B, Tavernier B. Assessing the diagnostic accuracy of pulse pressure variations for the prediction of fuid responsiveness: a "gray zone" approach.

Anesthesiology. 2011;115(2):231–41.

[32] Preau S, Dewavrin F, Demaeght V, Chiche A, Voisin B, Minacori F, Poissy J, Boulle-Geronimi C, Blazejewski C, Onimus T, et al. The use of static and dynamic haemodynamic parameters before volume expansion: a prospective observational study in six French intensive care units. Anaesth Crit Care Pain Med. 2015;35:93–102.

[33] Fischer MO, Dechanet F, du Cheyron D, Gerard JL, Hanouz JL, Fellahi JL. Evaluation of the knowledge base of French intensivists and anaesthesiologists as concerns the interpretation of respiratory arterial pulse pressure variation. Anaesth Crit Care Pain Med. 2015;34(1):29–34.

[34] Cannesson M, Desebbe O, Hachemi M, Jacques D, Bastien O, Lehot JJ. Respiratory variations in pulse oximeter waveform amplitude are infuenced by venous return in mechanically ventilated patients under general anaesthesia. Eur J Anaesthesiol. 2007;24(3):245–51.

[35] Cannesson M, Besnard C, Durand PG, Bohe J, Jacques D. Relation between respiratory variations in pulse oximetry plethysmographic waveform amplitude and arterial pulse pressure in ventilated patients. Crit Care. 2005;9(5):R562–8.

[36] Sandroni C, Cavallaro F, Marano C, Falcone C, De Santis P, Antonelli M. Accuracy of plethysmographic indices as predictors of fuid responsiveness in mechanically ventilated adults: a systematic review and metaanalysis. Intensive Care Med. 2012;38(9):1429–37.

[37] Cannesson M, Attof Y, Rosamel P, Desebbe O, Joseph P, Metton O, Bastien O, Lehot JJ. Respiratory variations in pulse oximetry plethysmographic waveform amplitude to predict fuid responsiveness in the operating room. Anesthesiology. 2007;106(6):1105–11.

[38] Chu H, Wang Y, Sun Y, Wang G. Accuracy of pleth variability index to predict fuid responsiveness in mechanically ventilated patients: a systematic review and meta-analysis. J Clin Monit Comput. 2015;30:265–74.

[39] Biais M, Cottenceau V, Petit L, Masson F, Cochard JF, Sztark F. Impact of norepinephrine on the relationship between pleth variability index and pulse pressure variations in ICU adult patients. Crit Care. 2011;15(4):R168.

[40] Monnet X, Guerin L, Jozwiak M, Bataille A, Julien F, Richard C, Teboul JL. Pleth variability index is a weak predictor of fuid responsiveness in patients receiving norepinephrine. Br J Anaesth. 2013;110(2):207–13.

[41] Magder S, Georgiadis G, Cheong T. Respiratory variations in right atrial pressure predict the response to fuid challenge. J Crit Care. 1992;1992(7):76–85.

[42] Long E, Oakley E, Duke T, Babl FE. Paediatric research in emergency departments international C: does respiratory variation in inferior vena cava diameter predict fuid responsiveness: a systematic review and meta-analysis. Shock. 2017;47(5):550–9.

[43] Das SK, Choupoo NS, Pradhan D, Saikia P, Monnet X. Diagnostic accuracy of inferior vena caval respiratory variation in detecting fuid unresponsiveness: a systematic review and meta-analysis. Eur J Anaesthesiol. 2018;35(11):831–9.

[44] Vieillard-Baron A, Evrard B, Repesse X, Maizel J, Jacob C, Goudelin M, Charron C, Prat G, Slama M, Geri G, et al. Limited value of end-expiratory inferior vena cava diameter to predict fuid responsiveness impact of intra-abdominal pressure. Intensive Care Med. 2018;44(2):197–203.

17. 动态试验

泽维尔·莫内（Xavier Monnet），让 - 路易·特布尔（Jean–Louis Tebo）

17.1 概述

前一章介绍的动态指标需要在机械通气下观察血流动力学变量。与动态指标不同，预测前负荷反应性的动态试验则需要进行简单的外部干预，包括少量液体扩容、机械通气或体位改变，这些干预可显著改变心脏前负荷。由此产生的心输出量（CO）、每搏输出量或评估它们的血流动力学变量的变化越大，前负荷反应性（或前负荷依赖性）就越大，则 CO 对扩容的反应就越大。

17.2 扩容试验

17.2.1 标准扩容试验

动态检测前负荷反应性最显著的方法是进行扩容并测量 CO 的反应。事实上，通过注射 300~500 ml 液体来指导输液治疗已经使用了很多年 [1]。然而，扩容"试验"不是诊断性测试，而是疗法本身。一个患者刚对扩容试验有反应并显著增加了 CO，但在下一次试验中是否仍有反应并不确定，因为第一次试验中 300 ml 或 500 ml 的输液可能已使患者不再对前负荷的增加产生反应。

扩容试验的另一个缺点是它需要直接测量 CO（表 17.1）。事实上，如果仅通过测量血压来评估其影响，则其对 CO 的影响的评估可靠性很差 [2]，甚至根本不可靠 [3]。从这个角度来看，扩容试验与我们稍后阐述的被动抬腿（PLR）试验没有什么不同。此外，输注 300 ml 或 500 ml 晶体液或胶体液不可避免地会导致血液明显稀释，因而会减少氧输送 [4]。

最后，扩容试验的主要缺点是它的不可逆性。多次低血压发作的患者反复使用只会导致容量超负荷。从这个角度来看，可能必须考虑对不能耐受液体超负荷的患者进行扩容试验的特殊风险。

17.2.2 小剂量扩容试验

这就是一些作者建议进行小剂量扩容来诱导心脏前负荷变化的原因。Muller 等人首次证明，当输注 100 ml 胶体液后通过超声测量左心室流出道速度 - 时间积分的变化可以检测到液体反应性 [5]。

然而，由小剂量扩容试验引起的 CO 变化很小。因此，该方法需要非常精确地测量 CO（表 17.1）。从这个角度来看，超声心动图可能不是很理想的测量方法 [6]，特别是在非专业人员操作时，所以更精确的技术可能更合适。例如，能够检测 CO 微小变化的脉搏曲线分析技术 [7,8]。

小剂量扩容试验的液体量过少可能导致应用局限。极少量的液体可能无法显著地增加张力性容量 [9]。

即使有增加，如果 CO 测量技术不够精确，在前负荷依赖的情况下诱导的 CO 变化也可能无法检测到。例如已经表明，仅用 50 ml 液体进行的小剂量扩容试验无法检测到前负荷反应性[7]。

表 17.1　预测前负荷反应性的试验总结（带诊断阈值和局限性）

传统的扩容试验（300~500 ml）	心输出量	15%[a]	• 需要直接测量心输出量 • 如果重复，会导致输液过度
小剂量扩容试验（100 ml）	心输出量	6%[b]	• 需要精确的心输出量测量技术 • 如果重复，会导致输液过度
呼气末阻断试验	心输出量	5%	• 不能用于未插管的患者 • 不能用于中断 15 秒呼吸暂停的患者
潮气量试验	脉压变化	3.5%	• 不能用于未插管的患者 • 需要监测动脉压曲线
被动抬腿试验	心输出量	10%	• 需要直接测量心输出量

注：[a] 已经报告了 12%~40% 的阈值
　　[b] 10% 更符合超声测量的精度

17.2.3 小结

扩容试验可用于预测液体超负荷风险不高患者的前负荷反应。必须使用少量的液体进行，但液体量不应少于 100 ml。试验效果不应该通过简单地观察血压来判断，而应该通过测量 CO 来判断。此外，CO 的测量必须足够精确。

实操建议

　　如果使用小剂量扩容试验来检测前负荷反应性，则必须考虑用于评估心输出量技术的精度。

17.3 呼吸阻断试验

受到脉压变异度（PPV）、腔静脉的扩张度以及其他通过观察心肺交互作用的血流动力学效应来预测前负荷反应性指标的启发，基于调整机械通气条件来引发前负荷变化的试验方法逐渐发展起来。这些试验是基于这样的前提，即如果机械通气引起的前负荷变化显著影响每搏输出量，则患者可能存在液体反应性。这些试验的第一步均涉及呼气和（或）吸气时对呼吸回路的几秒钟阻断。

17.3.1 原理

机械通气期间每次吸气都会增加胸膜腔内压，结果右心房压增加，体循环静脉回流受阻。当呼气末中断机械通气几秒钟时，心脏前负荷的周期性下降被中断，心脏前负荷一过性增加。如果 CO 也相应地增加，意味着两个心室都对前负荷有反应。相反，在前负荷依赖的情况下，吸气末期暂停通气则 CO 应降低。重要的是，通气阻断的持续时间足够长才能使"前负荷液量"通过肺循环。也必须考虑到设备监测 CO 的平均时间，因为监测时间使 CO 最大变化的出现发生延迟。所以，5 秒的闭塞是不够的[10]，研究报告称，可靠的测试需要 12~30 秒的闭塞时间[10-13]。

17.3.2 呼气末阻断试验

研究表明，如果暂停至少 15 秒的呼气的最后几秒钟 CO 增加 5% 以上时，液体反应性可以被预测并拥有很好的可信度[11]。该试验的优点是易于执行，特别是与 PLR 试验相比时[14]（图 17.1）。

实操建议

为使心输出量的增加出现，呼气末阻断试验的阻断时间至少为 15 秒。

一个重要的实践观点是用于测量 CO 的技术必须是实时的，且精确到可以检测到微小的振幅变化[14]。从这个角度来看，脉搏波形分析是完全适用的[8,15]。

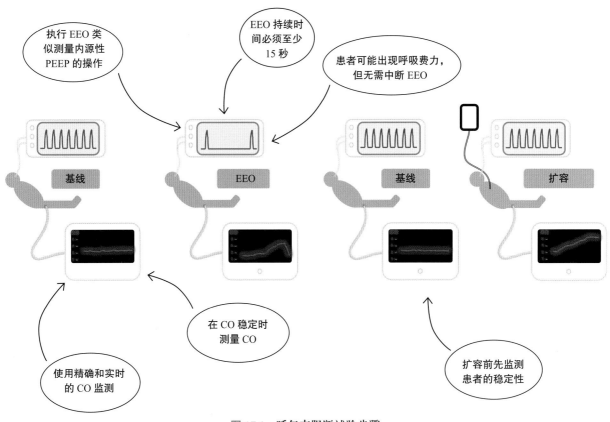

图 17.1　呼气末阻断试验步骤
CO：心输出量；EEO：呼气末阻断（经许可改编自[14]）

17.3.3 吸气末阻断和呼气末阻断的组合试验

呼气末阻断时超声心动图测量的左心室流出道的速度 - 时间积分的增加可以预测液体反应性[8,12]。然而，诊断阈值低于超声心动图的误差或精度[6]。因此，我们建议将 15 秒吸气末暂停与 15 秒呼气末暂停相结合进行试验，二者间隔几秒钟进行[16]。我们的研究显示，吸气末阻断降低左心室流出道速度 -

时间积分的程度在前负荷有反应的患者更明显。有趣的是，如果我们考虑呼气末阻断和吸气末阻断的组合对速度 - 时间积分的作用，则其对前负荷反应性预测的灵敏性和特异性与单独呼气末阻断相同，但诊断阈值为 13%[16]，这与超声心动图的精度更契合[6]。食管多普勒监测血流动力学也可以采用同样的吸气末和呼气末阻断试验组合，虽然其精度并不优于经胸超声心动图[17]。

该方法存在一些局限，因为它需要在两次连续呼吸的中断期对速度 - 时间积分进行仔细测量，但当除超声心动图或食管多普勒之外没有其他技术可用于估计 CO 时，它是一种替代方法。尽管如此，当一项检测 CO 的技术不能可靠地检测小于 5% 的 CO 的变化时，呼气末和吸气末阻断的结合貌似也很有意义。

> **实操建议**
>
> 　　当用于测量心输出量或每搏输出量的技术不精确时，例如经胸超声心动图或食管多普勒，应将 15 秒呼气末阻断和 15 秒吸气末阻断进行结合，并叠加两者的效果。

17.3.4 局限性

显然，呼吸阻断试验只能在机械通气的患者中进行（表 17.1）。此外，患者必须能够耐受相对较长的呼吸阻断。这在手术室麻醉期间不是问题，但对于一些危重患者来说是一个明显的限制。

呼气末正压（PEEP）水平在理论上可能很重要，因为它是呼气末阻断期间气道压力的水平。然而，既往一项研究在同一患者进行了两种水平 PEEP 的比较，结果发现呼气末阻断试验的诊断准确性没有改变[18]，这个发现也在一项 Meta 分析中得到证实[11]。

理论上可能影响呼气末阻断试验可靠性的另一个因素是潮气量（Vt）。两项研究报告显示，呼气末阻断试验的诊断准确性在 Vt 为 8 ml/kg 时是正确的，为 6 ml/kg 时较差[14,21]。但其他一些研究显示，Vt 值低的诊断准确性也非常好。虽然这些研究没有直接比较不同 Vt 水平的诊断准确性，但研究所包含的整个人群的均值和标准差可以提示低 Vt 的效果。此外，一项 Meta 分析并未发现 Vt 对呼气末阻断试验的可靠性有影响[11]。

17.3.5 小结

呼气末阻断试验的可靠性现已明确[11]。这个试验如果通过自动连续性 CO 监测（例如脉搏曲线分析）来进行，其最大优点是易于执行。通过超声心动图进行监测限制更多，可能需要同时进行吸气末和呼气末阻断试验（见表 17.1）。

17.3.6 潮气量试验

如果 Vt < 8 ml/kg，则脉压变异度（PPV）对于评估前负荷反应性并不可靠，因为这种情况指标会产生一些假阴性[19]。然而，在 Vt 小的情况下，通过"潮气量试验"，PPV 可用来评估前负荷反应性[20]。该试验包括暂时将 Vt 从 6 ml/kg 增加至 8 ml/kg，并观察对 PPV 的影响。研究表明，如果 PPV 绝对值增加超过 3.5%[（Vt = 8 ml/kg 下的值（%）–Vt = 6 ml/kg 下的值（%）]，则可以强烈怀疑前

负荷反应性[20]。这些结果已在手术室得到证实[21]。该试验的主要优点是不需要测量 CO，只需要简单的动脉曲线来计算 PPV。

17.3.7 基于心肺交互作用的其他试验

PEEP 水平从 5 cmH_2O 增加到 10 cmH_2O 导致心脏前负荷的降低可用于检测前负荷反应性。一项研究证实了这个结果。该研究在通气非常稳定的病人中测量了 PEEP 升高对呼出二氧化碳（用作估计 CO）的影响[22]。

肺复张操作可引起具有类似血流动力学效应的胸膜腔内压升高，其伴随的 CO 变化可以预测液体反应[23]。收缩压呼吸变异试验包括测量气道压力升高对连续 3 个呼吸周期的收缩压的影响。该试验的本质优点是不依赖于 Vt[24]。麻醉机中使用的一些呼吸机可以自动进行该试验。

17.4 被动抬腿试验

17.4.1 原理

从半卧位到下肢抬高至 45°且躯干转变至水平位置会引起静脉血从下肢以及内脏区域流向心室。这导致体循环平均充盈压、上游体循环静脉回流压[25]以及左右心室前负荷显著升高[26]。因此，被动抬腿（PLR）可以用作前负荷反应性检测。如果 CO 随着前负荷的增加而增加，则两个心室均具有前负荷依赖性，并且可能出现液体反应性。与脉压或每搏输出量呼吸变异相比，PLR 测试的优点是在自主呼吸或心律失常的情况下，甚至是机械通气患者在潮气量和肺顺应性较低的情况下也可使用。与标准扩容试验相比，PLR 试验不会引起血液稀释。由于其是可逆的，因此无诱发静水压性肺水肿的风险。研究表明，PLR 试验相当于约 300 ml 的扩容试验[27]，但该体积只是平均水平，可能因患者不同而存在较大的差异。

17.4.2 可靠性

许多研究表明，PLR 试验可以可靠地检测前负荷依赖性。PLR 试验期间 CO 升高的诊断阈值为 10%[28]。该试验的一大优点是在无法使用 PPV 或每搏量呼吸变异的临床情况下仍然有效。特别是，PLR 试验在自主呼吸、心律失常[29]、低潮气量通气或低肺顺应性的情况下仍保留所有诊断价值[29]。

两项 Meta 分析证实了 PLR 试验的诊断价值[28,30]。PLR 试验已被纳入最新版本的挽救脓毒症患者活动指南[31]以及欧洲重症监护医学会血流动力学监测和休克共识会议的声明中[32]。

17.4.3 心输出量的测量技术

PLR 试验的效果应直接用 CO 进行评估[33]。事实上，如果试验的效果通过动脉压甚至脉压来评估，测试的灵敏度降低，假阴性增多[28,30]。从这个角度来看，PLR 试验类似于扩容试验，其效果只能通过直接测量 CO 才能可靠地评估[2,3]。

几种 CO 测量技术可以用于 PLR 试验。为捕获试验的最大效果，它们必须满足连续和实时测量血流的要求（图 17.2）。事实上，当 PLR 试验呈阳性时，CO 的增加发生在第一分钟[34]。尽管如此，CO 达到最大值后还可能下降。这种现象在血管舒张明显的严重脓毒性休克患者中尤其显著。热稀释法就不可能通过检测到这种快速的变化，无论是经典的肺热稀释法还是跨肺热稀释法。

为了监测 PLR 对 CO 的影响，可以使用食管多普勒和校准或非校准的脉搏波形分析[34]。使用经胸超声心动图时，需要找到左心室流出道速度 - 时间积分的增加。一种有趣的技术是二氧化碳图[35-37]。事实上，如果通气条件完全稳定，呼气末二氧化碳的变化与 CO 的变化成正比。有研究表明，如果 PLR 试验时呼气末二氧化碳值增加 5% 以上，前负荷反应性可以被可靠地预测[36,37]。

最后，只要简单地观察 PLR 试验对体积描记信号的影响，就可以对 PLR 试验进行无创评估。体积描记法通过测量血红蛋白的氧分数来测量传感器下的血容量。该信号分为非脉冲和脉冲两部分，非脉冲部分不会显示在检测仪显示屏上，脉冲部分反映传感器下方含氧血量的变化。两部分之间的比例即"灌注指数"，主要取决于每搏量和血管收缩程度。已有研究显示，PLR 试验时灌注指数的增加准确地反映了 CO 的变化。PLR 引发的由体积描记设备自动测量的灌注指数变化准确可检测前负荷反应性[38]。

17.4.4 其他临床应用问题

PLR 试验开始时的体位非常重要（图 17.2）。事实上，如果从半卧位开始试验，此时躯干已经抬高了 45°，则试验不仅会调动下肢静脉血量，还会调动巨大的内脏储蓄的血量，从而增加 PLR 试验的敏感性[27]。

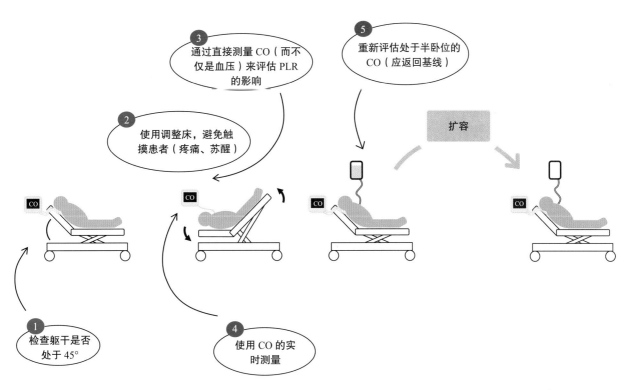

图 17.2　进行被动抬腿试验的步骤
CO：心输出量；PLR：被动抬腿（经允许改编自[33]）

理想情况下，PLR 试验应使用床的自动调节来进行。事实上，握住患者脚后跟的"手动"实施方案可能会引起患者不适，甚至疼痛，进而可能导致 CO 变化分析的误差[33]。

最后，PLR 试验后当患者返回半卧位时对 CO 进行测量非常重要，因为可以确认 CO 恢复至基线值，以及 PLR 期间观察到的变化的唯一原因是试验本身[33]（图 17.2）。

> **实操建议**
>
> 被动抬腿试验应从 30°~45° 半卧位开始，使用自动床进行，根据心输出量或每搏输出量的变化而不是动脉压的变化来评估其影响。

17.4.5 局限性

如上所述，PLR 试验的主要局限性是它需要直接测量 CO（见表 17.1）。并且，在外科手术过程中进行该试验是很难或不可能的，颅内高压也是常规的禁忌证。使用静脉压力袜的患者的敏感性降低。最后，在腹内高压病例中，内脏储蓄的容积减少，这是导致 PLR 试验假阴性的原因[39]。

17.4.6 小结

在成人中，PLR 试验是一种已被验证的预测液体反应性的可靠方法。其优点是在不能使用心肺交互作用指标的情况下，作为 PPV 和每搏量呼吸变异的补充。即使目前有几种测量 CO 的无创方法，但直接测量 CO 仍然是 PLR 的一项缺陷。

17.5 结论

在进行扩容前，有几种试验可用于预测液体反应性。小剂量扩容试验虽然可靠，但需要精确测量 CO。呼气末阻断试验只能用于机械通气患者，如果使用超声波评估其效果，则必须与吸气末阻断联合进行。被动抬腿试验对液体反应性的评估已得到了大量的证据支持，但其需要直接测量 CO，故在腹腔高压的患者中可能不太可靠。

> **要点**
>
> • 100~150 ml 液体的小剂量扩容试验需要精确测量心输出量。
>
> • 呼气末阻断试验易于进行，需要持续评估心输出量，并且不能有自主呼吸活动。
>
> • 被动抬腿试验是目前评估前负荷反应性的参考标准。试验的效果不应用动脉压评估，而应直接评估心输出量或每搏输出量。

参考文献

[1] Vincent JL, Weil MH. Fluid challenge revisited. Crit Care Med. 2006;34(5):1333–7.

[2] Monnet X, Letierce A, Hamzaoui O, Chemla D, Anguel N, Osman D, Richard C, Teboul JL. Arterial pressure allows monitoring the changes in cardiac output induced by volume expansion but not by nor-epinephrine. Crit

Care Med. 2011;39:1394–9.

[3]   Pierrakos C, Velissaris D, Scolletta S, Heenen S, De Backer D, Vincent JL. Can changes in arterial pressure be used to detect changes in cardiac index during fuid challenge in patients with septic shock? Intensive Care Med. 2012;38(3):422–8.

[4]   Monnet X, Julien F, Ait-Hamou N, Lequoy M, Gosset C, Jozwiak M, Persichini R, Anguel N, Richard C, Teboul JL. Markers of anaerobic metabolism are better than central venous oxygen saturation for detecting whether hemodynamic resuscitation will reduce tissue hypoxia. Intensive Care Med. 2011;37(Supp 1):S282.

[5]   Muller L, Toumi M, Bousquet PJ, Riu-Poulenc B, Louart G, Candela D, Zoric L, Suehs C, de La Coussaye JE, Molinari N, et al. An increase in aortic blood fow after an infusion of 100 ml colloid over 1 minute can predict fuid responsiveness: the mini-fuid challenge study. Anesthesiology. 2011;115(3):541–7.

[6]   Jozwiak M, Mercado P, Teboul JL, Benmalek A, Gimenez J, Depret F, Richard C, Monnet X. What is the lowest change in cardiac output that transthoracic echocardiography can detect? Crit Care. 2019;23(1):116.

[7]   Biais M, de Courson H, Lanchon R, Pereira B, Bardonneau G, Griton M, Sesay M, Nouette-Gaulain K. Mini-fuid challenge of 100 ml of crystalloid predicts fuid responsiveness in the operating room. Anesthesiology. 2017;127(3):450–6.

[8]   Jozwiak M, Monnet X, Teboul JL. Pressure waveform analysis. Anesth Analg. 2018;126(6):1930–3.

[9]   Aya HD, Rhodes A, Ster IC, Cecconi M. Haemodynamic effect of different doses of fuids for a fuid challenge: a quasi-randomised controlled study. Crit Care Med. 2016;45:e161–8.

[10]   Monnet X, Osman D, Ridel C, Lamia B, Richard C, Teboul JL. Predicting volume responsiveness by using the end-expiratory occlusion in mechanically ventilated intensive care unit patients. Crit Care Med. 2009;37(3):951–6.

[11]   Gavelli F, Shi R, Teboul JL, Azzolina D, Monnet X. The end-expiratory occlusion test for detecting preload responsiveness: a systematic review and meta-analysis. Ann Intensive Care. 2020;10(1):65.

[12]   Georges D, de Courson H, Lanchon R, Sesay M, Nouette-Gaulain K, Biais M. End-expiratory occlusion maneuver to predict fuid responsiveness in the intensive care unit: an echocardiographic study. Crit Care. 2018;22(1):32.

[13]   Biais M, Larghi M, Henriot J, de Courson H, Sesay M, Nouette-Gaulain K. End-expiratory occlusion test predicts fuid responsiveness in patients with protective ventilation in the operating room. Anesth Analg. 2017;125(6):1889–95.

[14]   Gavelli F, Teboul JL, Monnet X. The end-expiratory occlusion test: please, let me hold your breath! Crit Care. 2019;23(1):274.

[15]   de Courson H, Ferrer L, Cane G, Verchere E, Sesay M, Nouette-Gaulain K, Biais M. Evaluation of least signifcant changes of pulse contour analysis-derived parameters. Ann Intensive Care. 2019;9(1):116.

[16]   Jozwiak M, Depret F, Teboul JL, Alphonsine JE, Lai C, Richard C, Monnet X. Predicting fuid responsiveness in critically ill patients by using combined end-expiratory and end-inspiratory occlusions with echocardiography. Crit Care Med. 2017;45(11):e1131–8.

[17]   Depret F, Jozwiak M, Teboul JL, Alphonsine JE, Richard C, Monnet X. Esophageal Doppler can predict fuid responsiveness through end-expiratory and end-inspiratory occlusion tests. Crit Care Med. 2019;47(2):e96–e102.

[18]   Silva S, Teboul JL. Defning the adequate arterial pressure target during septic shock: not a 'micro' issue but the

microcirculation can help. Crit Care. 2011;15(6):1004.

[19] De Backer D, Heenen S, Piagnerelli M, Koch M, Vincent JL. Pulse pressure variations to predict fuid responsiveness: infuence of tidal volume. Intensive Care Med. 2005;31(4):517–23.

[20] Myatra SN, Prabu SR, Divatia JV, Monnet X, Kulkarni AP, Teboul JL. The changes in pulse pressure variation or stroke volume variation after a "tidal volume challenge" reliably predict fuid responsiveness during low tidal volume ventilation. Crit Care Med. 2017;45:415–23.

[21] Messina A, Montagnini C, Cammarota G, De Rosa S, Giuliani F, Muratore L, Della Corte F, Navalesi P, Cecconi M. Tidal volume challenge to predict fuid responsiveness in the operating room: an observational study. Eur J Anaesthesiol. 2019;36(8):583–91.

[22] Tusman G, Groisman I, Maidana GA, Scandurra A, Arca JM, Bohm SH, Suarez-Sipmann F. The sensitivity and specifcity of pulmonary carbon dioxide elimination for noninvasive assessment of fuid responsiveness. Anesth Analg. 2015;122:1404–11.

[23] Biais M, Lanchon R, Sesay M, Le Gall L, Pereira B, Futier E, Nouette-Gaulain K. Changes in stroke volume induced by lung recruitment maneuver predict fuid responsiveness in mechanically ventilated patients in the operating room. Anesthesiology. 2017;126(2):260–7.

[24] Preisman S, Kogan S, Berkenstadt H, Perel A. Predicting fuid responsiveness in patients undergoing cardiac surgery: functional haemodynamic parameters including the respiratory systolic variation test and static preload indicators. Br J Anaesth. 2005;95(6):746–55.

[25] Guerin L, Teboul JL, Persichini R, Dres M, Richard C, Monnet X. Effects of passive leg raising and volume expansion on mean systemic pressure and venous return in shock in humans. Crit Care. 2015;19:411.

[26] Boulain T, Achard JM, Teboul JL, Richard C, Perrotin D, Ginies G. Changes in BP induced by passive leg raising predict response to fuid loading in critically ill patients. Chest. 2002;121(4):1245–52.

[27] Jabot J, Teboul JL, Richard C, Monnet X. Passive leg raising for predicting fuid responsiveness: importance of the postural change. Intensive Care Med. 2009;35(1):85–90.

[28] Monnet X, Marik P, Teboul JL. Passive leg raising for predicting fuid responsiveness: a systematic review and meta-analysis. Intensive Care Med. 2016;42(12):1935–47.

[29] Monnet X, Bleibtreu A, Ferré A, Dres M, Gharbi R, Richard C, Teboul JL. Passive leg raising and endexpiratory occlusion tests perform better than pulse pressure variation in patients with low respiratory system compliance. Crit Care Med. 2012;40:152–7.

[30] Cherpanath TG, Hirsch A, Geerts BF, Lagrand WK, Leefang MM, Schultz MJ, Groeneveld AB. Predicting fuid responsiveness by passive leg raising: a systematic review and meta-analysis of 23 clinical trials. Crit Care Med. 2016;44(5):981–91.

[31] Rhodes A, Evans LE, Alhazzani W, Levy MM, Antonelli M, Ferrer R, Kumar A, Sevransky JE, Sprung CL, Nunnally ME, et al. Surviving Sepsis campaign: international guidelines for Management of Sepsis and Septic Shock: 2016. Intensive Care Med. 2017;43(3):304–77.

[32] Cecconi M, De Backer D, Antonelli M, Beale R, Bakker J, Hofer C, Jaeschke R, Mebazaa A, Pinsky MR, Teboul JL, et al. Consensus on circulatory shock and hemodynamic monitoring. Task force of the European Society of Intensive Care Medicine. Intensive Care Med. 2014;40(12):1795–815.

[33] Monnet X, Teboul JL. Passive leg raising: fve rules, not a drop of fuid! Crit Care. 2015;19(1):18.

[34] Monnet X, Rienzo M, Osman D, Anguel N, Richard C, Pinsky MR, Teboul JL. Passive leg raising predicts fuid responsiveness in the critically ill. Crit Care Med. 2006;34(5):1402–7.

[35] Young A, Marik PE, Sibole S, Grooms D, Levitov A. Changes in end-tidal carbon dioxide and volumet-ric carbon dioxide as predictors of volume responsiveness in hemodynamically unstable patients. J Cardiothorac Vasc Anesth. 2013;27:681–4.

[36] Monnet X, Bataille A, Magalhaes E, Barrois J, Le Corre M, Gosset C, Guerin L, Richard C, Teboul JL. End-tidal carbon dioxide is better than arterial pressure for predicting volume responsiveness by the passive leg raising test. Intensive Care Med. 2013;39(1):93–100.

[37] Monge Garcia MI, Gil Cano A, Gracia Romero M, Monterroso Pintado R, Perez Madueno V, Diaz Monrove JC. Non-invasive assessment of fuid responsiveness by changes in partial end-tidal CO_2 pressure during a passive leg-raising maneuver. Ann Intensive Care. 2012;2:9.

[38] Galarza L, Mercado P, Teboul JL, Girotto V, Beurton A, Richard C, Monnet X. Estimating the rapid haemodynamic effects of passive leg raising in critically ill patients using bioreactance. Br J Anaesth. 2018;121:567–73.

[39] Beurton A, Teboul JL, Girotto V, Galarza L, Anguel N, Richard C, Monnet X. Intra-abdominal hypertension is responsible for false negatives to the passive leg raising test. Crit Care Med. 2019;47(8):e639–47.

第 5 部分　微循环监测

18. 微循环的生理背景

本杰明·贝吉斯（Benjamin Bergis），阿纳托尔·哈罗瓦（Anatole Harrois），雅克·迪郎托（Jacques Duranteau）

18.1 概述

微循环通过调节器官中的血液分布，使局部组织灌注与器官需氧量相匹配。微循环血流量会根据器官代谢需求发生改变，当处于低氧需求时，会限制微循环血流量，相反处于高氧需求时，会增加微循环血流量。小动脉张力的调节和功能性氧交换面的调节是局部微血管调节供氧的两大机制。微血管调节与微血管内皮功能紧密相关，微血管内皮可以通过释放各种血管活性物，包括一氧化氮（NO）、活性氧和花生四烯酸代谢物参与微血管调节。血液黏滞度的变化、内皮功能障碍和糖萼的改变是 ICU 患者发生微循环功能改变的核心因素。

18.2 全身循环和微循环的生理学

恢复微循环和组织供氧是血流动力学复苏的最终目标。当血容量减少时，大血管和微血管能够迅速响应，补偿血容量的减少，以减轻低血流量所造成的不良后果，尤其是组织缺氧。大血管的代偿机制涉及了自主神经系统。静脉回流减少和血压降低导致心肺和动脉的压力感受器失活，进而导致位于脑干的血管运动抑制中枢兴奋性降低，从而导致血管运动中心（交感神经中枢）激活并抑制迷走神经中枢（窦房结）。交感神经兴奋导致心率增快、心肌收缩力增强以及进一步激活肾素 - 血管紧张素 - 醛固酮系统，使得动脉和静脉张力增加。血管代偿性的收缩程度是神经末梢释放的去甲肾上腺素作用于外周血管的肾上腺素能受体、肾上腺髓质分泌的肾上腺素和非肾上腺素受体机制（例如，血管紧张素和血管加压素）共同作用产生的结果。动脉血管迅速收缩减少了血液流向非重要器官（肌肉皮肤、内脏和肾血流），以维持重要器官（心脏和大脑）的灌注压和血流。

值得注意的是，交感神经刺激激活动脉和静脉血管上的 α- 受体。静脉血管收缩使得非张力容量转化为张力容量，进而有助于维持静脉回流和心输出量。因此，交感神经系统不仅可通过增加动脉张力提高血压，而且在收缩静脉血管、维持静脉回流和心输出量方面也起着至关重要的作用。一旦静脉回流有所减少，静脉血管的收缩作用就体现出来。

微循环通过调节血液在器官中的分布来保证机体氧供和氧需平衡。因此，微循环通过组织代谢需求的变化作出相应的反应，对于氧需求较低的组织会降低微循环单位的血流量，相反对于氧需求较高的组织则提高微循环单位的血流量。这种微循环血流分布的异质性是任何正常微循环为确保氧气供应和代谢需求之间良好匹配的基本特性。这种代谢驱动的异质性保证了最佳的氧摄取。在血容量下降时，每个器官的血流因动脉张力、流变因素和氧需的改变，毛细血管网会发生重新分配。与此同时，动脉氧从非重要脏器向重要脏器转移。然而，休克时尽管存在这种微血管反应性，但氧输送仍可能不足以满足机体氧需求，故组织器官必须下调能量需求以减轻组织缺氧。此外，休克期间，炎症反应可能会诱发微循环功能障碍和微血管反应性机制的改变，导致微循环对急性缺氧状态反应机制受损。在这种情况下，大循环的恢复，尤其是动脉大血管氧输送的恢复，不能满足组织器官微循环氧供，表现为大循环和微循环失偶联。氧供的局部调节可以通过这两种机制来解释：小动脉张力的调节和功能性氧交换表面的控制。

> **实操建议**
>
> 通过微循环的调节来保证氧供与氧需求的恰好匹配。微血管供氧调节涉及小动脉张力的调节和功能性微血管氧交换表面的控制。

18.3 小动脉张力的调节

微循环是由直径 < 150 μm 的小血管网络（小动脉、毛细血管和小静脉）组成的三维空间结构。小动脉分为 4 类，从 A1 到 A4。A1 包括直径在 70~150 μm 的小动脉，A2 在 40~70 μm，A3 在 15~40 μm，A4 在 9~15 μm。小动脉是全身血管阻力的主要调节因子。平均动脉压（MAP）从 A1 的 80 mmHg 降至 A4 的 30 mmHg。

小动脉张力受到自主神经系统、血液中的缩血管物质（儿茶酚胺、血管紧张素和加压素）以及局部调节的相互作用。小动脉张力的局部调节是微血管调节氧供与氧需相匹配的关键因素。小动脉中存在恒定的缩血管张力可以连续控制血流量。随着代谢需求的增加，直径较小的动脉的局部调节使血管收缩力减弱，导致代谢需求最高区域的血管舒张。此外，直径较大的动脉和近端小动脉的张力有助于维持组织血流所需的 MAP，而在直径较小的动脉中，代谢更活跃区域的血管舒张有利于血液通过微血管床流向这些代谢活跃的区域，并减少血液流向代谢欠活跃的区域。

多种机制参与小动脉张力的局部调节，包括腔内压反应（肌源性反应）、内皮细胞的剪切应力（剪切依赖性反应）和组织代谢物浓度（代谢反应）。血管肌源性反应是指血管因腔内压升高而收缩或因腔内压降低而扩张的先天特性。

剪切应力诱导的血管舒张（NO 依赖的机制）取决于内皮对血流产生的剪切应力的感应/转导。内皮细胞管腔表面的机械应力传感器包括糖萼（糖蛋白和蛋白聚糖）成分、形变依赖的离子通道、细胞骨架重排以及细胞间和细胞与胞外基质的矩阵连接。

代谢反应通过调节血管张力以满足细胞的需氧量。在休克期间，氧供的减少限制了三磷酸腺苷（ATP）的产生，并诱导二磷酸腺苷（ADP）及其降解产物 [单磷酸腺苷（AMP）] 以及腺苷的累积。此外，乳酸和氢离子的产生可激活糖酵解。腺苷、乳酸和氢离子可促进小血管的扩张，有助于维持足够的氧输送以满足代谢需求。在细胞代谢增加或组织灌注不足时，CO_2 清除率降低，起到强大的扩血管作用。

最后，红细胞（RBC）和血红蛋白分子在调节微血管张力以及氧供与氧需的匹配中发挥了越来越重要的作用。Ellsworth 等[1]表明，红细胞作为可移动的氧传感器，通过控制 ATP 的释放来调节血管张力。当红细胞膜发生机械变形或暴露于因血氧饱和度降低所产生的低 PaO_2 环境，或激活了红细胞膜表面的 β- 肾上腺素能受体或前列环素受体时，ATP 将从红细胞中释放。红细胞产生的 ATP 可以与内皮细胞上的嘌呤受体相互作用，诱导血管舒张介质的释放。这种血管舒张作用或许是可逆的，其可引起需氧量增加区域的血流量（氧供）增加。当然，这个设想仍需进一步验证，但可很好地解释微血管对需氧量的反应性变化。有研究提出关于红细胞调节血管张力的其他机制。Stamler 等人提出红细胞可以通过 NO 调节氧的输送，其中 S- 亚硝基硫醇（SNO）是 NO 的保护形式[2,3]。当血氧饱和度因局部氧需增加而下降时，血红蛋白会释放这种血管舒张物质。另一种假说认为，脱氧血红蛋白具有亚硝酸盐还原酶的功能，可将亚硝酸盐（NO_2^-）转化为 NO，从而产生血管舒张作用。此外，其他氧传感器（如细胞色素氧化酶或 NADPH 氧化酶）可能参与血管舒张的调节，但需进一步的研究来确定它们的作用。

18.4 氧交换的微血管功能表面积的控制

在氧供减少的情况下（如休克期间）为了维持组织氧合，机体必须从流经的血液中摄取更多的氧气。氧摄取量取决于流经的血流量和功能性氧交换表面，该表面与红细胞数量和正常灌注的毛细血管数量有关，前者是由小动脉张力决定的对流氧输送，后者是弥散氧输送。因此，毛细血管密度高有利于氧摄取，因其增加了氧交换表面积并缩短了毛细血管到线粒体间的弥散距离。

增加高毛细血管密度可以通过毛细血管募集（例如，红细胞进入先前未灌注的毛细血管）来实现。然而，毛细血管募集的能力似乎因毛细血管床分布而异[1,4]。毛细血管阻力和流变因素（尤其是血液黏滞度、血浆黏度、红细胞的变形能力以及红细胞聚集分散特性）决定了红细胞在毛细血管床中的分布[5]。这些因素在决定毛细血管均一性和功能性毛细血管密度分布方面起着至关重要的作用，尤其是在休克的情况下[1]。例如，失血性休克急性期，毛细血管内压力的下降导致了血管内液体净吸收增加，因而液体从组织间隙流至血管腔，有助于血容量的恢复。这种与液体复苏引起的血液稀释相关的效应理论上可以降低血液的黏度，有助于减少红细胞分布的不均一性。但在休克后期，炎症过程可能会导致血管外血浆渗漏至组织间隙，引起黏度增加和红细胞分布不均匀[4]。

糖萼（GC）位于内皮细胞与血液中的细胞和细胞外成分之间，在进行氧交换的功能性表面中起着决定性的作用。糖萼是一种由糖胺聚糖和蛋白聚糖组成的带负电荷的薄层，覆盖在微血管内皮的管腔表面，厚度为 150~500 nm。它是维持微循环稳态的基础，在微血管对红细胞流动性和氧输送的调节中起重要作用[6,7]。

糖萼是血管通透性的组成部分之一，是血流引起内皮细胞剪切应力的力学转导受体，也调控白细胞与内皮细胞间的相互作用[8,9]。糖萼具有抗黏附、抗血栓和抗氧化应激的特性，从而保护内皮细胞[10-12]。越来越多的证据显示，在休克[13,14]和慢性疾病（如动脉粥样硬化、糖尿病、慢性肾功能衰竭和脑血管疾病）中[15]，微循环发生改变的因素之一是糖萼降解。事实上，糖萼的降解及其作为屏障起到保护特性的作用丧失将导致：①微循环生理反应性的改变，尤其是 NO 产生的改变；②循环中血细胞与内皮细胞的黏附性增加；③内皮细胞抗凝特性降低以及微血栓的形成；④毛细血管通透性增加，加重组织水肿。所有这些因素都引起微循环血流的减少以及器官内血流分布异质性的增加，结果导致进行氧交换的功能性表面积减少。

18.5 危重患者微循环的改变

在所有类型的休克中，无论是临床前模型还是危重患者都出现了微循环的改变。动脉氧输送的减少导致微循环血流和功能性毛细血管密度的降低，并伴随着器官内血流异质性的增加。如果这种减少通过早期复苏被迅速纠正，则微血管的改变将是可逆的。但是，如果动脉氧输送的减少不能通过补液和（或）血管升压药快速纠正，即使大循环得到充分复苏，微循环的改变可能也会持续存在，并且将难以纠正。血液黏度的改变和内皮功能障碍是微循环改变的两个核心因素（图 18.1）。

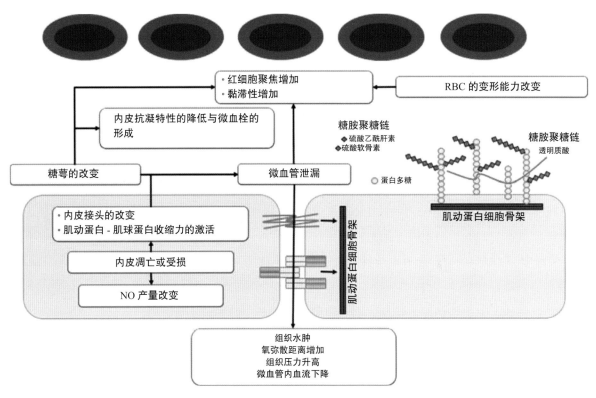

图 18.1　微循环改变的机制（RBC：红细胞）

18.5.1 血液黏滞度的变化

血液的黏滞度与血细胞比容呈非线性关系，与悬浮相，即血浆黏滞度成正比。血液黏滞度的降低可以通过形成两相血浆 / 红细胞集中在血管中心而四周是血浆的红细胞微循环血流来实现。血浆充当润滑剂，最大限度地减少红细胞和内皮之间的摩擦（法 - 林效应）。压力梯度和流速也会影响黏滞度。事实上，在低流速和低切变率下，红细胞易形成许多聚集体。这些红细胞聚集体是血液黏滞度增加的重要原因。增加切变率可以减少这些聚集体，从而降低血液的黏滞度。此外，在高切变率下，由于红细胞膜的机械性能，可逐渐变形成沿血流方向流动的扁平椭球体，并伴随着黏滞度的降低。

在 ICU 患者中，血液黏滞度增加的原因可能有微血管渗漏的增加、微血管血流的减少以及红细胞变形能力的改变。最后一点已在脓毒性休克患者中得到明确证明。脓毒症降低红细胞的变形性是通过降低唾液酸中膜糖蛋白 A 含量来实现的。其可促进红细胞聚集并改变用于氧交换的微血管的功能表面[16]。

18.5.2 内皮功能障碍

内皮功能障碍很显然在微循环功能障碍中起着核心作用。根据休克的病因，微血管内皮功能和结构的改变可能由以下原因引起：①动脉氧输送减少引起的低氧血症和组织缺氧；②由病原体（细菌、真菌或病毒制剂）释放的外源性 PAMPs（病原体相关分子模式）和内源性 DAMPs（损伤相关分子模式）；③宿主产生的炎症介质；④横纹肌溶解释放的产物；⑤血液黏滞度增加（图 18.2）。微血管内皮功能障碍导致向促凋亡、促炎症、促黏附和促凝血表型转变。

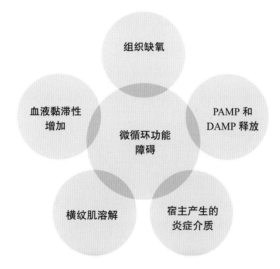

图 18.2　危重症患者内皮和微循环功能障碍（PAMP：病原体相关分子模式；DAMP：损伤相关分子模式）

DAMPs 和 PAMPs 是源自病原体、组织损伤和活化的免疫细胞，负责启动、传递信号、预警和指导免疫系统对抗感染的免疫细胞的炎症介质，也介导了宿主细胞的损伤。DAMPs 和 PAMPs 作用于内皮细胞上的模式识别受体（PRRs，包括 Toll 样受体），通过 MAPK（即 p38、JNK 和 ERK5）和 NF-kB 家族成员激活下游信号通路，诱导促炎症细胞因子、趋化因子、黏附分子和促凝血因子相关基因的转录。黏附分子 [整合素（CD 62E/P）、血管细胞黏附分子 -1（VCAM-1）、血小板内皮细胞黏附分子 -1（PECAM）和细胞间细胞黏附分子 -1/2（ICAM-1/2）] 的上调和糖萼的改变导致在微循环网络中，循环细胞（白细胞和血小板）在静脉系统内的黏附增加。VCAM-1 和 ICAM-1 的上调与脓毒症和脓毒性休克患者多器官功能障碍的发生有关[4]。此外，过量的 NO、前列环素和内皮素的生成可以完全改变小动脉张力和氧交换功能性表面的调节。微血管内皮的激活引起 iNOS 上调，导致 NO 过量产生。NO 可以与活性氧簇（超氧阴离子 O_2^-）相互作用产生高活性氧簇 [过氧亚硝酸盐（$ONOO^-$）]。它是脂质过氧化和蛋白质硝化的主要介质。

微血管渗漏增加的原因包括糖萼的改变和细胞间连接完整性的丧失（尤其是与血管内皮钙黏蛋白的连接成分发生磷酸化），引起细胞内骨架的重塑和内皮缝隙的形成。组织间液的蓄积对组织氧合和器官功能不利，因会导致水肿：①增加氧和营养物质间的弥散距离；②导致器官内的间质压力升高，从而压迫毛细血管，致使器官（肾脏、大脑、肌肉）不能排泄间质容量。此外，肺部的水肿导致肺泡内水明显增加，最终导致低氧血症。临床前研究表明，预防微血管渗漏可能是减少器官功能障碍的可行性治疗策略[16,17]。作为维持毛细血管通透性的重要组成成分，针对稳定糖萼的治疗制剂的研究是非常必要的。

在正常情况下，内皮是一种天然抗凝剂，保证了血液的流动性。内皮系统通过以下方式调节凝血和纤溶：①带负电荷且富含肝素样分子的GC，如糖胺聚糖（乙酰肝素）；②蛋白C/血栓调节蛋白系统促使Va和Ⅷa失活；③组织因子途径抑制剂（TFPI）与Xa因子结合，抑制纤维蛋白沉积并抑制TF-因子Ⅶa复合物的生成；④抑制纤溶酶原激活物抑制剂-1（PAI-1）依赖的组织纤溶酶原激活剂（tPA），促进纤维蛋白溶解；⑤内皮会释放NO和前列环素。休克期间因内皮功能障碍破坏了凝血平衡，使机体从低凝状态转变为高凝状态。创伤诱发的凝血病(TIC)因来自糖萼的肝素样物质的释放，蛋白C系统被激活、凝血因子耗竭和纤维蛋白原缺乏[18-20]，导致内源性肝素化。在脓毒性休克中，内皮损伤导致蛋白C受体脱落和表达减少，从而抑制蛋白C系统的激活，进而使体机向促凝状态转变易于形成微血栓。此外，在脓毒症中，纤溶系统因内皮细胞释放的PAI-1增加而受到抑制[21-23]。最终，内皮病变促进了血小板黏附和微血管血栓形成。

18.6 小结

微循环的基本功能是调节脏器内血流的分布，提供充足的氧供以满足氧需求。为实现该目的，微循环通过限制需氧量低的微血管单位中的血流量并增加需氧量高的微血管单位中的血流量来适应代谢需求的变化。两种主要机制被提出以解释氧气供应的局部调节：小动脉张力的调节和功能性氧交换面的控制。在休克和高风险心血管手术期间的ICU患者中，可以观察到微循环的改变在器官功能障碍扮演着重要的作用。血液黏滞度的改变和内皮功能障碍是微循环改变的两个核心因素。为了更好地预防和纠正微血管改变，在休克和心血管高风险手术期间的临床前模型和ICU患者中继续探索各种微循环的行为影响是十分必要的。

要点

- 微循环调节器官中血流的分布使氧供与氧需求相匹配。
- 小动脉张力的调节和功能性微血管氧交换面的调节是使氧供与氧需求相匹配的两种机制。
- 在ICU患者中，微循环的改变是导致器官功能障碍的主要因素。
- 血液黏滞度的变化和内皮功能障碍是微循环改变的两个核心因素。
- 微血管内皮功能障碍导致内皮向促凋亡、促炎症、促黏附和促凝血的表型转变。
- 糖萼的改变和细胞间连接完整性的丧失是微血管渗透增加的原因。

参考文献

[1] Akatsu T, Tsukada K, Hishiki T, Suga-Numa K, Tanabe M, Shimazu M, Kitagawa Y, Yachie-Kinoshita A, Suematsu M. T-state stabilization of hemoglobin by nitric oxide to form alpha-nitrosyl heme causes constitutive release of ATP from human erythrocytes. Adv Exp Med Biol. 2010;662:109–14.

[2] Jia L, Bonaventura C, Bonaventura J, Stamler JS. S-nitrosohaemoglobin: a dynamic activity of blood involved in vascular control. Nature. 1996;380(6571):221–6.

[3] Stamler JS, Jia L, Eu JP, McMahon TJ, Demchenko IT, Bonaventura J, Gernert K, Piantadosi CA. Blood fow regulation by S-nitrosohemoglobin in the physiological oxygen gradient. Science. 1997;276(5321):2034–7.

[4] Amalakuhan B, Habib SA, Mangat M, Reyes LF, Rodriguez AH, Hinojosa CA, Soni NJ, Gilley RP, Bustamante CA, Anzueto A, et al. Endothelial adhesion molecules and multiple organ failure in patients with severe sepsis. Cytokine. 2016;88:267–73.

[5] De Backer D, Hollenberg S, Boerma C, Goedhart P, Buchele G, Ospina-Tascon G, Dobbe I, Ince C. How to evaluate the microcirculation: report of a round table conference. Crit Care. 2007;11(5):R101.

[6] Reitsma S, Slaaf DW, Vink H, van Zandvoort MA, oude Egbrink MG. The endothelial glycocalyx: composition, functions, and visualization. Pfugers Arch. 2007;454(3):345–59.

[7] van Haaren PM, VanBavel E, Vink H, Spaan JA. Localization of the permeability barrier to solutes in isolated arteries by confocal microscopy. Am J Physiol Heart Circ Physiol. 2003;285(6):H2848–56.

[8] Curry FE, Adamson RH. Endothelial glycocalyx: permeability barrier and mechanosensor. Ann Biomed Eng. 2012;40(4):828–39.

[9] Schmidt EP, Yang Y, Janssen WJ, Gandjeva A, Perez MJ, Barthel L, Zemans RL, Bowman JC, Koyanagi DE, Yunt ZX, et al. The pulmonary endothelial glycocalyx regulates neutrophil adhesion and lung injury during experimental sepsis. Nat Med. 2012;18(8):1217–23.

[10] Iba T, Levy JH. Derangement of the endothelial glycocalyx in sepsis. J Thromb Haemost. 2019;17(2):283–94.

[11] Gouverneur M, Berg B, Nieuwdorp M, Stroes E, Vink H. Vasculoprotective properties of the endothelial glycocalyx: effects of fuid shear stress. J Intern Med. 2006;259(4):393–400.

[12] Sieve I, Munster-Kuhnel AK, Hilfker-Kleiner D. Regulation and function of endothelial glycocalyx layer in vascular diseases. Vasc Pharmacol. 2018;100:26–33.

[13] Uchimido R, Schmidt EP, Shapiro NI. The glycocalyx: a novel diagnostic and therapeutic target in sepsis. Crit Care. 2019;23(1):16.

[14] Rahbar E, Cardenas JC, Baimukanova G, Usadi B, Bruhn R, Pati S, Ostrowski SR, Johansson PI, Holcomb JB, Wade CE. Endothelial glycocalyx shedding and vascular permeability in severely injured trauma patients. J Transl Med. 2015;13:117.

[15] Vlahu CA, Lemkes BA, Struijk DG, Koopman MG, Krediet RT, Vink H. Damage of the endothelial glycocalyx in dialysis patients. J Am Soc Nephrol. 2012;23(11):1900–8.

[16] Gutbier B, Jiang X, Dietert K, Ehrler C, Lienau J, Van Slyke P, Kim H, Hoang VC, Maynes JT, Dumont DJ, et al. Vasculotide reduces pulmonary hyperpermeability in experimental pneumococcal pneumonia. Crit Care. 2017;21(1):274.

[17] Sugiyama MG, Armstrong SM, Wang C, Hwang D, Leong-Poi H, Advani A, Advani S, Zhang H, Szaszi K,

Tabuchi A, et al. The Tie2-agonist Vasculotide rescues mice from infuenza virus infection. Sci Rep. 2015;5:11030.

[18] Kornblith LZ, Moore HB, Cohen MJ. Traumainduced coagulopathy: the past, present, and future. J Thromb Haemost. 2019;17(6):852–62.

[19] Johansson PI, Stensballe J, Ostrowski SR. Shock induced endotheliopathy (SHINE) in acute critical illness - a unifying pathophysiologic mechanism. Crit Care. 2017;21(1):25.

[20] Ostrowski SR, Johansson PI. Endothelial glycocalyx degradation induces endogenous heparinization in patients with severe injury and early traumatic coagulopathy. J Trauma Acute Care Surg. 2012;73(1):60–6.

[21] Gleeson EM, O'Donnell JS, Preston RJ. The endothelial cell protein C receptor: cell surface conductor of cytoprotective coagulation factor signaling. Cell Mol Life Sci. 2012;69(5):717–26.

[22] Simmons J, Pittet JF. The coagulopathy of acute sepsis. Curr Opin Anaesthesiol. 2015;28(2):227–36.

[23] Guitton C, Gerard N, Sebille V, Bretonniere C, Zambon O, Villers D, Charreau B. Early rise in circulating endothelial protein C receptor correlates with poor outcome in severe sepsis. Intensive Care Med. 2011;37(6):950–6.

19. 活体显微镜检查

本杰明·贝吉斯（Benjamin Bergis），阿纳托尔·哈罗瓦（Anatole Harrois），雅克·迪郎托（Jacques Duranteau）

19.1 概述

优化组织微循环和氧合是血流动力学复苏的最终目标。血流动力学复苏的目的是必须防止组织灌注不足以减轻器官功能障碍。成像技术的最新进展使我们能够观察到危重患者的微循环可能与大循环不同的行为。事实上，尽管纠正了大血管的血流动力学参数，但微循环的改变可能仍持续存在。尽管很明显我们在纠正策略中需要考虑到微循环，但在临床实践中缺乏可以在床边使用的微循环监测工具。在本章中，我们提出了以此为目的的组织显微镜检查。

19.2 手持式活体显微镜：参数和设备

大约 20 年前，随着手持式活体显微镜（HVM）技术的引入，在患者床边以无创方式评估微循环成为可能。手持式活体显微镜（HVM）通过可视化红细胞（RBC）流经毛细血管（对流氧输送）和灌注的毛细血管的密度（弥散氧输送）可以直接对微循环进行无创床旁评估（图 19.1）[1]。手持式活体显微镜测量主要在舌下区域进行，因此本章中我们的讨论将仅限于此区域的微血管床。对应于血红蛋白波长吸收的发射光在浅色背景下将每个红细胞显示为黑色。图像获取和分析必须严格遵守国际指南[2]。尽可能小心以避免压力伪影。必须使用 Massey 等描述的"微循环图像质量评分"对序列质量进行系统评估[3]。

通常分析 4 个微循环参数：①微血管血流指数（MFI）：它是微循环血流的定性评价，图像分为 4 个象限，在每个象限中使用序数评分评估非常小的血管（即直径 < 20 μm）中的主要血流类型（0 = 无血流，1 = 间歇血流，2 = 缓慢血流，3 = 正常血流）。

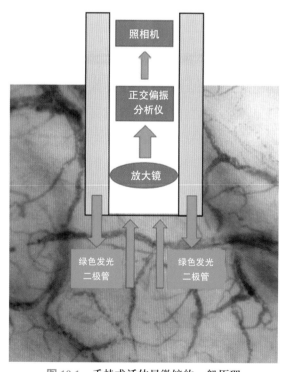

图 19.1　手持式活体显微镜的一般原理

手持式活体显微镜成像由绿色发光二极管（LED；波长 530 nm）包围的光导组成，其光可穿透组织并照亮微循环。绿光是线性偏振的，以照亮组织。放大镜将图像投射到摄像机上。偏振反射光被正交偏振分析仪阻挡，而去偏振散射光则通过相机。光被红细胞的血红蛋白吸收并被白细胞散射

总得分称为微血管血流指数，是每个象限得分总和除以象限数量；②灌注血管比例（PPV）：计算公式如下，PPV＝100×[血管总数－（无血流血管数＋间歇血流血管数）]/ 血管总数；③灌注血管密度（PVD）：也可称为功能性毛细血管密度，其计算方法如下，PVD ＝灌注血管面积 / 视野血管总面积；④异质性指数：计算如下，异质性指数＝（最高点微血管血流指数－最低点微血管血流指数）/ 所有舌下部位微血管血流指数的平均值。

微循环图像的分析可以通过实时视觉评估、离线手动分析（例如，基于网格或完全基于屏幕）和离线软件辅助分析。很明显，离线分析非常耗时，不适合临床重症监护实践。因此，开发微循环图像的在线自动分析将是在危重患者中迈向 HVM 使用的决定性一步。

除了定性评估外，还需要对微循环血流进行定量评估，以便更精确地描述微血管网络中微循环血流模式。这将能更好地评估微血管的异质性以及分析血流 - 氧气输送关系。目前，定量红细胞速度图谱可以通过时空图 [自动血管分析（AVA）软件，MicroVision Medical，阿姆斯特丹，荷兰] 或平均灌注速度指示器（CytoCamTools 软件，CytoCam，Braedius Medical，赫伊曾，荷兰）进行分析。

实操建议

开发微循环图像的在线自动分析将是在危重患者中使用手持式活体显微镜的决定性一步。

19.3 舌下微血管灌注参数的临床相关性

舌下表面是 ICU 患者中易于获取的可视化微循环的黏膜表面，因此对 MVH 的研究主要集中在这一区域。然而，研究舌下微循环的临床相关性是什么？

舌下微循环临床相关性的一个关键论据是，从舌下微循环灌注分析得出的参数与危重患者的结局相关。事实上，De Backer 等[4] 报道舌下微循环参数是较微循环参数和乳酸更强的预测死亡的参数。此外，Sakr 等[5] 发现舌下微循环灌注可以在存活患者恢复，但在死亡患者则不能恢复。最近，Massey 等[6] 在 ProCESS（早期脓毒性休克的流程化护理）研究的一项子研究中表明，72 小时舌下微循环参数与死亡率之间存在关联。Tachon 等[7] 和 Hutchings 等[8] 发现失血性休克患者中舌下微血管参数与器官功能障碍相关。最近，在一项针对普通重症监护人群的单中心前瞻性观察研究（MicroDAIMON 研究）中，从入院到出院或死亡，每日对舌下微循环进行评估。Scorcella 等人发现，达到 ICU 时的微循环异常（定义为 MFI＜2.6）是死亡率的独立预测因素（比值比 4.594，$P = 0.015$）[9]。

因此，舌下微血管参数的改变与患者预后之间的相关性证实了这一事实：这些参数对于 ICU 患者的评估是与临床相关的。

实操建议

舌下微血管参数能使我们观察到危重患者中微循环表现可能不同于大循环表现。

19.4 舌下微循环可以反映其他微血管床的情况吗？

这个问题仍然存在争议，因为微循环的结构因器官而异。一些研究表明，舌下微循环的变化与其他微血管床的变化相关，特别是肠道微循环[10-14]和肾脏微循环[15,16]。例如，在脓毒性休克模型中，肠道微循环损伤的进程和严重程度与舌下微循环相似[10]。在出血性休克的绵羊模型中也报道了类似的结果[13]。De Bruin 等人[14]报道，在接受选择性胃肠道手术治疗的患者中，肠浆膜微循环的分析与舌下微循环的评估相似。Lima 等[15]在内毒素诱发的休克模型中证明，在休克和液体复苏期时，通过与超声造影检测对比，舌下微循环可以反映肾脏微血管改变。

仍需进一步的研究来阐明舌下微循环表现是否可以代表其他器官的微循环。另一个需要考虑的因素是，尽管舌下微循环的表现方式与其他微循环不同，但在血容量不足或心脏功能障碍的早期阶段，舌下微循环可能受到影响，因此可提醒血流动力学优化是否不足或不充分。同样，舌下微循环的改变可能先于其他器官的微血管功能障碍出现。这些假设应由其他的临床前研究和临床研究来证明。

19.5 舌下微循环：复苏的最终目标

评估舌下微血管灌注参数的意义不仅局限于分析微血管改变对患者预后的影响。事实上，舌下微循环的评估还使我们能够分析微血管对不同血流动力学策略的反应。事实上，舌下微血管灌注的参数是动态变量，可以为治疗干预提供直接的指示。例如，目前公认的是，只有当患者具有前负荷依赖性时，液体复苏才是合理的。前负荷依赖性被定义为舒张末期右心室容积和（或）左心室容积增加导致每搏输出量增加的状态。动态指标，例如呼吸脉压变异或每搏量变异，用于评估前负荷依赖性并用于预测血管充盈反应。然而，虽然这些动态指标指导的液体复苏可以优化大循环，但尚不清楚它是否也可以改善微循环。事实上，实现微血管改善的可能性取决于微血管反应性的保存以及微循环和大循环之间的功能关系。因此，尽管每搏输出量增加，但舌下微血管反应可能由于微循环改变而呈阴性。因此，通过血管补液进一步优化大循环不再有意义，因为它不会改善组织氧合，甚至可能有害（增加毛细血管渗漏和间质水肿）。

在理想情况下，应在分析微循环和（或）组织氧合的基础上考虑液体复苏。例如，血管充盈后仍存在微血管反应缺失的情况时应考虑其他疗法，如血管加压药、输血或特定的微血管扩张剂。类似地，在液体复苏之前发现微循环正常，也应该考虑是否需要补液的问题。

因此，未来为实现患者床旁进行血管灌注评估，指导治疗性干预在于使用评估微循环和（或）组织氧合的技术。

为了加强评估舌下微循环可以成为优化微血管灌注和血流动力学复苏个性化的宝贵工具这一事实，Tanaka 等[17]表明，红细胞输血改善了出血性休克患者的舌下微循环，并且与大循环和全身血红蛋白水平无关。这些作者在输血后观察到的阳性微循环反应不依赖于基线水平的血红蛋白浓度。而基线水平的血红蛋白浓度是目前临床实践中决定是否进行 RBC 输血的一个参数。在这项研究中，只有微血管灌注参数预测了输血的微循环反应。这种微循环改善可能涉及红细胞在局部微血管机制中发挥核心作用。这个例子强调了改善微循环灌注的治疗策略不能仅用大循环效应完全解释。

19.6 床旁舌下微血管灌注参数

虽然研究确认了舌下微血管参数的临床相关性，但只有 HVM 可在患者床边轻松使用并进行实时图像分析的情况下才能在临床实践中使用这些参数。

通过视觉图像检测进行实时评估提供了有关微血管血流和毛细血管密度的定量信息并可检测到明显的改变。这种方法可以与超声心动图对左心室射血分数的视觉评估联系起来。事实上，当需要快速诊断时，左心室射血分数的视觉评估可以轻松提供准确的评估。通过视觉图像检测进行实时评估可以提供微血管血流和毛细血管密度的定量信息，并可以检测微循环的明显改变。舌下微循环的案例可见于脓毒性休克和失血性休克，可以观察到微循环血流和密度减少。因此，舌下微循环的视觉评估与提醒我们注意舌下微循环的显著改变以及质疑大循环优化的相关性或充分性的想法相一致。

在理想情况下，为能在床边进行真正的监护，护士应该能够制作和解释舌下微循环的视频。这就是为什么我们测试了护士在重症监护床边实时测量微循环参数的可能性（MICRONURSE 研究）[18]。这项工作的结论是，护士能够定性评估 MFI 和总血管密度，与医生的离线软件分析具有良好的一致性，并且在检测受损的微血管血流（MFI < 2.5）和低毛细血管密度方面具有非常好的灵敏性和特异性。Naumann 等[19] 描述了可在患者床边使用的微循环血流及其异质性的五点序数量表 [微循环护理要点（POEM）评级系统]。作者发现，仅经过 1 小时培训就可缩小专业医护间的分析差异，并与离线软件分析具有良好的一致性。在患者床边获得定量分析并确保护理人员坚持使用该量表的下一步是自动微循环分析软件的开发。舌下氧合情况的分析也很重要，其目的是进一步评估除微血管血流动力学参数外的氧输送情况。

19.7 小结

手持式活体显微镜的使用和数据解释必需足够简便，以确保被所有医疗及其辅助认员所采纳。然而，尽管 HVM 不断改进，但距离 ICU 中常规应用以监测微循环还有一段距离。因此，使用舌下微循环分析作为对患者预后的目标管理的作用仍有待证明。为此，将舌下微血管改变及其治疗纳入考虑是否可以预防危重患者的器官衰竭或死亡仍需临床研究加以证明。

要点：
- 成像技术的最新进展使我们能够观察到危重患者中微循环表现可能与大循环表现不同。
- 舌下微循环改变与患者结局之间的关联证明舌下微循环的评估具有临床相关性。
- 仍需要进一步的研究来阐明舌下微循环表现是否可以代表其他器官的微循环。

参考文献

[1] Massey MJ, Shapiro NI. A guide to human in vivo microcirculatory fow image analysis. Crit Care. 2016;20:35.

[2] Ince C, Boerma EC, Cecconi M, De Backer D, Shapiro NI, Duranteau J, Pinsky MR, Artigas A, Teboul JL, Reiss IKM, et al. Second consensus on the assessment of sublingual microcirculation in critically ill patients: results from a task force of the European Society of Intensive Care Medicine. Intensive Care Med. 2018;44(3):281–99.

[3] Massey MJ, Larochelle E, Najarro G, Karmacharla A, Arnold R, Trzeciak S, Angus DC, Shapiro NI. The microcirculation image quality score: development and preliminary evaluation of a proposed approach to grading quality of image acquisition for bedside videomicroscopy. J Crit Care. 2013;28(6):913–7.

[4] De Backer D, Donadello K, Sakr Y, Ospina-Tascon G, Salgado D, Scolletta S, Vincent JL. Microcirculatory alterations in patients with severe sepsis: impact of time of assessment and relationship with outcome. Crit Care Med. 2013;41(3):791–9.

[5] Sakr Y, Dubois M-J, De Backer D, Creteur J, Vincent J-L. Persistent microcirculatory alterations are associated with organ failure and death in patients with septic shock. Crit Care Med. 2004;32:1825–31.

[6] Massey MJ, Hou PC, Filbin M, Wang H, Ngo L, Huang DT, Aird WC, Novack V, Trzeciak S, Yealy DM, et al. Microcirculatory perfusion disturbances in septic shock: results from the ProCESS trial. Crit Care. 2018;22(1):308.

[7] Tachon G, Harrois A, Tanaka S, Kato H, Huet O, Pottecher J, Vicaut E, Duranteau J. Microcirculatory alterations in traumatic hemorrhagic shock*. Crit Care Med. 2014;42:1433–41.

[8] Hutchings SD, Naumann DN, Hopkins P, Mellis C, Riozzi P, Sartini S, Mamuza J, Harris T, Midwinter MJ, Wendon J. Microcirculatory impairment is associated with multiple organ dysfunction following traumatic hemorrhagic shock: the MICROSHOCK study. Crit Care Med. 2018;46(9):e889–96.

[9] Scorcella C, Damiani E, Domizi R, Pierantozzi S, Tondi S, Carsetti A, Ciucani S, Monaldi V, Rogani M, Marini B, et al. MicroDAIMON study: microcirculatory DAIly MONitoring in critically ill patients: a prospective observational study. Ann Intensive Care. 2018;8(1):64.

[10] Verdant CL, De Backer D, Bruhn A, Clausi CM, Su F, Wang Z, Rodriguez H, Pries AR, Vincent JL. Evaluation of sublingual and gut mucosal microcirculation in sepsis: a quantitative analysis. Crit Care Med. 2009;37(11):2875–81.

[11] Pranskunas A, Koopmans M, Koetsier PM, Pilvinis V, Boerma EC. Microcirculatory blood fow as a tool to select ICU patients eligible for fuid therapy. Intensive Care Med. 2012;39:612–9. Springer-Verlag.

[12] Jacquet-Lagreze M, Allaouchiche B, Restagno D, Paquet C, Ayoub JY, Etienne J, Vandenesch F, Dauwalder O, Bonnet JM, Junot S. Gut and sublingual microvascular effect of esmolol during septic shock in a porcine model. Crit Care. 2015;19:241.

[13] Dubin A, Pozo MO, Ferrara G, Murias G, Martins E, Canullán C, Canales HS, Kanoore Edul VS, Estenssoro E, Ince C. Systemic and microcirculatory responses to progressive hemorrhage. Intensive Care Med. 2009;35:556–64.

[14] de Bruin AF, Kornmann VN, van der Sloot K, van Vugt JL, Gosselink MP, Smits A, Van Ramshorst B, Boerma EC, Noordzij PG, Boerma D, et al. Sidestream dark feld imaging of the serosal microcirculation during gastrointestinal surgery. Color Dis. 2016;18(3):O103–10.

[15] Lima A, van Rooij T, Ergin B, Sorelli M, Ince Y, Specht PAC, Mik EG, Bocchi L, Kooiman K, de Jong N, et al. Dynamic contrast-enhanced ultrasound identifes microcirculatory alterations in Sepsis-induced acute kidney

injury. Crit Care Med. 2018;46(8):1284–92.

[16] Sui F, Zheng Y, Li WX, Zhou JL. Renal circulation and microcirculation during intra-abdominal hypertension in a porcine model. Eur Rev Med Pharmacol Sci. 2016;20(3):452–61.

[17] Tanaka S, Escudier E, Hamada S, Harrois A, Leblanc P-E, Vicaut E, Duranteau J. Effect of RBC transfusion on sublingual microcirculation in hemorrhagic shock patients. Crit Care Med. 2016:1–7.

[18] Tanaka S, Harrois A, Nicolaï C, Flores M, Hamada S, Vicaut E, Duranteau J. Qualitative real-time analysis by nurses of sublingual microcirculation in intensive care unit: the MICRONURSE study. Crit Care. 2015;19:388. BioMed Central.

[19] Naumann DN, Mellis C, Husheer SL, Hopkins P, Bishop J, Midwinter MJ, Hutchings SD. Realtime point of care microcirculatory assessment of shock: design, rationale and application of the point of care microcirculation (POEM) tool. Crit Care. 2016;20(1):310.

20. 评估微循环的其他技术

本杰明·贝吉斯（Benjamin Bergis），阿纳托尔·哈罗瓦（Anatole Harrois），雅克·迪朗托（Jacques Duranteau）

20.1 概述

优化微循环和组织氧合需要临床医生拥有可在床边使用的指导治疗策略的微循环监测工具。手持式活体显微镜（见第 18 章）是一种非常有吸引力的方法，因为可以直接床边观察患者的微循环并间接评估内皮糖萼。除了手持式活体显微镜外，还必须验证可以在患者床边轻松使用的其他技术。

20.2 花斑和毛细血管再充盈时间

皮肤灌注的临床评估在临床实践中用于检测皮肤的灌注不足。花斑和毛细血管再充盈时间（CRT）易于评估，可以用来提醒和指导患者管理。

花斑，定义为斑片状皮肤变色，是 ICU 患者基本体格检查的一部分。初始 ICU 复苏后 6 小时测量的花斑评分（图 20.1）被发现在无论使用何种剂量血管加压药的情况下均可用于脓毒性休克患者死亡率的重要预测指标[1,2]。一项试点研究显示，CRT 和花斑评分与脓毒性休克早期内脏器官（肾脏和肠道）的超声搏动指数相关[3]。

毛细血管再充盈时间的定义是远端毛细血管床在施加压力导致发白后恢复颜色所需的时间。该方法由于简单易操作，使其在资源有限或进入 ICU 前可对灌注进行简单评估的非常有吸引力的方法。但它需要标准化才能够被正确解读。Ait-Oufella 等[4]表明 CRT 在脓毒性休克患者中具有高度的可重复性以及在评分者间具有出色的一致性。在这项研究中，CRT 是 14 天死亡率的强预测因素。在脓毒性休克患者中，与以血清乳酸水平为目标的复苏策略相比，CRT 正常化为目标的复苏策略并未降低 28 天全因死

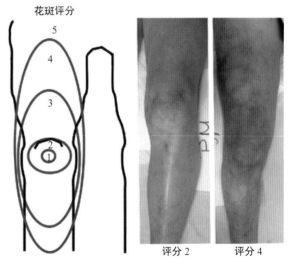

图 20.1　花斑评分

0 分，表示没有花斑；1 分，少量花斑，分布于膝关节中心的区域；2 分，轻微花斑，分布区域不超过膝盖骨上缘；3 分，轻微花斑，分布区域不超过大腿中部；4 分，严重花斑，分布区域不超过腹股沟褶皱处；5 分，非常严重的花斑，分布区域超出腹股沟的褶皱 [Ait-Oufella H, Lemoinne S, Boelle PY, Galbois A, Baudel JL, Lemant J, Joffre J, Margetis D, Guidet B, Maury EMottling score predicts survival in septic shock. Intensive Care Med 2011, 37(5):801–807]

亡率[5]。在预先确定的器官功能障碍不严重患者亚组中，以外周灌注为目标的复苏有益于次要结局（72 小时 SOFA）和降低 28 天死亡率。CRT 与被动抬腿操作相结合可以准确预测容量复苏后外周组织灌注的改善[6]。

20.3 糖萼评估

使用手持式活体显微镜可以间接评估微血管内皮糖萼（图 20.2）。假说认为，处于血流中间的 RBC 与内皮之间存在一定距离是由于糖萼的存在[7]。糖萼的降解使红细胞能够穿过糖萼并靠近内皮。测量红细胞从中央血流到内皮细胞（μm）的径向运动的灌注边界区域（PBR）被用于评估微血管糖萼层。糖萼受损越严重，红细胞进入糖萼中的深度越深，PBR 越高。

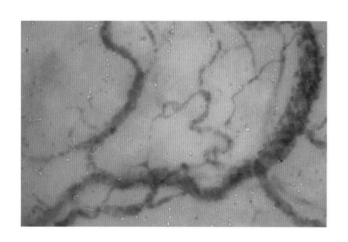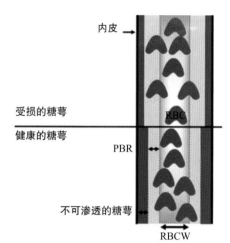

图 20.2　糖萼评估

图像采集使用侧流暗场相机通过 GlycoCheck ™系统分析糖萼。GlycoCheck ™检测进入糖萼的动态横向运动，其表示为灌注边界区域（PBR，单位为 μm）。糖萼受损允许更多的红细胞更深入地渗透到内皮表面，通过 PBR 的增加反应糖萼受损情况。PBR：灌注边界区；RBC：红细胞；RBCW：红细胞宽度 [经许可引自 from Rovas A, Lukasz AH, Vink H, Urban M, Sackarnd J, Pavenstadt H, Kumpers P: Bedside analysis of the sublingual microvascular glycocalyx in the emergency room and intensive care unit - the GlycoNurse study. Scand J Trauma Resusc Emerg Med 2018, 26(1):16]

几项针对 ICU 患者的研究表明，与健康对照组相比，危重患者的 PBR 显著升高[8-10]。

测量糖萼降解标志物还可以评估糖萼的损伤程度[11]。这些标志物通常包括 syndecan-1、硫酸乙酰肝素和透明质酸。例如，在脓毒症中发现这些标志物与 SOFA 评分之间存在显著相关性[12,13]。血浆中 syndecan-1 和硫酸乙酰肝素水平的升高与 PBR 和舌下微血管功能障碍程度的增加有关[8,14]。

实操建议

• 糖萼分析有助于理解内皮改变和毛细血管通透性障碍。

• 灌注边界区域是评估微血管糖萼层的有效标志物。仍需要进一步研究来评估这种分析方法。

20.4 超声造影

超声造影（CEUS）是近期研发的一种可以量化微循环的无创成像方式。该技术具有能够探索实体器官的微循环并且可以在患者床边进行的优点。肾脏和肝脏是目前被研究最多的器官。例如，肾脏CEUS 已被提出用于量化肾移植[15,16]、心脏手术或休克[17-19] 等各种情况下患者的肾脏微循环。

超声造影使用的是由稳定外壳（磷脂或蛋白质包膜）包被的微泡。微泡的直径（1~6 μm）与红细胞相似，可以允许微泡穿过肺循环的毛细血管床并到达各个器官的毛细血管。同时，它们的直径足够大，不会穿过内皮，使它们成为真正的血管内制剂。几分钟后，微泡可以通过呼吸道排出，没有肾毒性。超声波引起微泡的非线性振荡，因此，反向发射信号中包含一个入射超声场频率范围外的在微泡和软组织之间具有明显回声差异的附加频率范围。微泡注射可以采用弹丸或持续滴注的方法。当持续滴注时，可以采用"破坏填充技术"（图 20.3）。破坏阶段包含具有高机械指数（机械指数 ≥ 1）的可以瞬间破坏超声平面中造影剂的超声波闪光。使用低功率超声波脉冲的补充阶段对应于破坏后肾脏超声平面的渐进增强的对比度。

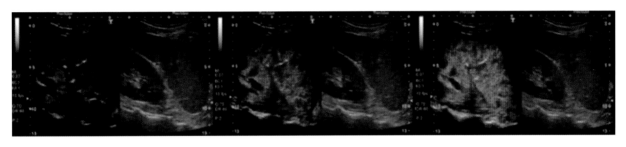

图 20.3　破坏填充技术示例

在破坏阶段之后，可以立即记录和评估重新填充肾血管（补充）的新微气泡。这种血管填充的过程精确地反映了成像平面中的血流 [引自 Creteur J, Curr Opin Crit Care, 2020, 26(6):543-548]

在 ICU 患者中，Schneider 等[20] 首次测试了 CEUS 评估肾皮质微循环的可行性。在术后 24 小时，作者观察到灌注指数总体降低了 50%，提示了肾皮质灌注的减少。在脓毒性休克中，Harrois 等[19] 使用 CEUS 观察到体循环血流动力学参数，发现令人满意的恢复患者间仍存在肾皮质微循环巨大差异。在脓毒性休克期间，尽管大循环血流动力学参数得到相当程度的恢复，但肾皮质微循环可能是正常的，也可能是减少的，甚至是增加的。该结果进一步确认了由于肾脏微血管的复杂性和异质性，根据大循环参数的恢复来预测肾脏微血管灌注是不可能的。此外，发生 KDIGO 2 期或 3 期严重急性肾损伤（AKI）的脓毒性休克患者与未发生 AKI 的患者相比，肾皮质微循环灌注显著减少。超声造影也可用于测试液体复苏和血管加压治疗对 ICU 患者肾脏微血管的影响。Schneider 等[18] 使用 CEUS 来评估去甲肾上腺素引起平均动脉压（MAP）的增加对危重患者肾皮质灌注的影响（其中 83% 的患者患有脓毒性休克）。MAP 水平为 60~65 mmHg 时获得的测量值与去甲肾上腺素诱导后 MAP 水平增加至 80~85 mmHg 后获得的测量值之间没有发现差异。然而，在个体水平上可以观察到肾皮质灌注的较大差异，表现为或增加或减少。因此，以 MAP 为目标来实现基于 CEUS 参数估计的最佳肾微循环灌注可能会是一个有趣的前景。

实操建议

- 超声造影可以探索实体器官的微循环并且可以在床边进行。
- 在临床实践中应用该技术指导患者管理需要更多的证据。

20.5 近红外光谱

近红外光谱（NIRS）是一种已被提议作为评估不同器官（包括肌肉）组织氧合（StO_2）的无创技术。近红外光（700~1100 nm）被 3 种生色团吸收：血红蛋白、细胞色素氧化酶和肌红蛋白，但后两种在信号中的参与程度要小得多。氧合血红蛋白（HbO_2）和脱氧血红蛋白（Hb）具有不同的吸收光谱。因此，当组织受到容易穿过组织的近红外光照射时，发射信号与激发光探测的组织中血红蛋白的氧合状态成正比。大鱼际肌处的近红外光谱也可用于动脉阻塞试验，此时需要将袖带充气至压力比收缩压高 30~50 mmHg（图 20.4）。在缺血期间，局部氧的减少可通过 NIRS 监测，表现为 HbO_2 减少的同时脱氧血红蛋白增加（StO_2 减少），但总 Hb 保持恒定。缺血期间 StO_2 的下降速度与肌肉氧气的消耗有关。充气袖带放气后，充血反应伴随着 HbO_2 增加和 Hb 快速减少（StO_2 增加）。这个阶段可作为微血管募集能力的反映[21]。

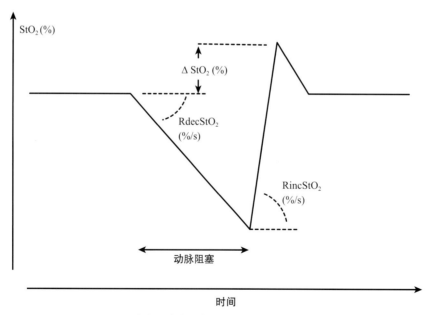

图 20.4　动脉阻塞实验操作期间的 StO_2 曲线示意图

ΔStO_2（%）：再灌注期间的最大 StO_2 值与基线 StO_2 之间的差异；$RdecStO_2$：缺血期间 StO_2 的降低速率；$RincStO_2$：再灌注阶段 StO_2 增加的速率（引自 Creteur J, Curr Opin Crit Care 2008;14:361–366）

多项研究表明，大鱼际肌 StO_2 有助于创伤患者的紧急和早期复苏阶段的监护[22-24]以及目标导向复苏的管理[24]。在创伤中，入院时 StO_2 测量值 < 75% 意味着需要血液制品和紧急手术（开胸术、心包开窗术、剖腹探查术和骨折固定），并且也可用作识别休克的补充方法[25]。

脓毒症期间，StO_2 值 < 75% 可能与不良的临床结局相关[26,27]。然而，最近的一项研究表明，没有

证据证明在 CVP、MAP 和 ScvO$_2$ 之外增加肌肉 StO$_2$ 可以获得任何益处。因此，在大多数患者中，以肌肉 StO$_2$ 为早期目标导向的治疗未能显著增加肌肉 StO$_2$，并且与机械通气时间延长、输血增加和多巴酚丁胺剂量增加有关[28]。然而，StO$_2$ 最近被发现可能有助于脓毒性休克中对 MAP 进行个性化制定[29]。

在急性脑损伤中，尽管有一些有趣的研究方法，但关于 NIRS 监测价值的证据不足，意味着 NIRS 不能用于指导治疗[30]。事实上，NIRS 信号与其他脑氧合或脑灌注监测仪的结果一致性不强。

实操建议
- 近红外光谱是一种评估组织氧合的无创技术。
- 在脓毒症期间，StO$_2$ 值 < 75% 可能与不良的临床结局相关。然而，没有证据表明以肌肉 StO$_2$ 为早期目标导向的治疗有任何潜在益处。
- 在急性脑损伤中，NIRS 不能用于指导治疗。

20.6 激光多普勒血流仪

激光多普勒血流仪是一种测量组织中微循环血流的无创方法。该技术基于测量红细胞向照明相干光运动时引起的多普勒频移。激光多普勒仪的输出通常给出移动的红细胞的通量、速度和浓度。多普勒激光用于评估探头下超声信号扫描的血管网内的微血管血流量。测量包含了所检测组织内（1 mm³）的每个小动脉、毛细血管和小静脉。

该技术主要用于实验模型。在 ICU 患者中的使用仅限于临床研究。该技术已用于身体的许多部位，甚至胃黏膜[31]。通过在手臂上使用充气袖带检测动脉阻塞后的短暂性缺血，评估微循环募集小动脉血的能力。脓毒症患者的皮肤充血已被发现有所减少[32]。最近，该技术已用于验证脓毒症患者输注 L- 精氨酸的效果[33]。尽管 NO 合成增加，但延长静脉注射 L- 精氨酸并不能改善局部灌注和器官功能。

20.7 小结

大多数评估 ICU 患者微循环的技术仍是主要应用于临床研究。成像技术的最新进展（如超声造影）为患者个性化治疗开辟了新视角，但仍需要进一步研究和定位。除了复杂的技术外，需要谨记简便单的组织灌注评估技术，例如花斑评分和毛细血管再充盈时间。近红外光谱和激光多普勒血流仪必须在技术上向高效手段发展才能成为分析 ICU 患者微循环的有效工具。

要点
- 应继续使用和研究评估组织灌注的简单技术，例如花斑评分和毛细血管再充盈时间，因为它们提供的信息有价值并被广泛使用。
- 糖萼的评估可能会在未来更好地了解微血管和内皮功能障碍。
- 成像技术的最新进展（如超声造影）为患者个性化治疗开辟了新的视角。

- StO$_2$ 有助于休克患者的早期复苏，但没有证据表明以 StO$_2$ 为目标的导向治疗有任何潜在的益处。
- 微循环评估对 ICU 患者预后的影响仍有待证实。

参考文献

[1] Ait-Oufella H, Lemoinne S, Boelle PY, Galbois A, Baudel JL, Lemant J, Joffre J, Margetis D, Guidet B, Maury E, et al. Mottling score predicts survival in septic shock. Intensive Care Med. 2011;37(5):801–7.

[2] Dumas G, Lavillegrand JR, Joffre J, Bige N, deMoura EB, Baudel JL, Chevret S, Guidet B, Maury E, Amorim F, et al. Mottling score is a strong predictor of 14-day mortality in septic patients whatever vasopressor doses and other tissue perfusion parameters. Crit Care. 2019;23(1):211.

[3] Brunauer A, Kokofer A, Bataar O, Gradwohl-Matis I, Dankl D, Bakker J, Dunser MW. Changes in peripheral perfusion relate to visceral organ perfusion in early septic shock: a pilot study. J Crit Care. 2016;35:105–9.

[4] Ait-Oufella H, Bige N, Boelle PY, Pichereau C, Alves M, Bertinchamp R, Baudel JL, Galbois A, Maury E, Guidet B. Capillary refll time exploration during septic shock. Intensive Care Med. 2014;40(7):958–64.

[5] Hernandez G, Ospina-Tascon GA, Damiani LP, Estenssoro E, Dubin A, Hurtado J, Friedman G, Castro R, Alegria L, Teboul JL, et al. Effect of a resuscitation strategy targeting peripheral perfusion status vs serum lactate levels on 28-day mortality among patients with septic shock: the ANDROMEDA-SHOCK randomized clinical trial. JAMA. 2019;321(7):654–64.

[6] Jacquet-Lagreze M, Bouhamri N, Portran P, Schweizer R, Baudin F, Lilot M, Fornier W, Fellahi JL. Capillary refll time variation induced by passive leg raising predicts capillary refll time response to volume expansion. Crit Care. 2019;23(1):281.

[7] Lee DH, Dane MJ, van den Berg BM, Boels MG, van Teeffelen JW, de Mutsert R, den Heijer M, Rosendaal FR, van der Vlag J, van Zonneveld AJ, et al. Deeper penetration of erythrocytes into the endothelial glycocalyx is associated with impaired microvascular perfusion. PLoS One. 2014;9(5):e96477.

[8] Donati A, Damiani E, Domizi R, Romano R, Adrario E, Pelaia P, Ince C, Singer M. Alteration of the sublingual microvascular glycocalyx in critically ill patients. Microvasc Res. 2013;90:86–9.

[9] Koning NJ, Vonk AB, Vink H, Boer C. Side-by-side alterations in Glycocalyx thickness and perfused microvascular density during acute microcirculatory alterations in cardiac surgery. Microcirculation. 2016;23(1):69–74.

[10] Rovas A, Seidel LM, Vink H, Pohlkotter T, Pavenstadt H, Ertmer C, Hessler M, Kumpers P. Association of sublingual microcirculation parameters and endothelial glycocalyx dimensions in resuscitated sepsis. Crit Care. 2019;23(1):260.

[11] Amalakuhan B, Habib SA, Mangat M, Reyes LF, Rodriguez AH, Hinojosa CA, Soni NJ, Gilley RP, Bustamante CA, Anzueto A, et al. Endothelial adhesion molecules and multiple organ failure in patients with severe sepsis. Cytokine. 2016;88:267–73.

[12] Sallisalmi M, Tenhunen J, Yang R, Oksala N, Pettila V. Vascular adhesion protein-1 and syndecan-1 in septic shock. Acta Anaesthesiol Scand. 2012;56(3):316–22.

[13] Ostrowski SR, Gaini S, Pedersen C, Johansson PI. Sympathoadrenal activation and endothelial damage in patients with varying degrees of acute infectious disease: an observational study. J Crit Care. 2015;30(1):90–6.

[14] Dekker NAM, Veerhoek D, Koning NJ, van Leeuwen ALI, Elbers PWG, van den Brom CE, Vonk ABA, Boer C. Postoperative microcirculatory perfusion and endothelial glycocalyx shedding following cardiac surgery with cardiopulmonary bypass. Anaesthesia. 2019;74(5):609–18.

[15] Mueller-Peltzer K, Negrao de Figueiredo G, Fischereder M, Habicht A, Rubenthaler J, Clevert DA. Vascular rejection in renal transplant: diagnostic value of contrast-enhanced ultrasound (CEUS) compared to biopsy. Clin Hemorheol Microcirc. 2018;69(1–2):77–82.

[16] Schwenger V, Korosoglou G, Hinkel UP, Morath C, Hansen A, Sommerer C, Dikow R, Hardt S, Schmidt J, Kucherer H, et al. Real-time contrast-enhanced sonography of renal transplant recipients predicts chronic allograft nephropathy. Am J Transplant. 2006;6(3):609–15.

[17] Schneider AG, Schelleman A, Goodwin MD, Bailey M, Eastwood GM, Bellomo R. Contrast-enhanced ultrasound evaluation of the renal microcirculation response to terlipressin in hepato-renal syndrome: a preliminary report. Ren Fail. 2015;37(1):175–9.

[18] Schneider AG, Goodwin MD, Schelleman A, Bailey M, Johnson L, Bellomo R. Contrast-enhanced ultrasonography to evaluate changes in renal cortical microcirculation induced by noradrenaline: a pilot study. Crit Care. 2014;18(6):653.

[19] Harrois A, Grillot N, Figueiredo S, Duranteau J. Acute kidney injury is associated with a decrease in cortical renal perfusion during septic shock. Crit Care. 2018;22(1):161.

[20] Schneider AG, Goodwin MD, Schelleman A, Bailey M, Johnson L, Bellomo R. Contrast-enhanced ultrasound to evaluate changes in renal cortical perfusion around cardiac surgery: a pilot study. Crit Care. 2013;17(4):R138.

[21] Creteur J. Muscle StO$_2$ in critically ill patients. Curr Opin Crit Care. 2008;14(3):361–6.

[22] Cohn SM, Nathens AB, Moore FA, Rhee P, Puyana JC, Moore EE, Beilman GJ, St OiTPTI. Tissue oxygen saturation predicts the development of organ dysfunction during traumatic shock resuscitation. J Trauma. 2007;62(1):44–54. discussion 54–45.

[23] Ikossi DG, Knudson MM, Morabito DJ, Cohen MJ, Wan JJ, Khaw L, Stewart CJ, Hemphill C, Manley GT. Continuous muscle tissue oxygenation in critically injured patients: a prospective observational study. J Trauma. 2006;61(4):780–8. discussion 788–790.

[24] McKinley BA, Marvin RG, Cocanour CS, Moore FA. Tissue hemoglobin O$_2$ saturation during resuscitation of traumatic shock monitored using near infrared spectrometry. J Trauma. 2000;48(4):637–42.

[25] Carlile C, Wade CE, Baraniuk MS, Holcomb JB, Moore LJ. Evaluation of StO$_2$ tissue perfusion monitoring as a tool to predict the need for lifesaving interventions in trauma patients. Am J Surg. 2015;210(6):1070–5. discussion 1075.

[26] Shapiro NI, Arnold R, Sherwin R, O'Connor J, Najarro G, Singh S, Lundy D, Nelson T, Trzeciak SW, Jones AE, et al. The association of near-infrared spectroscopy-derived tissue oxygenation measurements with sepsis syndromes, organ dysfunction and mortality in emergency department patients with sepsis. Crit Care. 2011;15(5):R223.

[27] Leone M, Blidi S, Antonini F, Meyssignac B, Bordon S, Garcin F, Charvet A, Blasco V, Albanese J, Martin C. Oxygen tissue saturation is lower in nonsurvivors than in survivors after early resuscitation of septic shock. Anesthesiology. 2009;111(2):366–71.

[28] Nardi O, Zavala E, Martin C, Nanas S, Scheeren T, Polito A, Borrat X, Annane D. Targeting skeletal muscle tissue oxygenation (StO_2) in adults with severe sepsis and septic shock: a randomised controlled trial (OTO-StS study). BMJ Open. 2018;8(3):e017581.

[29] Jozwiak M, Chambaz M, Sentenac P, Monnet X, Teboul JL. Assessment of tissue oxygenation to personalize mean arterial pressure target in patients with septic shock. Microvasc Res. 2020;132:104068.

[30] Le Roux P, Menon DK, Citerio G, Vespa P, Bader MK, Brophy G, Diringer MN, Stocchetti N, Videtta W, Armonda R, et al. The international multidisciplinary consensus conference on multimodality monitoring in Neurocritical care: a list of recommendations and additional conclusions: a statement for healthcare professionals from the Neurocritical Care Society and the European Society of Intensive Care Medicine. Neurocrit Care. 2014;21(Suppl 2):S282–96.

[31] Duranteau J, Sitbon P, Teboul JL, Vicaut E, Anguel N, Richard C, Samii K. Effects of epinephrine, norepinephrine, or the combination of norepinephrine and dobutamine on gastric mucosa in septic shock. Crit Care Med. 1999;27(5):893–900.

[32] Young JD, Cameron EM. Dynamics of skin blood fow in human sepsis. Intensive Care Med. 1995;21(8):669–74.

[33] Luiking YC, Poeze M, Deutz NE. A randomized controlled trial of arginine infusion in severe sepsis on microcirculation and metabolism. Clin Nutr. 2020;39(6):1764–73.

第 6 部分　围手术期医学的血流动力学监测与治疗

21. 心脏手术中的血流动力学监测和优化

格尔德·克林克曼（Gerd Klinkmann），丹尼尔·A. 罗伊特（Daniel A. Reuter），塞巴斯蒂安·A. 哈斯（Sebastian A. Haas）

21.1 概述

人口发展向老龄化社会转变使得心脏手术在未来变得越来越重要。老年患者常患有许多并发症，经常需要复杂的干预措施。许多患者术前诊断不充分，特别是在右心室功能和（或）肺动脉高压方面[1]。因此，心脏手术患者的围手术期护理以及重症监护病房（ICU）的管理变得越来越具有挑战性。常规使用神经系统和高级血流动力学监测，并结合目标导向的围手术期血流动力学优化，旨在优化全身和脑的氧平衡，以期降低这一高危人群的术后并发症发病率并改善死亡率。因此本章涵盖了高级血流动力学和脑监测的多个方面，并重点介绍已证实的和未来的监测。

21.2 近红外光谱

迄今为止，血流动力学监测的重点是大循环的评估。然而，关于围手术期血流动力学对微循环的影响（至少在病理生理学上同样重要）的认识还很少。一种用于监测器官末端氧合的监测设备已被开发出来并且因此可能代表微循环的替代物是近红外光谱（NIRS）。将微循环纳入临床观察的范畴，越来越多的证据表明 NIRS 来源的局部脑氧饱和度（rScO$_2$）水平与不论是一般的还是特殊的围手术期神经系统的结局参数有关。据报道，脑饱和度降低与术后谵妄、脑部疾病和最终死亡率增加等并发症相关[2]。因此，通过目标导向的策略来预防脑饱和度降低是合理的，并且可能有助于减少围手术期并发症。此外，NIRS 可以提供评估脑血流自动调节功能的支持数据，从而有利于调整平均动脉压（MAP）的个体化目标[3]。在深低温停循环和上端选择性主动脉灌注下的胸主动脉手术中，NIRS 还可用于适当定位体外循环的颈动脉插管，随后调节脑血流[4]。

该技术可同时具有监测微循环和大循环的能力，因为据报道 NIRS 来源的脑氧合度与混合静脉氧饱和度相关。因此，对于具有中等围手术期风险的患者可能没有必要应用心输出量测量装置，可以使用 NIRS 取代[5-8]。然而，由于缺乏 RCT，NIRS 在心脏手术中的常规应用尚无统一意见。明确的专家建议包括特殊干预措施，例如胸主动脉手术、心脏移植以及同时进行颈动脉手术的心脏手术。近红外光谱的进一步指征见于使用左心室辅助装置的患者，而传统的血流动力学监测因缺乏搏动血流而受到限制。各种研究证实了脑血氧测定法在例如严重动脉高血压、早发性神经功能障碍和高度颈动脉狭窄等并发症范围内的应用[3]。此外，特别是接受心脏手术的围手术期风险较低的患者中报道显示避免低脑氧饱和度（rScO$_2$ < 50%）具有有益的效果，正如围手术期使用 NIRS 与减少谵妄以及缩短 ICU 住院时间的相关性一样[9]。

> **实操建议**
>
> 　　脑氧饱和度降至术前根据 NIRS 定标的基线以下，则表示围手术期脑氧饱和度降低，与谵妄或术后认知功能障碍（POCD）的发生率增加有关。避免脑氧饱和度降低可以减少这些并发症。

21.3 动脉压

动脉压的连续有创测量仍然是监测高危患者的基本方式。如今，在心脏手术中若没有血压监测是无法想象的，因为手术过程中血流动力学不稳定的关键时刻可以立即被发现。此外，在体外循环（CPB）时，血压作为主要非搏动灌注压可以得到充分的监测。在 CPB 期间，依赖于脉冲灌注设备的监测（如无创血压测量或血氧饱和度测量）是失败或无效的。动脉插管主要在患者非优势侧手臂的桡动脉中进行。为了避免股动脉插管（这基本上来说是可行的，但可能需要循环支持系统），可允许为高危患者提供肱动脉留置导管。

此外，动脉压波形分析能够获得更多参数，如高级血流动力学参数每搏输出量（SV）或前负荷功能参数每搏变异度（SVV）和脉压变异度（PPV）。为了优化输入的动脉信号，从而获得最佳的参数有效性，必须识别并消除导致信号阻尼过大或过低的干扰变量。除了技术上的不精确性外，由于外周血管扩张，在心脏手术患者中经常可发现主动脉 - 桡动脉的压力梯度。这在 CPB 开始后尤其明显，导致了实际的中心灌注压被低估[10]。表 21.1 总结了动脉压测量中最重要的干扰变量。

表 21.1　动脉压测量最重要的干扰变量

干扰变量	原因
动脉延长管	通常发生在超长补给管连接到桡动脉中的 18 号套管时，供应管路中的小气泡会抑制曲线
衰减曲线	如果曲线被压抑，则测量收缩压过低，舒张压过高。最常见的原因是： • 系统中的气泡 • 套管或系统中的血凝块
导管不能被校准	• 压力传感器有缺陷 • 压力传感器连接不正确 • 放大器有缺陷
压力曲线漂移	• 预热时间太短 • 电缆扭结
压力显示太低	• 曲线受抑制、气泡、血栓、血管痉挛 • 压力传感器未正确校准 • 压力传感器未放置在参考高度

续表

干扰变量	原因
压力显示太高	• 压力传感器放置得太低 • 压力传感器未正确校准
监视器上无曲线	• 压力传感器连接不正确 • 压力传感器故障 • 放大器有缺陷
直接压力测量与气囊压力不对应	直接压力测量通常更准确，尤其是在低血压、低心输出量和外周血管收缩时

关于 CPB 进行时和之后的最佳 MAP 仍存在争议，到目前为止，还没有固定的正确血压范围。事实上，必须假设血压需个性化调整以尽可能确保最佳的终末器官灌注。血压调节的主要目标之一是维持脑血流的自动调节。然而，自动调节很难界定。脑血管完整性有多种替代参数。通过血氧定量法测量脑氧合，并使用经颅多普勒测量大脑基底动脉的血流速度，以评估血流的相对变化，进而诊断局灶性血管狭窄或检测动脉内栓塞信号以作为替代方案。研究表明，MAP 和脑血氧饱和度信号之间存在相关性。然而，在这种相关性中发现了显著的个体差异，并且只有低水平的证据将 $rScO_2$ 低于基线水平与不良的神经系统预后联系起来[11]。此外，现有数据不足以得出以下结论：纠正 $rScO_2$ 降低的干预措施能够降低脑卒中、谵妄或 POCD 的风险[12]。因此，目前的推荐聚焦于根据术前情况个性化调整 MAP 以及根据脑氧合的变化调整 MAP。

血管内容量状态的监测和管理在心脏外科患者中扮演着至关重要的作用。描述机械通气下心脏和肺的特定相互作用的功能性前负荷参数（如左心室 SVV 和 PPV）被报道有助于预测前负荷反应性。然而，仅当处于机械通气、潮气量至少为 8 ml/kg、存在稳定的窦性心律且压力曲线无伪影时，使用功能参数对左心室心脏前负荷进行充分评估才具有临床有效性。必须强调的是，前负荷的功能参数仅反映左心室的前负荷。严重的右心室功能障碍可能会导致容量不足，表现为高 SVV 和 PPV。因此，特别在患有右心室收缩障碍和肺动脉高压的高危心脏外科患者中，动态前负荷参数通常不足以提供明显的益处并改善大循环[13]。

> **实操建议**
>
> 　　有创动脉血压测量是心脏手术患者的基本监测程序之一，允许在具有潜在血流动力学不稳定性的所有阶段连续监测血压，并且对于确定 CPB 期间以非搏动性为主的灌注压至关重要。

21.4 中心静脉压

中心静脉导管（CVC）通常用于输液、血管加压药和正性肌力药物的管理以及测量中心静脉压（CVP）。由于跨壁 CVP 与右心室（RV）前负荷密切相关，因此在解释 CVP 时必须考虑主要由机械通气影响的胸膜腔内压变化。因此，CVP 改变伴随相关心输出量（CO）变化提示了右心室功能以及整体心脏功能和潜在的外周静脉充血[11]。

除了动脉压和 CO 的持续有创测量之外，CVP 的监测在心脏手术中也非常重要。尽管 CVP 因无法充分预测前负荷反应性而受到质疑，但据报道，CVP 的大幅降低以及伴随的 CO 减少与低血容量有关。CVP 与 CO 结合分析十分有利于评估心脏功能，尤其是右心室功能的评估。事实上，CVP 突然增加可能提示过量的输液和右心室失代偿的开始。

此外，连续 CVP 监测对心脏麻醉学具有广泛的影响。伴 "V" 波的 CVP 波形分析可提示收缩期三尖瓣反流的病变和血流动力学相关的房室结节律的检测，或者可用于监测上腔静脉插管期间的充分静脉回流以及优化房室序贯起搏器的调整。因此，CVP 值提供了有关患者心脏循环状态的重要信息，不应被弃用。尽管 CVP 在预测容量复苏方面有许多局限性，但应当重点理解和考虑这些局限性，而不是将 CVP 完全排除在血流动力学监测之外。

另外，研究表明，CVP 的绝对值不仅是心内科而且是心脏外科预后的相关参数。高 CVP 在多大程度上是由于内脏和肾脏灌注减少（例如，有效体循环灌注压降低）或是右心室功能障碍所导致的，目前尚无最终定论。然而，一种关于 CVP 的重要理论仍然未受影响："健康的心脏永远不会有高 CVP。"

> **实操建议**
>
> 除动脉血压外，持续监测中心静脉压（CVP）是监测心脏手术患者的基本参数之一。不应对心脏手术患者放弃 CVP 的持续监测。

21.5 经食管超声心动图

围手术期经食管超声心动图（TEE）在几十年前被引入心脏麻醉，最初被认为仅作为左心室功能的监测工具。从那时起，它的定位发生了根本性的变化。如今，围手术期 TEE 在多种外科手术中发挥着不可或缺的作用。它是一种极佳的术中诊断工具，特别有助于在心脏手术和心内介入术中提供有益信息。通过提供整个心脏及周围大血管的高分辨率实时数据，特别是室壁运动、瓣膜的功能形态和患者的前负荷状态的评估，TEE 对手术和麻醉管理有着深远的影响。瓣膜手术和冠状动脉旁路移植术已被报道因 TEE 对预后的改善作用而特别受益[14]。

每位接受 TEE 的患者在心脏手术过程中都应接受全面的心脏检查。发现各种意想不到的病变归因于这种系统性的检查方法。不同版本的全面检查都有被推荐。除此之外，Hahn 等人于 2013 年出版了一份简化的、重点突出的围手术期基本 TEE 检查[15]。

在多数情况下，与其他高等的血流动力学监测工具相比，TEE 已被报道可提供大量直接临床结果信息。几项研究指出，围手术期 TEE 获得的信息在高达 52% 的病例中引导了治疗决策的改变，特别是容量和儿茶酚胺的管理以及瓣膜置换术后瓣膜功能的评估[16-24]。TEE 的有益特征之一是其促进了每搏输出量的主要决定因素，即前负荷、内在收缩力和瓣膜功能的直接可视化。因此，TEE 注定要在一个复杂的基础上评估心血管系统[25,26]。

TEE 在心室功能区域差异的分析中具有重要意义，因此是检测心肌缺血的高度敏感指标[27]。此外，TEE 能使临床医生定量收集各种直径和血流参数外确定左心室射血分数（LVEF）。超声心动图中，LVEF 定义为 SV 与左心室舒张末期容积（LVEDV）的比值：LVEF = SV/LVEDV × 100%[28]。LVEF 是描述充血性心力衰竭严重程度的预测值[29]。使用经胃中段短轴视图确定的面积变化分数（FAC）是估测 LVEF 的另一种方式。全身麻醉包括控制通气状态的患者，当 FAC < 35% 时，通常认为存在左心室功能障碍，性别特定的参考值是男性为 37%，女性为 34%[30,31]。

在临床实践中，通常以中段乳头肌水平短轴视图的舒张末期面积（EDA）或舒张末期横截面积指数（EDAI）作为前负荷参数。尽管存在一些限制，美国麻醉医师协会和心血管麻醉医师协会的经食管超声心动图工作组结论认为，超声心动图可以提供比肺动脉导管（PAC）更多关于心脏前负荷的可靠信息。超声心动图记录的容量比 PAC 测量的压力比更能反映心脏前负荷。Fontes 等报道，关于左心室功能不全（LVEF < 40%）患者的血流动力学评估和冠状动脉旁路移植术患者众多的前负荷参数，TEE 提供了比 PAC 明显更高的信息价值[32]。

最后，超声心动图可以使用多普勒模式测量 SV 或心输出量（CO）。与 CO 测量的参照方法肺动脉热稀释法相比，大量围手术期超声心动图的研究显示，无论是心脏外科[33,34]还是非心脏外科患者[35,36]，超声心动图的相关结果是可以接受的。

TEE 是解释不明原因的、急性发生的血流动力学不稳定的首选工具。它是最能够直接区分循环休克病因（分布性、低血容量性、心源性、梗阻性）的诊断工具。因此，TEE 的使用在不明原因休克中是 Ia 类推荐[37]。此外，TEE 还有助于导管器械操作（分阶段腹股沟静脉插管的微创心脏手术，或包括 PAC 的颈静脉插管）。

TEE 的主要缺点是其监测的不连续性、操作者水平依赖以及相对的有创性。最近，小型化的 TEE 探头已被研发，它可以在食管中停留 72 小时，使频率相对更高的血流动力学聚集的 TEE（"hTEE"）成为可能。在对重症监护医生进行该探头的培训后，hTEE 可用于诊断心包填塞[38]。

了解超声心动图的局限性对于正确解读结果至关重要，因为可能得出错误的结论。无论超声心动图使用的频率如何，得出错误结论的挑战和病例仍然存在，除非经验丰富的操作者锐利的观察力和精细的解读才能确保结果解读正确。类似地，随着技术的进步，超声检查工作者可以获取新的技术和工具。但是，超声心动图专业人员有责任充分了解每种仪器的优点和局限性，并知道如何准确解读结果。

据目前的文献报道，TEE 很显然是心脏手术患者一种无价的诊断和监测工具。

实操建议

术中 TEE 是一种心血管差异化诊断和监测的非常好的方法，有助于制定手术策略，进一步管理血流动力学干预治疗以及即时评估手术效果。一旦麻醉师具有使用资格，其在围手术医学中的重要性就上升，因它所提供的临床信息是手术过程不可或缺的。

21.6 跨肺热稀释法

优化氧需求和输送之间的平衡是目标导向治疗（GDT）的基本目标。这包括借助动态参数来针对性地调节心脏前负荷、后负荷和心肌收缩力。各种研究表明，这一概念对心脏手术患者产生了积极影响，除了各种结局指标有所改善外，最终还降低了死亡率和发病率[39,40]。

GDT 在高危心脏病患者术中血流动力学管理方面的进一步研究也取得了令人鼓舞的成果。Kapoor 等人介绍了对高危的心脏病患者行非体外冠状动脉搭桥手术（OPCAB）进行目标导向的血流动力学优化对改善预后的重要性。与对照组相比，GDT 组的住院和 ICU 时长以及正性肌力药物支持的持续时间均显著缩短[41]。

Smetkin 等人还提出了一种能够影响围手术期血流动力学、围手术期输液管理、术后 ICU 时间和 OPCAB 住院时间的流程带来的益处。在常规监测组中，治疗主要通过监测 CVP、平均动脉压（MAP）和心率（HR）进行控制；而在高级监测组中则包括胸腔内血容量指数、MAP、HR、中心静脉血氧饱和度（$ScvO_2$）和心脏指数（CI）。监测时间点包括术前、术中以及术后 2、4、6 小时。这种依据高等血流动力学监测和 $ScvO_2$ 连续测量的 GDT 流程有助于血流动力学变化的早期发现和纠正，影响了输液治疗策略，缩短了 OPCAB 患者术后 ICU 的住院时间[42]。

此外，全心舒张末期容积指数（GEDVI）的优化也可能是一个有希望的概念。因此，通过 GEDVI 算法控制治疗减少了心脏术后患者对血管活性药物、儿茶酚胺、机械通气和 ICU 治疗的需求[43]。在另一研究中，Goepfert 等人募集了 100 例接受冠状动脉搭桥手术和（或）主动脉瓣置换术患者，进行了前瞻性、平行对照、开放标签的研究。研究结果显示，基于 CI、每搏输出量变异度（SVV）和优化的 GEDVI 的早期靶向血流动力学治疗减少了并发症，并缩短了术后 ICU 的时间[44]。

实操建议

基于心脏指数、每搏输出量变异度、优化的全心舒张末期容积指数（GEDVI）的早期目标导向的血流动力学治疗可减少心脏手术后的并发症和 ICU 时间。

21.7 肺动脉导管

肺动脉导管（PAC）诞生于 1970 年，此后就获得了重要的应用。然而，由于其有创性、对患者预后的潜在不良影响，以及微创血流动力学监测技术的不断发展，术中 PAC 的使用已明显下降[45]。

PAC 可以半连续地测定心输出量（CO）、右心室舒张末期容积（RVEDVI）和右心室射血分数（REF），以及连续测定肺动脉压（PAP）和混合静脉氧饱和度（SvO_2）。此外，PAC 的应用领域还包括间断检测肺动脉闭塞压（PAOP）以作为左心室前负荷的替代参数、计算氧供和氧耗以及连续测定右心室压[46]。在心脏手术中使用 PAC 的主要适应证见表 21.2。

表 21.2　使用肺动脉导管进行进一步血流动力学监测的适应证

建议使用肺动脉导管（PAC）	PAC 其他应用
– 在具有复杂干预的心脏外科高危患者中	– 在术前右心室功能不全患者中
– 鉴别左心室或右心室功能障碍	– 有右心功能障碍和（或）肺动脉高压风险的患者
	– 区分病因并控制严重低心输出量综合征的治疗

注：根据牛津循证医学中心的标准，这些建议以证据等级 D 进行评估

在使用心脏指数（CI）或氧输送作为目标的高危患者中，PAC 围术期目标导向的应用可显著降低死亡率，进而减少输液、正性肌力药物和血管活性药物的使用[47]。

Judge 等人对心血管麻醉学会的会员进行了一项调查，以评估在心脏手术患者中 PAC 及其他血流动力学监测工具的使用情况。大多数受访者选择使用 PAC。但 TEE 仍然是最受欢迎的血流动力学监测工具[48]。

总之，PAC 仍适用于一部分患有循环或呼吸衰竭的患者，尤其是肺动脉高压或右心功能障碍的患者。但一个可靠的使用需要具备高水平的置管技术以及对测量结果合适的解读。

实操建议

使用 PAC 时，必须考虑到慢性肺支气管改变（例如，长期毛细血管后的肺动脉高压患者）的肺动脉闭塞压只能不太精确地反映左心房压（LAP）。这可以通过术中插入导管测量 LAP 来避免。

考虑到患者的风险和心脏手术的复杂性不断增加，选择最佳模式以熟练地利用可用的监测程序并控制个体患者的治疗是重要的。心脏超声和高等血流动力学监测不应被视为相互竞争而应该当作是互补的方法。

21.8 前沿技术

21.8.1 无创技术

近年来，几种连续、无创血压测量技术在临床中受到越来越多的关注和使用。但本部分仅强调其中的一种。该方法基于一种容积钳技术，20 世纪 70 年代由捷克生理学家 J. Peñáz 首次提出[49]。这种方法中，动脉压是使用指套在手指上测量的。该方法经过进一步的发展，过去的 10 年里具有不同技术实施概念的几种产品目前都已经推向市场，使得基于脉搏曲线分析的连续血压和 CO 监测成为可能。已经有几项研究发表了该方法的精确性与有创血压监测的对比，以及与每天在临床实践中使用的示波法无创血压监测的对比。但这些研究的患者样本以及结果并不一致。

无创技术也被用于心脏外科患者的研究。Fischer 等人在 50 例心脏外科术后患者中观察了 Nexfin 系统的准确性。桡动脉有创和无创血压间显示出可接受的相关性。但是，在进一步的研究中，当比较

热稀释法和采用脉搏曲线分析的 Nexfin System 测量 CI 时，发现了 50% 的高比例误差[50]。

在血流动力学稳定的患者中，连续无创血压测量可以提供一种替代有创测量的方法。由于存在大量未能进一步研究证实的限制因素（休克、心律失常、明显低血压的患者），证据基础目前还处于低水平，到目前为止，在接受大型心脏手术的患者中，还没有发现使用这些系统的适应证。

然而，这些系统可能对于正在进行小手术的心脏手术患者有意义，例如，真空辅助闭合（VAC）治疗、胸骨闭合、心内装置植入和其他程序。

21.8.2 舌下微循环监测

心脏手术中，CPB 期间 CO 和非搏动血流的减少、炎症、血液稀释和体温过低等病理生理并不少见，因此，可能与微血管功能障碍和组织缺氧相关。微循环可在围手术期永久受损并保持功能障碍，尽管大循环血流动力学的所有目标已经完成。手持式显微镜允许微循环的直接可视化。在该领域，近年来已获得了许多科学进展。这对于更好地理解心脏手术期间的微循环灌注具有重要贡献，并为微循环变化的诊断和治疗开辟了新的方向，因此对围手术期并发症和患者预后的管理具有重要的影响[51,52]。

测量原理是基于入射暗场成像和波长为 530 nm 的发光二极管。因为血红蛋白的光吸收，结果图像显示红细胞为黑色的移动球体，而显示周围的组织模糊。因此，显示的血管必需包含红细胞。舌下显微镜（SM）不能提供有关组织氧合的直接信息，而是评估微循环灌注以及对流和弥散的氧转运。SM 技术为心脏手术中的微循环变化提供了基本的可视图像，可能有助于建立个体化的血流动力学方法。然而，需要进一步的研究来证明基于 SM 的监测对患者术后结局具有积极的作用。因此，SM 在临床实践中的使用目前暂未被推荐[53,54]。微循环监测在围手术期干预（如液体管理以及儿茶酚胺和其他治疗的管理）的重要性也应成为进一步研究的主题。

21.9 小结

人口结构的变化和心脏手术患者严重性的增加要求在麻醉管理中同时对神经和血流动力学的功能等进行越来越全面的监测。超声心动图和扩展的监测技术应被视为互补的技术。对全身和大脑氧平衡有针对性的优化可使治疗适应术中或术后患者的个体需求，并可降低发病率和死亡率。

要点

- 心脏手术患者发生神经系统并发症的风险显著增加。避免局部脑氧饱和度降至术前基线以下可降低谵妄或 POCD 的发生率。
- 在心脏手术患者中，经食管超声心动图是瓣膜置换或重建后评估心脏功能和结果的标准操作。
- 为高频评估心脏手术患者复杂的血流动力学模式，使用跨肺热稀释法、PAC 和超声心动图进行扩大监测是必要的。持续监测动脉压和中心静脉压曲线是必须的。

参考文献

[1] Heringlake M, Schön J, Pliet T, et al. Prevalence, diagnosis, perioperative monitoring and treatment of right ventricular dysfunction and/or pulmonary arterial hypertension in cardiac surgical patients in Germany-a postal survey. Thorac Cardiovasc Surg. 2017;65:593–600.

[2] Eertmans W, De Deyne C, Genbrugge C, et al. Association between postoperative delirium and postoperative cerebral oxygen desaturation in older patients after cardiac surgery. Br J Anaesth. 2020;124(2):146–53. https://doi.org/10.1016/j.bja.2019.09.042.

[3] Scheeren TWL, Kuizenga MH, Maurer H, et al. Electroencephalography and brain oxygenation monitoring in the perioperative period. Anesth Analg. 2019;128(2):265–77. https://doi.org/10.1213/ANE.0000000000002812.

[4] Holmgaard F, Vedel AG, Rasmussen LS, et al. The association between postoperative cognitive dysfunction and cerebral oximetry during cardiac surgery: a secondary analysis of a randomised trial. Br J Anaesth. 2019;123(2):196–205. https://doi.org/10.1016/j.bja.2019.03.045.

[5] Paarmann H, Heringlake M, Heinze H, et al. Noninvasive cerebral oxygenation refects mixed venous oxygen saturation during the varying haemodynamic conditions in patients undergoing transapical transcatheter aortic valve implantation. Interact Cardiovasc Thorac Surg. 2012;14:268–72.

[6] Moerman A, Vandenplas G, Bove T, Wouters PF, De Hert SG. Relation between mixed venous oxygen saturation and cerebral oxygen saturation measured by absolute and relative near-infrared spectroscopy during off-pump coronary artery bypass grafting. Br J Anaesth. 2013;110(2):258–65.

[7] Paarmann H, Heringlake M, Heinze H, Hanke T, Sier H, et al. Non-invasive cerebral oxygenation refects mixed venous oxygen saturation during the varying haemodynamic conditions in patients undergoing transapical transcatheter aortic valve implantation. Interact Cardiovasc Thorac Surg. 2012;14(3):268–72.

[8] Schoen J, Heringlake M, Berger K-U, Groesdonk HV, Sedemund-Adib B, Paarmann H. Relationship between mixed venous oxygen saturation and regional cerebral oxygenation in awake, spontaneously breathing cardiac surgery patients. Minerva Anestesiol. 2011;77(10):952–8.

[9] Palmbergen WA, van Sonderen A, Keyhan-Falsaf AM, et al. Improved perioperative neurological monitoring of coronary artery bypass graft patients reduces the incidence of postoperative delirium: the Haga Brain Care Strategy. Interact Cardiovasc Thorac Surg. 2012;15:671–7.

[10] Scheer B, Perel A, Pfeiffer UJ. Clinical review: complications and risk factors of peripheral arterial catheters used for haemodynamic monitoring in anaesthesia and intensive care medicine. Crit Care. 2002;6:199–204.

[11] Steppan J, Hogue CW Jr. Cerebral and tissue oximetry. Best Pract Res Clin Anaesthesiol. 2014;28:429–39.

[12] John M, Ely EW, Halfkann D, et al. Acetylcholinesterase and butyrylcholinesterase in cardiosurgical patients with postoperative delirium. J Intensive Care. 2017;5:29.

[13] Yadav H, Unsworth B, Fontana M, et al. Selective right ventricular impairment following coronary artery bypass graft surgery. Eur J Cardiothorac Surg. 2010;37:393–8.

[14] Brock H, Gabriel C, Bibl D, Necek S. Monitoring intravascular volumes for postoperative volume therapy. Eur J Anaesthesiol. 2002;19(4):288–94.

[15] Hahn RT, Abraham T, Adams MS, et al. Guidelines for performing a comprehensive transesophageal echocardiographic examination: recommendations from the American Society of Echocardiography and the

Society of Cardiovascular Anesthesiologists. J Am Soc Echocardiogr. 2013;26(9):921–64. https://doi.org/10.1016/j.echo.2013.07.009.

[16] Bergquist BD, Leung JM, Bellows WH. Transesophageal echocardiography in myocardial revascularization: I. Accuracy of intraoperative real-time interpretation. Anesth Analg. 1996;82(6):1132–8.

[17] Click RL, Abel MD, Schaff HV. Intraoperative transesophageal echocardiography: 5-year prospective review of impact on surgical management. Mayo Clin Proc. 2000;75(3):241–7.

[18] Couture P, Denault AY, McKenty S, Boudreault D, Plante F, et al. Impact of routine use of intraoperative transesophageal echocardiography during cardiac surgery. Can J Anaesth. 2000;47(1):20–6.

[19] Kolev N, Brase R, Swanevelder J, Oppizzi M, Riesgo MJ, et al. The infuence of transoesophageal echocardiography on intra-operative decision making a European multicentre study. Anaesthesia. 1998;53(8):767–73.

[20] Michel-Cherqui M, Ceddaha A, Liu N, Schlumberger S, Szekely B, et al. Assessment of systematic use of intraoperative transesophageal echocardiography during cardiac surgery in adults: a prospective study of 203 patients. J Cardiothorac Vasc Anesth. 2000;14(1):45–50.

[21] Mishra M, Chauhan R, Sharma KK, Dhar A. Real-time intraoperative transesophageal echocardiography how useful? Experience of 5,016 cases. J Cardiothorac Vasc Anesth. 1998;12(6):625–32.

[22] Schmidlin D, Schuepbach R, Bernard E. Indications and impact of postoperative transesophageal echocardiography in cardiac surgical patients. Crit Care. 2001;29(11):2143–8.

[23] Shapira Y, Vaturi M, Weisenberg DE, Raanani E, Sahar G, et al. Impact of intraoperative transesophageal echocardiography in patients undergoing valve replacement. Ann Thorac Surg. 2004;78(2):579–83.

[24] Sutton DC, Kluger R. Intraoperative transoesophageal echocardiography: impact on adult cardiac surgery. Anaesth Intensive Care. 1998;26(3):287–93.

[25] Hainer C, Bernhard M, Scheuren K, Rauch H, Weigand MA. Echokardiographie bei akuter hämodynamischer Instabilität. Anaesthesist. 2006;55(10):1117–32.

[26] Treskatsch S, Habicher M, Sander M. Echokardiografe – Echokardiografe als Monitoring auf der Intensivstation? Anasthesiol Intensivmed Notfallmed Schmerzther. 2014;49(11/12):708–17.

[27] Loick HM, Poelaert J, Van Aken H. TEE in Anästhesie und Intensivmedizin Der diagnostische Stellenwert der transösophagealen Echokardiographie. Anaesthesist. 1997;46(6):504–14.

[28] Geisen M, Spray D, Nicholas FS. Echocardiography based hemodynamic management in the cardiac surgical intensive care unit. J Cardiothorac Vasc Anesth. 2014;28(3):733–44.

[29] Maggic Meta-analysis Global Group in Chronic Heart Failure. The survival of patients with heart failure with preserved or reduced left ventricular ejection fraction: an individual patient data meta-analysis. Eur Heart J. 2012;33(14):1750–7.

[30] Lang RM, Badano LP, Mor-Avi V, Aflalo J, Armstrong A, et al. Recommendations for cardiac chamber quantifcation by echocardiography in adults: an update from the American Society of Echocardiography and the European Association of Cardiovascular Imaging. Eur Heart J. 2015;16(3):233–71.

[31] Silva JM, Oliveira AMRR, Segura JL, Ribeiro MH, Sposito CN, et al. A large venous-arterial PCO(2) is associated with poor outcomes in surgical patients. Anesthesiol Res Pract. 2011;6:759–92.

[32] Fontes ML, Bellows W, Ngo L, Mangano DT. Assessment of ventricular function in critically ill patients: limitations of pulmonary artery catheterization. Institutions of the McSPI Research Group. J Cardiothorac Vasc

Anesth. 1999;13(5):521–7.

[33] Bein B, Worthmann F, Tonner PH, Paris A, Steinfath M, et al. Comparison of esophageal Doppler, pulse contour analysis, and real-time pulmonary artery thermodilution for the continuous measurement of cardiac output. J Cardiothorac Vasc Anesth. 2004;18(2):185–9.

[34] Poelaert J, Schmidt C, Van Aken H, Hinder F, Mollhoff T, Loick HM. A comparison of transoesophageal echocardiographic Doppler across the aortic valve and the thermodilution technique for estimating cardiac output. Anaesthesia. 1999;54(2):128–36.

[35] Estagnasie P, Djedaini K, Mier L, Coste F, Dreyfuss D. Measurement of cardiac output by transesophageal echocardiography in mechanically ventilated patients. Intensive Care Med. 1997;23(7):753–9.

[36] Perrino AC, Harris SN, Luther MA. Intraoperative determination of cardiac output using multiplane transesophageal echocardiography: a comparison to thermodilution. Anesthesiology. 1998;89(2):350–7.

[37] Habicher M, Zajonz T, Heringlake M, et al. S3-Leitlinie zur intensivmedizinischen Versorgung herzchirurgischer Patienten : Hämodynamisches monitoring und Herz-Kreislauf – ein update[S3 guidelines on intensive medical care of cardiac surgery patients: hemodynamic monitoring and cardiovascular system - an update]. Anaesthesist. 2018;67(5):375–9. https://doi.org/10.1007/s00101-018-0433-6.

[38] Hirose HM, Gupta S, Pitcher H, Miessau J, Yang Q, et al. Feasibility of diagnosis of postcardiotomy tamponade by miniaturized transesophageal echocardiography. J Surg Res. 2014;190(1):276–9.

[39] Shoemaker WC, Appel PL, Kram HB, Waxman K, Lee TS. Prospective trial of supranormal values of survivors as therapeutic goals in high-risk surgical patients. Chest. 1988;94:1176–86.

[40] Wilson J, Woods I, Fawcett J, Whall R, Dibb W, Morris C, et al. Reducing the risk of major elective surgery: randomised controlled trial of preoperative optimisation of oxygen delivery. BMJ. 1999;318:1099–103.

[41] Kapoor PM, Magoon R, Rawat RS, Mehta Y, Taneja S, et al. Goal-directed therapy improves the outcome of high-risk cardiac patients undergoing off-pump coronary artery bypass. Ann Card Anaesth. 2017;20(1):83–9. https://doi.org/10.4103/0971-9784.197842.

[42] Smetkin AA, Kirov MY, Kuzkov VV, et al. Single transpulmonary thermodilution and continuous monitoring of central venous oxygen saturation during off-pump coronary surgery. Acta Anaesthesiol Scand. 2009;53(4):505–14. https://doi.org/10.1111/j.1399-6576.2008.01855.x.

[43] Goepfert MS, Reuter DA, Akyol D, et al. Goal directed fuid management reduces vasopressor and catecholamine use in cardiac surgery patients. Intensive Care Med. 2007;33(1):96–103. https://doi.org/10.1007/s00134-006-0404-2.

[44] Goepfert MS, Richter HP, Zu Eulenburg C, et al. Individually optimized hemodynamic therapy reduces complications and length of stay in the intensive care unit: a prospective, randomized controlled trial. Anesthesiology. 2013;119(4):824–36.

[45] Trottier SJ, Taylor RW. Physicians' attitudes toward and knowledge of the pulmonary artery catheter: Society of Critical Care Medicine membership survey. New Horiz. 1997;5(3):201–6.

[46] De Backer D, Vincent JL. The pulmonary artery catheter: is it still alive? Curr Opin Crit Care. 2018;24(3):204–8. https://doi.org/10.1097/MCC.0000000000000502.

[47] Hamilton MA, Cecconi M, Rhodes A. A systematic review and meta-analysis on the use of preemptive hemodynamic intervention to improve postoperative outcomes in moderate and high-risk surgical patients. Anesth Analg. 2011;112:1392–402.

[48] Judge O, Ji F, Fleming N, Liu H. Current use of the pulmonary artery catheter in cardiac surgery: a survey study. J Cardiothorvasc Anesth. 2015;29:69–75. https://doi.org/10.1053/j.jvca.2014.07.016.

[49] Penaz J. Photoelectric measurement of blood pressure, volume and fow in the fnger. Digest of 10th international conference on medical and biological engineering. 1973.

[50] Fischer MO, Avram R, Carjaliu I, Massetti M, Gerard JL, et al. Non-invasive continuous arterial pressure and cardiac index monitoring with Nexfn after cardiac surgery. Br J Anaesth. 2012;109(4):514–21.

[51] den Uil CA, Lagrand WK, van der Ent M, et al. Impaired microcirculation predicts poor outcome of patients with acute myocardial infarction complicated by cardiogenic shock. Eur Heart J. 2010;31:3032–9.

[52] De Backer D, Donadello K, Sakr Y, et al. Microcirculatory alterations in patients with severe sepsis: impact of time of assessment and relationship with outcome. Crit Care Med. 2013;41:791–9.

[53] Ince C, Boerma EC, Cecconi M, et al. Second consensus on the assessment of sublingual microcirculation in critically ill patients: results from a task force of the European Society of Intensive Care Medicine. Intensive Care Med. 2018;44:281–99.

[54] Cecconi M, De Backer D, Antonelli M, et al. Consensus on circulatory shock and hemodynamic monitoring. Task force of the European Society of Intensive Care Medicine. Intensive Care Med. 2014;40:1795–815.

22. 非心脏手术的血流动力学监测和优化

扬·扎特卢卡（Jan Zatlouka），扬·贝内斯（Jan Benes）

22.1 非心脏手术血流动力学监测的依据

每年，全世界开展超过 2 亿台外科手术，其中大多数是在发达国家进行。根据流行病学和观察获得的数据，整体死亡风险低至 0.5%[1]。然而，在高危人群的死亡风险增加了 25~50 倍，使得这一人群很容易消耗大部分围手术期的护理资源。此外，中高危手术病例并发症的发生率很高（超过 30%），并且并发症的发生率与长期死亡率的增加有关[2]。自 Shoemaker 的开创性论文[3] 以来，围手术期器官灌注不足和由此产生的氧债被认为是导致此类不良事件的原因（图 22.1）。与随着手术技术改进而下降的手术相关的并发症不同，尽管心血管动力学监测技术在过去 40 年中得到了显著改善，但低灌注的风险似乎只是略有下降。

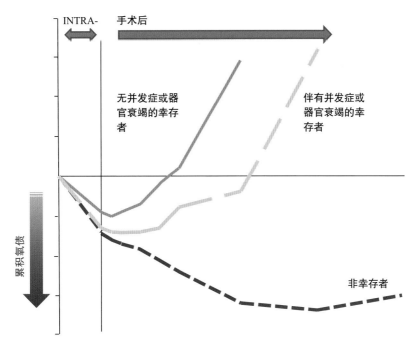

图 22.1　累积氧债对术后结局的影响

由术中和术后每个连续时间段计算而得的非幸存者、无器官衰竭幸存者和器官衰竭幸存者的净累积 VO_2 缺乏（图片基于 Shoemaker 等人的数据改编[3]）

通常情况下，可接受的 MAP 的最低值为 65 mmHg（能维持组织灌注）。如果压力降至该水平以下，我们称之为术中低血压。但是，我们必须承认术中低血压并没有统一的定义。Bijker 等人发现了共 140 种不同的定义[4]。此外，可能与器官低灌注相关的 MAP 值是高度个体化的。例如，在慢性高血压的患者中，由于血管自动调节功能受损，65 mmHg 的 MAP 值可能过低[5,6]。最近的研究证实，围手术期低血压对术后发病率和死亡率有不利影响[7-10]，并且与心肌梗死、肾衰竭及脑卒中有关[9,11-13]。不仅低血压的程度很重要，其累积长度和剂量（最低可接受 MAP 的线卜面枳）也很重要。较轻的低血压持续时间超过 10 分钟以上，负面影响也可发生[12,13]，但 MAP 约为 50 mmHg 时，患者可能更早受到伤害[8]。因此，在高风险手术和（或）患者中，高频率和理想的连续血压监测非常重要。

然而，围手术期低血压（无论危害如何）仅仅只是冰山一角[14]。Meregalli 在他的研究中发现，无明显休克征象且血流动力学稳定的患者也可能出现隐匿性的灌注不足[15]。因此，除了灌注压外，充足器官灌注的重要因子是足够的心输出量。然而，为了识别心血管表现不足，我们需要更先进的血流动力学监测仪。这些监测仪器使我们能够测量心输出量，并确定影响心输出量的每个参数，即前负荷、心肌收缩力和后负荷。确定这些变量后，我们才能够优化心输出量的每个参数，使心输出量保持在所需的范围内，从而保证足够的组织灌注。

近年来，已经反复证明，早期发现并有针对性地治疗心输出量和组织供氧不足，即所谓的围手术期目标导向治疗，对临床结局具有积极作用，尤其是在高风险非心脏手术患者中[16-20]。在本章中，我们将讨论非心脏手术中最常用的血流动力学监测技术，以及其在围手术期目标导向治疗中的应用。

实操建议

- 围手术期低血压从来都不是"有益的"。它通常指向由疾病、手术、药物副作用等引起的心血管动力学的深刻改变。
- 低血压的一般定义是 MAP < 65 mmHg。然而，这不是一个可应用于全部患者的标准值。对于慢性高血压患者，我们的目标是将其保持在 ≥ 70~75 mmHg 或患者正常术前值的 ±20% 范围内。
- 组织灌注不足也可能发生在具有正常血压值的"稳定"患者（所谓的隐匿性灌注不足）。
- 在高风险手术和（或）患者中，心输出量的监测是被强烈推荐的，与非心脏手术的临床结局的改善有关。

22.2 血压监测

间断无创血压测量是围手术期的基本监测方式之一。通常建议在整个麻醉过程当中，至少每 5 分钟测量一次血压。然而，在高风险手术和（或）患者中，无创血压监测可能并不足够。一些研究指出，当通过振动式袖带间断无创监测血压时，经常发生低血压和迟发反应[11,12,21,22]。

由于这个原因，在高风险手术和（或）患者中，优先考虑连续血压监测。尽管存在并发症风险，但经动脉内插管（桡动脉最常用）进行有创血压监测仍被认为是持续血压监测的金标准[23]。尽管如此，有创血压监测仍应是预计有大量失血和血压快速变化的所有手术的标准，如大血管手术、肝切除术或颅内神经外科手术。

除了有创血压监测技术外，无创连续血压监测模式最近也被推向了市场。这些无创血压监测基于容积钳制原理（由捷克生理学教授 Peňáz 首次引入）或压扁静脉压测定法。容积钳夹法是基于使用红外光电容积描记法测量手指上的动脉体积。通过环绕手指的压力袖带以 100 Hz 的速率充气和放气夹紧手指，以在整个心动周期使测量的动脉容积恒定。维持动脉容积恒定所需的压力对应于手指动脉内的动脉内压。肱动脉水平的血压可以通过外部校准或使用复杂的数学模型来重建。使得仪器测量的血压对应当下的动脉血压。该方法允许动脉压的连续测量和动脉曲线的图形重建。目前，有几种设备可供选择：集成到少量其他监测平台中的 CNAP（CNSystems Medizintechnik AG，Graz，奥地利），前 Nexfin（Bmeye，Amsterdam，荷兰）的"第二代"产品 ClearSight（Edwards Lifesciences，Irvine，CA，美国），以及基于 CNAP 技术的相当新的 NICCI 监测器（Pulsion，Maquet Getinge group，瑞典）（有进一步发展但目前尚未进行临床评估）。有几篇论文记录了这些设备在临床实践中的实用性及减少围手术期低血压发生率[12,22] 和优化围手术期血流动力学[24] 的效果。除连续测量血压外，无创连续血压监测还提供了高级的血流动力学计算，包括心输出量、脉压、每搏输出量以及其他血流动力学参数的评估。

无创血压测量的第二种方法是压扁静脉压测定法。在测量过程中，动脉壁的一部分被压向骨骼，使其变平（压平）。该设备使用 Imbert Fick 定律来确定血压。T 线监护仪（Tensys Medical Inc.，San Diego，CA，美国）使用压平眼压计。该设备的最大缺点是传感器对于桡动脉上的确切位置非常敏感。对于评估 T 线有效性的研究相对较少，但在 Kim 进行的 Meta 分析中，两种类型的无创连续血压测量技术准确性相当[25]。目前，这些装置使用的局限性是与外周灌注减少相关的情况——低体温、伴外周血管收缩的严重休克和高剂量儿茶酚胺。在这些情况下，最好使用可以采集血液的动脉导管。

实操建议

- 在预计有血压波动的情况下，应始终优先选择连续血压测量法。
- 在外周灌注受损的情况下，推荐通过动脉导管进行有创监测。

22.3 心输出量监测

既往多次研究表明，围手术期组织灌注不足对患者的发病率和死亡率有负面影响[15,26]。以压力为中心的普通血流动力学方法无法确定低血压 / 灌注不足的潜在原因。因此，通常推荐根据患者和手术相关风险分层进行高级监测（图 22.2）。目前，已有许多设备能够监测心输出量和（或）相关变量（表22.1）。

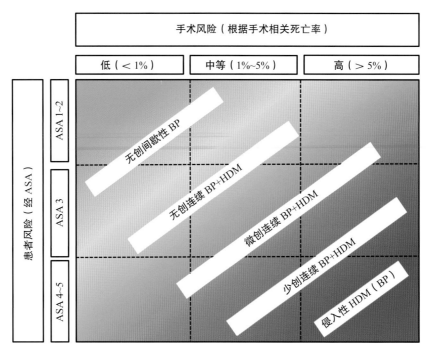

图 22.2　基于患者和手术相关风险分层的血流动力学监测的复杂性

根据患者和手术相关风险，可以选择最佳的监测工具。ASA：美国麻醉医师协会评分；BP：血压；HDM：血流动力学监测仪（改编自 Kirov 等[45]）

表 22.1　根据侵袭程度测量心输出量及其分布的方法

	方法	设备
有创	热稀释：肺导管	Swan-Ganz 导管
少创	跨肺指示剂稀释＋动脉压曲线分析	LiDCO, PiCCO, VolumeView
微创	动脉压曲线分析	FloTrac/HemoSphere, ProAQT/PulsioFlex, LiDCORapid, MostCare/PRAM
	食管多普勒	CardioQ
无创	经胸多普勒	超声心动图设备
	菲克原理：二氧化碳的再吸入	NICO
	生物电阻抗、生物阻抗	NICOM, BioZ, ECOM
	Peňáz 体积夹具技术	CNAP, ClearSight, NICCI
	眼压测量	T 线
	脉搏波传输时间	Vismo

　　历史上，首个心输出量监测方法是 1970 年引入临床实践的 Swan-Ganz 肺动脉导管（PAC）。虽然 PAC 目前仍然被当作是心输出量监测的金标准，并且有许多新设备与之进行比较，但 PAC 的使用可能与增加围手术期发病率和死亡率的风险相关，故目前不被推荐用于非心脏病病例的常规监护[27]。在过去的 20 年里，它已被较少创伤和微创的设备所取代。类似地，需要跨肺热稀释校准的有创的较小设备

（例如，PICCO、VolumeView）对于围手术期监护来说似乎过于繁琐和耗时。因此，我们仅在非常复杂的情况下尤其是大血管和肝脏手术中使用这些监测仪[28]。

在手术室的日常临床实践中，测量心输出量最常用的是超声检查（食管多普勒——ED），或者估计心输出量通过依据动脉压力波形分析（PWA）的监测器。这些监护仪为围手术期心血管监护带来了一个重要的因子——时间因子，持续监测和趋势分析的能力。特别是基于 PWA 的无论是有创（通过桡动脉）还是无创的非校准监测器是目前中高风险患者中最常用的血流动力学监测工具。不同设备的不同数学原理在第 8 章中已有详细说明。临床医生对他们的使用偏好基于易用性（即所谓的即插即用技术）和精细且符合人体工程学的监视器用户界面。基于 PWA 的监护仪可以提供来源于动脉压力曲线（PPV/SVV、dP/dtmax 等）的范围很广的血流动力学参数。这些设备共享的限制需要重点关注。它们取决于压力示踪（阻尼等）的质量和数学模型的可靠性，尤其在特殊情况下（高剂量血管加压药、脓毒症、肝脏手术等）[29,30]。为了避免这种情况，一些设备使用了外部校准机制，但一般来说，趋势分析能力似乎影响较小[31]。

经食管多普勒超声（ED）是第一个围手术期取代 PAC 的心血管监测的微创方法。多普勒超声探头经食管插入到降主动脉水平不仅可以监测每搏输出量，还可以监测几个特定的血流动力学参数（峰值速度、血流校正时间）。该方法在第 9 章中有详细描述。目前，临床实践中唯一可用的监测器是 Cardio Q（Deltex Medical，Chichester，West Sussex，英国）。虽然经 ED 与有创 CO 测量的一致性仅为中等，但多项研究证明了基于 ED 的围手术期目标导向治疗（pGDT）的积极作用[32]。ED 的主要局限性在于清醒患者耐受性不佳且对合适的探头放置非常敏感[33]。

近年来，完全无创的血流动力学监测工具已被引入临床。其中一些（基于无创连续血压的 PWA 分析——CNAP、LiDCO Unity、ClearSight，或基于生物电阻抗——NICOM）已在某些临床场景中使用[24,34,35]。其他一些监测方法，如生物阻抗、脉搏波传递时间和 CO_2 再吸入等，由于数据可靠性不一，不在临床中使用[36]。然而，完全无创 CO 测量技术的使用在临床医生中的快速普及，将治疗范式从以压力为中心转变为以灌注为中心。

> **实操建议**
>
> 微创和无创心输出量监测仪易于使用，应作为中高危手术的标准监测。

22.4 血流动力学的优化与围手术期的目标导向治疗

基于 Shoemaker 在 20 世纪 80 年代末的发现，他们检验了一个临床假设，即改善高危患者的心血管功能是否会影响其术后结局[3]。通过使用输液管理、缩血管活性药物和正性肌力药物达到预定的血流动力学目标（存活患者的均值）的过程被称为血流动力学的优化。Shoemaker 的目标管理策略被其他人使用并在围手术期取得了一致性正向积极的结果[37]；然而，一些负面结果[38]和 PAC 使用的减少导致了目标管理策略的废用。与此同时，ED 技术和基于 PWA 的监测器开始取代 PAC，从而引发了人们对 pGDT 概念的重新思考。

在接下来的几年中，有 100 多项关于 pGDT 目标的研究发表，目标不再是追求最大化的 DO_2 值[17,20]。在这些研究中，新的功能性心血管血流动力学监测参数（液体反应性评估和多普勒信号曲线的压力上升冲程或峰值速度的分析）已被测试。总的来说，这些研究显示了 pGDT 对发病率和死亡率有积极影响，尤其是在中高危的非心脏手术的亚组[17,18]。

如今，我们可以在 pGDT 试验中确定 3 个主要概念：① Shoemaker 的超正常靶点的血液动力学优化；②每搏输出量的最大化（图 22.3）；③基于每搏输出量 / 脉压的动态变化的输液优化（图 22.4）。后两者有时仅限于液体负荷，但大多使用进一步的血流动力学参数来优化心脏功能和灌注压力。

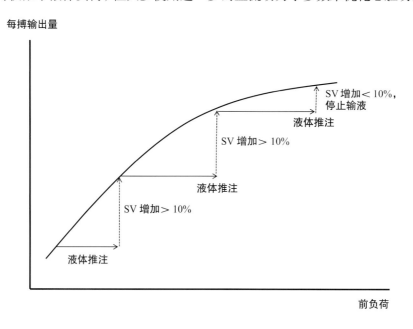

图 22.3　基于每搏输出量最大化的液体优化概念（SV：每搏输出量）

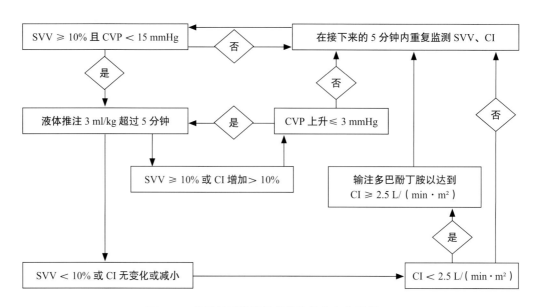

图 22.4　基于每搏输出量变化的优化方案示例
基于 Benes 等人使用的 FloTrac 监测系统的方案[46]。SVV：每搏变异度；CVP：中心静脉压；CI：心脏指数

pGDT 方案中最常使用的治疗目标变量是心输出量/心脏指数（CO/CI）、每搏输出量（SV）、氧气输送和消耗指数（DO_2I 和 VO_2I）以及每搏变异度/脉压变异度（SVV 和 PPV）。

自 Shoemaker 以来，CO/CI 仍然是 pGDT 方案的核心变量。在以超正常值为目标的研究中，CI 的目标值通常 > 4.5 L/（min·m²）。较低的次要目标 [2.0~2.5 L/（min·m²）] 已被应用于当代液体优化方案。实际上，这个次要目标的目的更多是为避免 CI 过低，而不是优化心血管性能。

SV 导向的 pGDT 使 SV 值达到最大（SVmax）的方法通常是通过逐步增加 10% 的输液量（图 22.3）。此后，在整个围手术期间都维持该 SVmax 值。这种方法已由英国 NICE/NHS 建议提出。然而，一些学者对高心血管储备患者的液体负荷程度提出了质疑[39]。此外，SV 是一个复杂的参数，并非整个手术过程中 SV 的所有波动都可归因于前负荷的改变。

Shoemaker 提出了全身氧气输送的概念目标 [DO_2I > 600 ml/（min·m²）]，这也是许多研究特别是来自英国的研究的目标。通常，在不接受更高的输血阈值（如 10 g/dl）和（或）使用正性肌力药物进一步增加 CI 的情况下，这一目标很难实现。此外，全身氧气输送量的增加并不意味着充足的组织供应。因此，使用近红外光谱法测量的局部组织氧饱和度被提议作为一种可行的替代方案（但尚未在大型研究中进行测试）。

全身氧耗参数，例如混合/中心静脉氧饱和度、氧摄取率或 VO_2I，被一些学者用作反映氧输送充分性的指标。这种方法的缺点是麻醉状态和清醒状态的氧消耗不成比例，使得这些参数难以在围手术期护理方案中使用。

除了这些变量之外，多个方案还使用 SVV/PPV 或类似的无创参数（PVI）来优化全身麻醉下高风险操作期间的前负荷和液体负荷。根据已发表的 Meta 分析结果，这种方法似乎是安全的并且与术后结局的改善相关[18]。然而，它存在一些局限性。首先，这些参数仅能用于没有自主呼吸影响、潮气量足够大和心律正常的患者。这些禁忌证因人群和手术而异，但一般来说，多达 1/3 的患者至少存在一种禁忌证。其次，之前的研究使用的自由目标为 10%~12% 的 SVV/PPV，但因相当大的"灰色地带"受到了质疑。更保守的 13%~15% 作为目标被推荐使用。

除了这些一般参数外，每个领域（前负荷、后负荷、收缩力）更具特异性的参数也被发现以实现目标特异的治疗。例如，SVV/PPV 是用于评估前负荷的参数。同样，矫正的流量时间用于急诊学研究中以更适当地指导液体负荷。最近，动态弹性（EaDyn）、最大压力-时间导数（dP/dtmax）或峰值速度（PV）等参数被提出以特异的识别后负荷或心肌收缩力的变化。尽管这些参数尚未被进行详细研究，但多个信号已经显示其对围手术期血流动力学稳定性和术后结局有积极影响[40]（图 22.5）。值得注意的是，pGDT 的合理目标还包括维持足够的血压，而不仅是心输出量[9]。

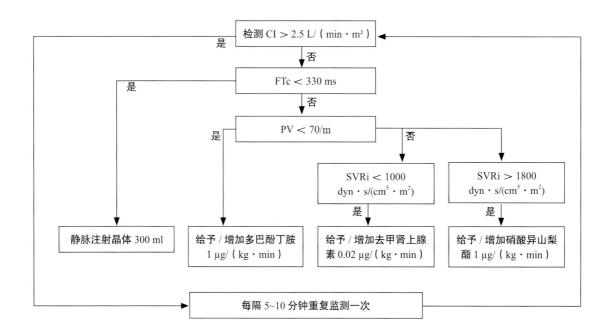

图 22.5 多参数优化方案示例

Szturz 等人基于食管多普勒使用的方案[40]。CI：心脏指数；FTc：血时间校正；PV：峰值速度；SVRi：体循环血管阻力指数

此外，目前正在发展个体化血流动力学管理的概念。该概念的目标是使心输出量和血压值尽可能接近个体患者的已适应特定临床情况的正常值。这一概念更广泛地应用将取决于对心输出量能完全无创地进行动态监测的监测器的可用性。这一概念的积极作用的研究已经发表，且其他的也在进行中[41]。另一步骤将是闭环系统的管理和微循环的监测。

实操建议

- 尤其在高危病例中，我们应通过使用高等的血流动力学监测来早期发现隐匿性灌注不足，并通过围手术期目标导向治疗来进行最佳预防。
- 低血压 / 灌注不足的治疗应遵循以下 3 个严格的规则：
  - 应采取所有可能的预防措施以避免出现低血压或灌注不足。
  - 如果发生低血压 / 低灌注，应立即使用短效血管活性药物以迅速恢复正常灌注压。
  - 应快速明确血流动力学不稳定的潜在原因并进行适当治疗（如输液、正性肌力药物）。

22.5 未来展望

血流动力学监测有几个概念可用来帮助在不久的将来提高手术患者的安全性：

- 多模式监测的概念——包括高级血流动力学监测、全身氧平衡参数（乳酸、$ScvO_2$ 等）以及微循环监测[42]。

- 个性化血流动力学管理——旨在基于患者术前的血流动力学特征进行优化血流动力学指标的管理[43]。
- 闭环系统管理——由于麻醉师对 pGDT 方案的依从性欠佳，故可以使用对血流动力学变量进行自动导向治疗的监测设备[44]。
- 使用机器学习对即将发生的血流动力学紊乱的预测——这一原理已经被应用于 Acumen 低血压概率指标（HPI），是 HemoSphere 监测仪（Edwards Lifesciences, Irvine，美国）的新功能，其能够高度准确地预测未来 10~15 分钟的低血压发生的参数。

22.6 小结

灌注不足和低血压（是最突出的但并不总是存在的体征）仍然在非心脏手术患者中经常发生。特别是在中高风险患者中，它们可能导致组织氧输送减少并与围手术期并发症的发生有关。选择合适的监测系统（包括连续的高级血流动力学监测）是识别该问题的第一步。围手术期目标导向治疗是一种预防性方法，用于调节患者在手术期间和术后监测过程中的心血管功能，以最大限度地减少组织灌注不足和低氧血症。基于多项研究结果表明，这种个体化血流动力学管理方法与改善中高风险非心脏手术的术后结局有关。

要点

- 高等的围手术期血流动力学监测和围手术期目标导向治疗已经被多次表明有助于改善中高风险非心脏手术患者的手术预后。因此，pGDT 应作为此类患者标准管理的一部分。
- 多种方案和目标值可以用来为患者提供个性化的最佳方案和目标值。
- 使用微创甚至是无创的血流动力学监测仪可将监测扩展到中低风险手术，并可进一步提高手术患者的安全性。
- 在不久的将来，无创监测仪将允许开发个性化的患者血流动力学管理，从而开启围手术期血流动力学管理真正个性化的时代。

参考文献

[1] Weiser TG, Regenbogen SE, Thompson KD, Haynes AB, Lipsitz SR, Berry WR, et al. An estimation of the global volume of surgery: a modelling strategy based on available data. Lancet. 2008;372:139–44. https://doi.org/10.1016/S0140-6736(08)60878-8.

[2] Khuri SF, Henderson WG, DePalma RG, Mosca C, Healey NA, Kumbhani DJ. Determinants of longterm survival after major surgery and the adverse effect of postoperative complications. Trans Meet Am Surg Assoc. 2005;123 NA:32–48. https://doi.org/10.1097/01.sla.0000179621.33268.83.

[3] Shoemaker WC, Appel PL, Kram HB, Waxman K, Lee T-S. Prospective trial of Supranormal values of

survivors as therapeutic goals in high-risk surgical patients. Chest. 1988;94:1176–86. https://doi.org/10.1378/chest.94.6.1176.

[4]   Bijker JB, van Klei WA, Kappen TH, van Wolfswinkel L, Moons KGM, Kalkman CJ. Incidence of intraoperative hypotension as a function of the chosen defnition: literature defnitions applied to a retrospective cohort using automated data collection. Anesthesiology. 2007;107:213–20. https://doi.org/10.1097/01.anes.0000270724.40897.8e.

[5]   Palmer BF. Renal dysfunction complicating the treatment of hypertension. N Engl J Med. 2002;347:1256–61. https://doi.org/10.1056/NEJMra020676.

[6]   Kato R, Pinsky MR. Personalizing blood pressure management in septic shock. Ann Intensive Care. 2015;5:41. https://doi.org/10.1186/s13613-015-0085-5.

[7]   Monk TG, Bronsert MR, Henderson WG, Mangione MP, Sum-Ping STJ, Bentt DR, et al. Association between intraoperative hypotension and hypertension and 30-day postoperative mortality in noncardiac surgery. Anesthesiology. 2015;123:307–19.

[8]   Walsh M, Devereaux PJ, Garg AX, Kurz A, Turan A, Rodseth RN, et al. Relationship between intraoperative mean arterial pressure and clinical outcomes after noncardiac surgery. Anesthesiology. 2013;119:507–15. https://doi.org/10.1097/ALN.0b013e3182a10e26.

[9]   Futier E, Lefrant J-Y, Guinot P-G, Godet T, Lorne E, Cuvillon P, et al. Effect of individualized vs standard blood pressure management strategies on postoperative organ dysfunction among high-risk patients undergoing major surgery. JAMA. 2017;318:1346. https://doi.org/10.1001/jama.2017.14172.

[10] Stapelfeldt WH, Yuan H, Dryden JK, Strehl KE, Cywinski JB, Ehrenfeld JM, et al. The SLUScore: a novel method for detecting hazardous hypotension in adult patients undergoing noncardiac surgical procedures. Anesth Analg. 2017;124:1135–52. https://doi.org/10.1213/ANE.0000000000001797.

[11] Hallqvist L, Granath F, Huldt E, Bell M. Intraoperative hypotension is associated with acute kidney injury in noncardiac surgery: an observational study. Eur J Anaesthesiol. 2018;35:273–9. https://doi.org/10.1097/EJA.0000000000000735.

[12] Salmasi V, Maheshwari K, Yang D, Mascha EJ, Singh A, Sessler DI, et al. Relationship between intraoperative hypotension, defned by either reduction from baseline or absolute thresholds, and acute kidney and myocardial injury after noncardiac surgery. Anesthesiology. 2017;126:47–65. https://doi.org/10.1097/ALN.0000000000001432.

[13] van Waes JAR, van Klei WA, Wijeysundera DN, van Wolfswinkel L, Lindsay TF, Beattie WS. Association between intraoperative hypotension and myocardial injury after vascular surgery. Anesthesiology. 2016;124:35–44. https://doi.org/10.1097/ALN.0000000000000922.

[14] Molnar Z, Benes J, Saugel B. Intraoperative hypotension is just the tip of the iceberg: a call for multimodal, individualised, contextualised management of intraoperative cardiovascular dynamics. Br J Anaesth. 2020;xxx:1–4. https://doi.org/10.1016/j.bja.2020.05.048.

[15] Meregalli A, Oliveira RP, Friedman G. Occult hypoperfusion is associated with increased mortality in hemodynamically stable, high-risk, surgical patients. Crit Care. 2004;8:R60–5. https://doi.org/10.1186/cc2423.

[16] Vincent J-L, Pelosi P, Pearse R, Payen D, Perel A, Hoeft A, et al. Perioperative cardiovascular monitoring of high-risk patients: a consensus of 12. Crit Care. 2015;19:224. https://doi.org/10.1186/s13054-015-0932-7.

[17] Chong MA, Wang Y, Berbenetz NM, McConachie I. Does goal-directed haemodynamic and fuid therapy improve peri-operative outcomes? Eur J Anaesthesiol. 2018;35:469–83. https://doi.org/10.1097/EJA.0000000000000778.

[18] Benes J, Giglio M, Brienza N, Michard F. The effects of goal-directed fuid therapy based on dynamic parameters on post-surgical outcome: a meta-analysis of randomized controlled trials. Crit Care. 2014;18:584. https://doi.org/10.1186/s13054-014-0584-z.

[19] Michard F, Giglio MT, Brienza N. Perioperative goal-directed therapy with uncalibrated pulse contour methods: impact on fuid management and postoperative outcome. Br J Anaesth. 2017;119:22–30. https://doi.org/10.1093/bja/aex138.

[20] Zatloukal J, Pouska J, Beneš J. Perioperative goal directed therapy—current view. J Emerg Crit Care Med. 2019;3:49. https://doi.org/10.21037/jeccm.2019.09.03.

[21] Stenglova A, Benes J. Continuous non-invasive arterial pressure assessment during surgery to improve outcome. Front Med. 2017;4. https://doi.org/10.3389/fmed.2017.00202.

[22] Benes J, Simanova A, Tovarnicka T, Sevcikova S, Kletecka J, Zatloukal J, et al. Continuous noninvasive monitoring improves blood pressure stability in upright position: randomized controlled trial. J Clin Monit Comput. 2015;29:11–7. https://doi.org/10.1007/s10877-014-9586-2.

[23] Scheer B, Perel A, Pfeiffer UJ. Clinical review: complications and risk factors of peripheral arterial catheters used for haemodynamic monitoring in anaesthesia and intensive care medicine. Crit Care. 2002;6:199–204. http://www.ncbi.nlm.nih.gov/pubmed/12133178 . Accessed 25 May 2018.

[24] Benes J, Haidingerova L, Pouska J, Stepanik J, Stenglova A, Zatloukal J, et al. Fluid management guided by a continuous non-invasive arterial pressure device is associated with decreased postoperative morbidity after total knee and hip replacement. BMC Anesthesiol. 2015;15

[25] Kim S-H, Lilot M, Sidhu KS, Rinehart J, Yu Z, Canales C, et al. Accuracy and precision of continuous noninvasive arterial pressure monitoring compared with invasive arterial pressure. Anesthesiology. 2014;120:1080–97. https://doi.org/10.1097/ALN.0000000000000226.

[26] Shoemaker WC, Appel PL, Kram HB. Role of oxygen debt in the development of organ failure sepsis, and death in high-risk surgical patients. Chest. 1992;102:208–15. https://doi.org/10.1378/chest.102.1.208.

[27] Kristensen SD, Knuuti J, Saraste A, Anker S, Bøtker HE, De Hert S, et al. 2014 ESC/ESA guidelines on non-cardiac surgery: cardiovascular assessment and management. Eur Heart J. 2014;35:2383–431. https://doi.org/10.1093/eurheartj/ehu282.

[28] Monnet X, Teboul J-L. Transpulmonary thermodilution: advantages and limits. Crit Care. 2017;21:147. https://doi.org/10.1186/s13054-017-1739-5.

[29] Suehiro K, Tanaka K, Funao T, Matsuura T, Mori T, Nishikawa K. Systemic vascular resistance has an impact on the reliability of the Vigileo-FloTrac system in measuring cardiac output and tracking cardiac output changes. Br J Anaesth. 2013;111:170–7. https://doi.org/10.1093/bja/aet022.

[30] Nordström J, Hällsjö-Sander C, Shore R, Björne H. Stroke volume optimization in elective bowel surgery: a comparison between pulse power wave analysis (LiDCOrapid) and oesophageal Doppler (CardioQ). Br J Anaesth. 2013;110:374–80. https://doi.org/10.1093/bja/aes399.

[31] Grensemann J. Cardiac output monitoring by pulse contour analysis, the technical basics of less-invasive techniques. Front Med. 2018;5:64. https://doi.org/10.3389/fmed.2018.00064.

[32] Abbas SM, Hill AG. Systematic review of the literature for the use of oesophageal Doppler monitor for fuid replacement in major abdominal surgery. Anaesthesia. 2007;63:44–51. https://doi.org/10.1111/j.1365-2044.2007.05233.x.

[33] Guidance N Medical Technology. CardioQ-ODM oesophageal Doppler monitor. NHS Natl Inst Heal Clin Excell. 2011.

[34] Broch O, Carstens A, Gruenewald M, et al. Noninvasive hemodynamic optimization in major abdominal surgery: a feasibility study. Minerva Anestesiol. 2016;82:1158–69.

[35] Pestaña D, Espinosa E, Eden A, Nájera D, Collar L, Aldecoa C, et al. Perioperative goal-directed hemodynamic optimization using noninvasive cardiac output monitoring in major abdominal surgery. Anesth Analg. 2014;119:579–87. https://doi.org/10.1213/ANE.0000000000000295.

[36] Joosten A, Desebbe O, Suehiro K, Murphy LS-L, Essiet M, Alexander B, et al. Accuracy and precision of non-invasive cardiac output monitoring devices in perioperative medicine: a systematic review and meta-analysis. Br J Anaesth. 2017;118:298–310. https://doi.org/10.1093/bja/aew461.

[37] Kern JW, Shoemaker WC. Meta-analysis of hemodynamic optimization in high-risk patients. Crit Care Med. 2002;30:1686–92. https://doi.org/10.1097/00003246-200208000-00002.

[38] Sandham JD, Hull RD, Brant RF, Knox L, Pineo GF, Doig CJ, et al. A randomized, controlled trial of the use of pulmonary-artery catheters in high-risk surgical patients. N Engl J Med. 2003;348:5–14. https://doi.org/10.1056/NEJMoa021108.

[39] Challand C, Struthers R, Sneyd JR, Erasmus PD, Mellor N, Hosie KB, et al. Randomized controlled trial of intraoperative goal-directed fuid therapy in aerobically fit and unfit patients having major colorectal surgery. Br J Anaesth. 2012;108:53–62. https://doi.org/10.1093/bja/aer273.

[40] Szturz P, Folwarczny P, Kula R, Neiser J, Ševčík P, Benes J. Multi-parametric functional hemodynamic optimization improves postsurgical outcome after intermediate risk open gastrointestinal surgery, a randomized controlled trial. Minerva Anestesiol. 2019;85(3):244–54. https://doi.org/10.23736/S0375-9393.18.12467-9.

[41] Ackland GL, Iqbal S, Paredes LG, Toner A, Lyness C, Jenkins N, et al. Individualised oxygen delivery targeted haemodynamic therapy in high-risk surgical patients: a multicentre, randomised, double-blind, controlled, mechanistic trial. Lancet Respir Med. 2015;3:33–41. https://doi.org/10.1016/S2213-2600(14)70205-X.

[42] Molnar Z, Szabo Z, Nemeth M. Multimodal individualized concept of hemodynamic monitoring. Curr Opin Anaesthesiol. 2017;30:171–7. https://doi.org/10.1097/ACO.0000000000000440.

[43] Saugel B, Vincent J-L, Wagner JY. Personalized hemodynamic management. Curr Opin Crit Care. 2017;23:334–41. https://doi.org/10.1097/CC.0000000000000422.

[44] Kaufmann T, Saugel B, Scheeren TWL. Perioperative goal-directed therapy – what is the evidence? Best Pract Res Clin Anaesthesiol. 2019;33:179–87. https://doi.org/10.1016/j.bpa.2019.05.005.

[45] Kirov MY, Kuzkov VV, Molnar Z. Perioperative haemodynamic therapy. Curr Opin Crit Care. 2010;16:384–92. https://doi.org/10.1097/MCC.0b013e32833ab81e.

[46] Benes J, Chytra I, Altmann P, Hluchy M, Kasal E, Svitak R, et al. Intraoperative fuid optimization using stroke volume variation in high risk surgical patients: results of prospective randomized study. Crit Care. 2010;14:R118. https://doi.org/10.1186/cc9070.

第 7 部分　重症监护医学中的血流动力学监测和治疗

23. 低血容量性休克的血流动力学监测和治疗

雅各布·克莱特卡（Jakub Kletecka），扬·贝内斯（Jan Benes）

23.1 低血容量性休克的病理生理学

充足的血管充盈、心脏收缩力和血管张力是功能性心血管系统的 3 个主要决定因素。术语"血容量"已在生理学上有明确的定义，但在临床条件下只能被间接测量。人体由 60% 的水组成，可被分为几个相对独立的部分：细胞内的（40%）、组织间的（15%）和血管内的（5%）。在常规重症监护中，血管内的液体起主要的作用。它对患者的血流动力学有直接影响，但最重要的是，它也是我们唯一可以用来治疗的部分。各部分之间的液体交换受到膜和转运系统的严格调节。描述血管间质屏障的经典 Starling 方程受到内皮糖萼功能研究的质疑，并且单纯的渗透压和回滤机制不再被认为是正确的 [1]。糖萼及其被破坏似乎在危重疾病（包括各种不同原因所致的休克的体液失调）中起主要作用。

急性血容量不足主要是由失血和出血性休克引起。存在摄入不足、胃肠道系统损失（如长时间呕吐或腹泻）、多尿或影响体液调节系统疾病的情况下，例如，脑损伤中的中枢性尿崩症的情况下，可发生亚急性或慢性血容量不足。此外，某些状态被认为是低血容量的（败血症、胰腺炎或全身麻醉剂的作用），现在被认为主要是液体分布和隔离的问题（相对低血容量），而不是真正的（绝对）低血容量。然而，相对和绝对血容量不足的中枢反应非常相似（图 23.1），即循环血量减少导致静脉回流减少。这导致两个心室前负荷降低，进而引起心输出量（CO）下降。低血容量、心输出量下降和血压下降直接刺激心脏、主动脉和颈动脉窦中的受体，并导致交感神经系统激活和副交感神经抑制。

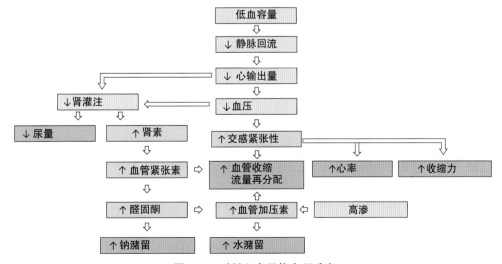

图 23.1　对低血容量的生理反应

病理状态及其自然后果（橙色方框）触发神经体液反应（绿色方框），导致对心血管和肾脏系统的反调节作用（蓝色方框）

代偿性的神经体液调节开始启动，以维持足够的心输出量（CO）和氧气输送，伴随着 β_1 肾上腺素介导的心肌收缩力的增加和心率增加作为初始步骤。接着，儿茶酚胺 α_1 受体介导的容量血管收缩使非压力静脉的血容量进入功能循环（"压力"循环，见第 1 章）。这种代偿反应通常不会发生在相对血容量不足时，但当通过外部刺激（主要是血管活性药物）引起充分的容量动员时，可能有助于部分逆转低静脉回流。

除了这种机制，还可以通过 α_1 受体介导的小动脉收缩使血液在皮肤和内脏区域重新分布，导致左心室后负荷升高，从而维持心脏和大脑的氧气和营养供应。

此外，还建立了其他的体液调节。肾小球灌注不足和致密斑处的低钠/低氯化物水平导致肾素分泌增加，激活肾素 - 血管紧张素 - 醛固酮系统。醛固酮通过回收肾脏中的水、Na^+ 有助于维持循环血量，而血管紧张素 II 则通过 AT1 受体导致直接的血管收缩。加压素是另一种重要的调节肽。它由下丘脑神经分泌细胞分泌，并在垂体后叶释放，受到下丘脑渗透压受体和其他激素（醛固酮）的调节。通过不同的受体，加压素具有直接的缩血管作用（V1a），并通过水通道蛋白调节（V2）进而引起肾脏的水重吸收。此外，它还可以引起肝内糖原分解（V1a）并确保与垂体中的肾上腺皮质系统的连接（V1b）。

代偿反应的强度不仅取决于其程度（表 23.1），还取决于低血容量状态的发展速度。急性失血（循环血量减少、心输出量下降和血红蛋白水平下降的联合作用）比腹泻或脱水引起的水和离子的丢失所导致的低血容量状态更难以耐受。然而，代偿机制的长期激活和血流量的重新分配会导致远处器官的灌注不足，并导致多器官衰竭。在全身参数中，可以通过降低的中心/混合静脉氧饱和度来观察氧提取的增加。某些器官因血供不足而缺氧，乳酸水平（作为厌氧糖酵解的标志物）开始上升。腹腔肠道的低血流动状态还可引起细菌易位和炎症激活。肾血管收缩可导致急性肾损伤，皮肤和四肢灌注不足可能导致周围组织坏死等。内皮功能障碍（所谓的休克诱发内皮病）导致内皮糖萼损伤、凝血激活、血栓形成和血管屏障功能障碍。如果不治疗，休克将进展为失代偿，氧气输送降至临界阈值以下，并伴随着重要器官的进行性低灌注，导致即将死亡（图 23.2）。

表 23.1　对血管内容量损失的身体反应（出血性休克分类）

表现	I	II	III	IV
血液丢失（ml）	＞ 750	750~1500	1500~2000	＞ 2000
血液丢失（%）	＞ 15	15~30	30~40	＞ 40
心率（bpm）	＜ 100	100~120	120~140	＞ 140
血压	正常	正常	下降	下降
脉压	正常 / 升高	下降	下降	下降
呼吸频率（bpm）	14~20	20~30	30~40	＞ 35
尿量（ml）	＞ 30	20~30	5~15	无尿
精神状态	轻度焦虑	焦虑	迷糊	昏迷

注：ml：毫升；bpm：每分钟心跳 / 呼吸

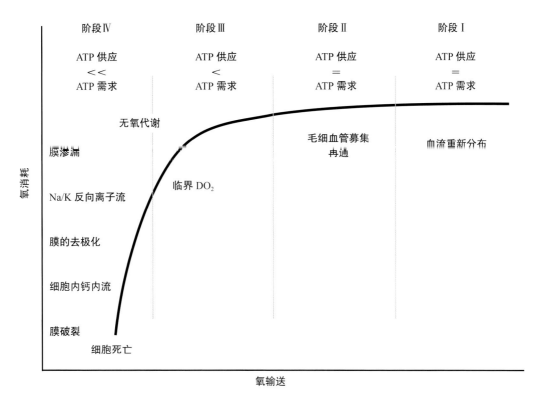

图 23.2　不同休克阶段氧气输送和消耗的关系

随着整体氧气输送的减少，患者在 VO_2/DO_2 曲线上从右向左移动：从 VO_2 独立区（Ⅰ和Ⅱ阶段）到临界 DO_2 点（Ⅲ阶段），之后 VO_2 完全取决于输送量（Ⅳ阶段）

23.2 低血容量的诊断

23.2.1 临床症状

大多数低血容量性休克可以通过临床检查和最终的超声检查快速地诊断。超声有助于在临床症状特异性相对较低的情况下确定诊断（表 23.2）。确定病因非常重要，特别是如果低血容量是急性的，且患者的状态在进行性恶化。任何外伤、近期手术、呕吐物或大便出血或抗凝治疗的病史均应高度怀疑出血。任何胃肠道、内分泌和肾脏疾病或可能导致体液流失的药物也同样需要重视。

表 23.2　低血容量性休克的临床检查

症状	发现	可能的混杂因素
心率	心动过速	心房颤动伴快速心室反应及其他交感神经激活，如疼痛、β 受体阻滞剂的使用
呼吸	呼吸急促、呼吸困难	镇静、疼痛、心理困扰或精神障碍
意识	混乱、迟钝	镇静、脑损伤、心理困扰或精神障碍
皮肤灌注	苍白，花斑，CRT 延长，肢端发绀	外周血管疾病，如雷诺病体温过低
水分	皮肤弹性差、黏膜干燥	既往存在的心力衰竭或肾衰竭伴水肿
尿量	少尿症、尿液浓缩	已经存在肾功能不全、利尿剂的使用和中枢神经系统紊乱

注：CTR：毛细血管再充盈时间

全身体格检查可发现失血和（或）交感神经兴奋的症状——心动过速（可通过使用 β 受体阻滞剂缓解）、皮肤 / 黏膜苍白以及心输出量减少的体征（脉搏微弱、四肢发冷、肢端发绀）。而反应迟钝、意识淡漠以及呼吸困难可见于更严重的休克。如上所述，循环中心集中化会导致皮肤灌注不足，表现为花斑状，通常从膝盖骨以上开始，随后向近端和远端扩散（图 23.3）。Mottling 评分[2] 已经被研发并应用，且与死亡率密切相关。另一个重要的基本检查是毛细血管再充盈时间（CRT）。虽然被经常使用，但甲床的适当按压时间和评估尚未被确定（正常的 CRT 描述为示指 / 中指远端指骨受压持续 5 秒后 2.3~4.5 秒内的表现[3]）。在严重低体温或预先存在外周血管疾病的患者中，CRT 的检查更复杂。低血容量的另一个容易获得的指标是少尿，尤其是在休克的最初几个小时。少尿通常定义为尿量 < 0.5 ml/（kg·h）并超过 3 小时。然而，少尿是一种非特异性标志症状，在已确定存在肾脏疾病或利尿剂使用的情况下使用受限。

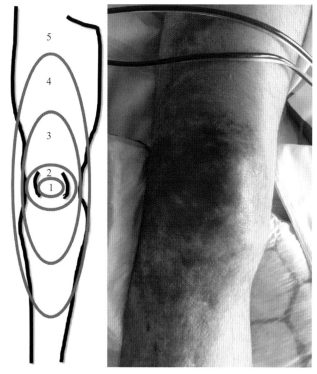

图 23.3　皮肤花斑和花斑得分的分布

Ait Oufela 提出的 Mottling 评分[2] 描述了在定义的 5 个阶段中，膝盖 / 小腿区域皮肤灌注不足的区域（左图）。脓毒性休克患者 3 期花斑的照片（右图）

23.2.2 床旁超声和实验室评估

床旁超声（POCUS）如今几乎是危重症患者必做的临床检查。其可重复性和陡峭的学习曲线允许快速诊断低血容量和休克类型。不同的简化的 ER 和 ICU 方案已开发（例如 eFAST、FEEL、RUSH）。在低血容量时，基础的超声心动图检查显示不良的心室充盈常伴有过度室壁收缩运动（又称为"接吻性心室"）和小直径的 / 塌陷的下腔静脉。POCUS 的主要益处是其他低流量 / 休克类型的即刻识别和鉴别：心力衰竭（心室功能不全、瓣膜病）、心包填塞、肺栓塞（右心扩大）和张力性气胸[4]。在创伤患者中，eFAST 成为过去几年的一个监护标准。

实操建议

- 临床检查和超声检查是快速识别血容量不足的基础。
- 3个临床"休克窗户"分别是精神状态、皮肤灌注和利尿。
- 毛细血管再充盈时间和皮肤花斑评分是外周血管收缩和低心输出量的快速且经过临床验证的指标。

实验室诊断，尤其是床旁检验（POCT）方法，为观察血气、酸碱状态、血细胞计数和凝血形成带来了重要的参考指标。低血容量性休克时灌注不足，导致CO下降和组织缺氧，从而导致急性代谢性（乳酸）酸中毒，表现为低pH和碱缺乏。吸氧量的增加可以通过中心静脉血氧饱和度的降低来测量。乳酸生成增加可能是由组织灌注不足引起的，传统上作为休克严重程度的标志。其在休克中的变化和充分清除可作为容量复苏的目标[5]。必须注意的是，即使没有组织灌注不足，肾上腺素能的激活本身也可能导致乳酸产生增加。更严重的酸中毒（pH < 7.1）最好用缓冲溶液纠正，因为体内的酶促过程（血液凝固、血管加压作用）紧密地依赖于pH。相反，在轻度酸中毒或没有严重临床表现的情况下，由于存在诱导细胞内酸中毒的风险，使用碳酸氢盐缓冲液存在争议。

在失血性休克中，经常分析血红蛋白/血细胞比容和血小板计数对于指导血液制品替代治疗至关重要。在过去的几年中，基于黏弹性方法（VEM）的POCT凝血分析——血栓弹力图（TEG）和旋转血栓弹性测量（ROTEM）完全改变了出血性休克的治疗方法。这些方法允许通过准确选择血小板、纤维蛋白原和凝血因子的替代物进行对应的治疗。

渗透压、血液和尿液中的离子水平以及血尿素氮、肌酐水平的分析可提供有关潜在病理过程的重要信息，尤其是在非出血性低血容量性休克病例中。伴肌酐正常的孤立性尿素升高、水排泄减少和钠潴留是低血容量引起的早期肾衰竭的典型表现。在已确诊的危重患者中，钠平衡和排泄分数具有非常复杂的调节，对这些过程的分析有限[6]。

23.2.3 标准无创监测

基本监测技术（心电图、无创血压、脉搏血氧仪）可确认临床怀疑的休克状态。即使在严重贫血的情况下，脉搏血氧测定法也能正常工作[7]，但只能提供有关氧气输送是否充足的有限信息。由于体温过低、外周血管收缩和灌注不足，测量结果可能不可靠或无法获得结果。通过脉搏波技术测量的无创血压（BP）是标准的初始检查。由CO降低和全身血管阻力增加引起的血压下降伴脉压变窄易于发现。低血压在低血容量性休克的早期表现并不明显。在许多情况下，血压下降会得到补偿，并且可能是儿童和孕妇等特殊人群发生休克的征兆[8]。示波法的局限性是当测量值被高估时，在较严重的低血压中准确性较差[9]。休克指数[心率（HR）与收缩压的比率]或修正休克指数（HR与平均动脉压的比率）可以轻松计算，并且是失血性休克存在的良好预测指标[10]。

> **实操建议**
>
> •尽管血压正常，但仍可能出现低血容量性休克。
> •低血容量中的低血压是患者显著恶化和失去代偿能力的征兆。
> •休克指数（HR/BP > 0.9）是一种易于使用的低血容量失代偿指标。

23.2.4 有创监测

初始输液和升压药支持后仍有低灌注迹象通常会升级至有创压力监测。尽管桡动脉插管是常规的标准方法，但有证据表明，在大剂量儿茶酚胺支持的患者中测量不准确[11]。因此，在严重休克时，更近的近端动脉（主要是股动脉）是更好的选择。大多数现代监护仪都可以自动计算脉压变化，这可以用作机械通气患者液体反应性的预测指标。正常的动脉通路也允许使用未经校准的心输出量监测。长期以来，CVP 一直被认为可反映体液状态，因此《脓毒症生存指南》仍推荐将其作为液体复苏目标[12]。然而，CVP 受到许多因素的影响，与血管内容量、心输出量和液体反应性的相关性极差[13]。目前，CVP 不应用作液体治疗的目标，但可以作为安全限值，以绝对高值（12~15 mmHg）或液体推注后升高 3~5 mmHg 作为可能液体超载的标志。

23.2.5 高级血流动力学监测

在复苏阶段，通常不需要进行高级血流动力学监测。然而，在患者抢救后，可能很难在输液和使用其他药物支持之间找到适当的平衡。高级血流动力学监测可以更好地识别低血容量或创伤患者的实际治疗目标[14]。未经校准的脉搏波分析血流动力学监测仪或食管多普勒可用于趋势分析。然而，在复杂的情况下，校准设备 [主要是跨肺热稀释（TD）监测系统（PiCCO、VolumeView）] 可提供更可靠的血流动力学参数。前负荷的静态容量参数（如胸内血容量或总体舒张末期容量）可以修正液体状态的图像，尽管它们与液体反应性的相关性仅比 CVP 稍好[15]。其他 TD 衍生参数，即血管外肺水和肺血管通透性结合连续的脉搏波分析，可为合并 ARDS 和肺水肿的复杂休克（例如，脓毒症、脑损伤、肺挫伤、溺水及烧伤患者）提供有价值的信息以用于指导液体和升压药治疗（见第 26 章）。

23.3 低血容量性休克的治疗

23.3.1 治疗目标和 ROSE 概念

在低血容量性休克中，快速识别和治疗基础病因是最重要的治疗干预措施。同时，需要通过静脉输液或血液制品恢复循环血量。但是，过度输液可能是有害的，导致血液稀释，从而促使内皮功能障碍和组织水肿。这个理念也被纳入 Manu Malbrain 提出的复苏 – 优化 – 稳定 – 疏散（ROSE）概念[16]（图23.4），该概念侧重于充分和最低限度必要液体治疗。因此，将低血容量患者的治疗分为 4 个不同的血流动力学管理阶段。这一概念值得重点关注。

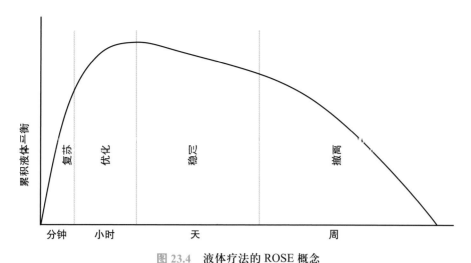

图 23.4　液体疗法的 ROSE 概念
ROSE 概念的 4 个阶段描述了一段时间 / 疾病过程中累积液体平衡的程度

复苏（也称为"急救"）是短期的初始管理。在此阶段，在没有治疗团队密切监护的情况下，切勿让患者独自一人。此时通常只需要基本的监测、临床评估和超声检查。如果出现明显的低血容量性休克，应推注 250~500 ml 晶体溶液，并仔细检查效果。对于活动性出血患者，需要尽早使用血液制品并积极治疗体温过低和酸中毒，同时手术控制损伤。复苏阶段的目标是在自动调节范围内达到最低灌注压（大多数为 60~65 mmHg）。早期联合使用血管加压药（去甲肾上腺素作为一线药物）通常有利于达到足够的血压，但可能导致明显的内脏和外周血管收缩。对于由穿透性或钝性创伤引起的失血性休克，允许低血压（在没有脑损伤的情况下收缩压目标＞ 90 mmHg）和液体限制的概念可以降低死亡率。表 23.3 总结了复苏的一般目标。

表 23.3　复苏目标

在没有急性脑损伤的情况下，SBP ≈ 90~100 mmHg，MAP ≈ 60~65 mmHg
HR ＜ 110 次 /min
CI ＞ 2.0~2.5 L/（min·m²）（在少数情况下直接测量）
乳酸和 $ScvO_2$（第一次检查值）
CRT 和皮肤花斑：最坏病理状态的逆转
持续出血时血红蛋白约为 10 g/dl，非出血受试者为 7~9 g/dl
正常凝血参数，最好由 VEM 指导

注：SBP：收缩压；MAP：平均动脉压；HR：心率；CI：心脏指数；$ScvO_2$：中心静脉血的血氧饱和度；CRT：毛细管再充盈时间；VEM：黏弹性方法

实操建议
- 每次快速推注液体都必须具有明确的治疗目标和安全措施。
- 基于 ROSE 概念的治疗目标在专门的治疗阶段有所不同。

优化阶段是已经实现挽救患者生命的初始目标的时刻，即出血得到控制，达到最小的灌注压，并恢复重要器官的血流灌注。与通常持续几分钟的复苏阶段不同，优化通常需要几小时才能达到正常化的平衡。基础是液体反应性、液体挑战以及对前负荷、收缩性和后负荷之间平衡的仔细检查。仅给予会导致 CO 升高的液体，但不应仅追求 CO 增加。在任何输液之前，应该充分了解血流动力学目标（CO/DO_2 升高、外周灌注正常化、CRT、乳酸水平）和安全措施（定义的 CVP 升高、血管外肺水值）（表 23.4）。根据 FENICE 试验[17]，这种措施非常重要，但在日常护理中仍未被广泛接受。液体反应性是一种生理状态，在氧气输送充足的情况下，CO 不应过度复苏到"超自然"值。值得注意的是，在某些情况下（特别是慢性血容量不足和心血管储备低的患者），为了使灌注快速正常化而过快地进行液体推注很容易导致心室负荷过重、血管反应性失代偿和最终毁灭性的后果。

表 23.4　可能的优化目标

SBP/MAP ≈ 患者正常值 ± 20%

HR ≈ 70~90 次 /min

CI > 2.5 L/（min·m²）；SVI > 30~35 ml/m²，DO_2I 400~600 ml/（min·m²）

PPV/SVV ≈ 15%（在机械通气和有规律心律的情况下）

乳酸和 $ScvO_2$ 正常化

CRT 和皮肤花斑正常化

血红蛋白 ≈ 7~9 g/dl（在特定人群中更高）

凝血参数正常，考虑血栓预防

安全边界：CVP 升高 > 3 mmHg 且绝对值 > 12 mmHg；EVLWI > 15 ml/kg，PVPI ≤ 2.5；EVLWI > 10 ml/kg，而 PVPI > 3

注：SBP：收缩压；MAP：平均动脉压，HR：心率；CI：心脏指数；SVI：卒中体积指数；DO_2I：氧输送指数；PPV：脉压变异度；SVV：每搏变异度；$ScvO_2$：中心静脉血氧饱和度；CRT：毛细管再充盈时间；CVP：中心静脉压；EVLWI：血管外肺水指数；PVPI 肺血管通透性指数

稳定和疏散（降级）阶段的定义不太明确，特别是在时间范围和治疗目标方面。每日体液平衡以及整体循环行为、对血管活性药物的依赖性以及原发性损伤的解决都应发挥重要作用。对于一些使用利尿剂进行肾脏替代治疗的患者来说，主动排出多余液体是必要的。

23.3.2 液体的类型

液体的选择取决于中枢性低血容量的病理生理原因，但晶体溶液在大多数情况下是第一选择。最广泛使用的生理盐水（NS）是一种氯化钠的等渗溶液，两种离子各含有 154 mmol/L。大量灌注 NS 与高氯代谢性酸中毒相关，并可能通过引起入球小动脉收缩造成急性肾损伤。不幸的是，这在任何以结果为中心的随机试验中都没有证实[18]，而 NS 作为首选液体仍被非欧洲国家广泛使用。生理盐水适用于钠和氯化物缺乏的情况，例如由上消化道（水钠）的丢失。指南中也推荐了在糖尿病酮症酸中毒相关的低血容量中使用生理盐水[19]，但尚缺乏证据。

缓冲或平衡溶液 [乳酸林格（LR）、哈特曼溶液等] 的开发旨在降低氯化物含量并使溶液的组成

接近血浆。为了保持电中性，可代谢的有机酸（即乳酸、葡萄糖酸或乙酸盐）取代了氯化物。离子含量存在微小差异，主要是钠、钙和镁，但其临床影响（如果有的话）值得怀疑。在急性脑损伤患者中使用 LR 的唯一风险是 LR 的低钠水平及其相对的低张力。

胶体是目前输液治疗中最具争议的部分。这些溶液含有更大的分子和胶体膨胀效应可允许更有效和更持久的血浆扩张。与基于体液分区的理论不同，这些影响从未在临床实践中得到证明[20]，至少在血流动力学稳定性终点处如此。羟乙基淀粉（HES）是过去几年最流行的胶体溶液，后被 FDA 和 EMA 限制用于危重症患者[21]。来自大型随机研究的证据表明，HES 给药后肾衰竭的发生率更高，需要进行肾脏替代治疗。明胶与 HES 有许多共同的不良反应，但由于使用较少，大多数证据来自动物和体外研究。从历史上看，可能与过敏反应和网状内皮系统中的长期储存有关[22]。虽然明胶仍在许多国家使用，但根据目前的证据，它的应用是可以避免的，也是有争议的。总之，合成胶体唯一可接受的适应证是在血液衍生物不可用的情况下，急性失血引起的低血容量。

> **实操建议**
> 平衡晶体溶液或 NS 是大多数低血容量性休克的首选。

由于合成胶体的限制，人血白蛋白是目前危重症监护中最常用的天然胶体溶液。白蛋白可用作制备高渗（20% 或 25%）或等渗（4% 或 5%）溶液。白蛋白输入对晶体的益处从未在大型试验中得到证实。少量证据表明肝硬化患者和脓毒症患者输注白蛋白死亡率可能降低[23,24]。应该避免在创伤性脑损伤的患者中使用白蛋白，但证据也不是很充分[25]。无法给出明确的替代物的血浆白蛋白目标水平。

在严重失血的情况下，随着血红蛋白水平的降低，氧转运能力显著降低，进一步导致组织缺氧。此外，凝血障碍的发生是由于凝血因子的消耗、液体复苏引起的稀释和酸碱紊乱。传统的方法是从晶体溶液替代开始，在对特定量溶液（如 ATLS 算法提出的 2000 ml[26]）反应不足后，继续使用血液制品。

在 20 世纪 90 年代，这一方案发生了变化；主要归功于中东战争积累的证据，显示了早期大规模输血方案 [例如早期给予红细胞（RBC）、血浆和血小板] 的益处。为使出血患者的灌注正常化，使用更大体积的晶体会导致血液稀释、凝血功能障碍恶化和体温过低。此外，如果没有控制出血，灌注正常化可能会进一步增加出血。相似比例红细胞、血浆和血小板（如 1 ： 1 ： 1）的大量输血方案联合积极治疗低温和酸中毒与更好的预后相关[27]。

最近，使用纤维蛋白原、血小板和凝血因子靶向治疗凝血功能障碍的黏弹性方法进一步改变了这一模式，限制了血浆的使用。被认为是创伤性凝血功能障碍的 "灵丹妙药" 的重组激活因子 7（rVIIa）现在仅能作为最后手段使用，因为似乎与长期血栓并发症有关。维持正常的 pH 值和电离钙对维持凝血系统的工作至关重要。早期，甚至在院前应用氨甲环酸，都能有效降低高纤溶率，现在证明副作用很小[28]。

> **实操建议**
>
> 在失血性休克中，限制晶体的使用，尽早开始大规模输血方案和损伤控制的复苏方法是合理的。早期应用氨甲环酸是安全和有益的。

23.4 小结

低血容量性休克是一种血管内容量减少的状态，主要由出血引起，导致心排血量减少。通过定期的临床检查和床旁超声几乎可以诊断所有的低血容量性休克。早期监测升级到更具侵入性的监测有利于混合类型休克和对初始治疗反应不佳的患者。在严重出血时使用晶体和血液进行液体治疗，并立即治疗根本原因，是失血性休克的首选治疗方法。在采取复苏措施后，给药量必须以临床和监测目标为指导。

> **要点**
>
> - 低血容量性休克的特点是血管内容量下降，随后是静脉回流减少和心输出量降低。氧气输送的下降会导致组织缺氧，如果不处理，可能会导致细胞死亡。
> - 临床检查和床旁超声是首选也是最重要的诊断工具。将血流动力学监测扩展到微创和有创的方法对于混合型休克和严重并发症是有益的。
> - 晶体溶液是开始治疗的首选液体。即使在液体复苏开始时，也必须确定一个明确的液体治疗目标。
> - 在失血性休克的情况下，复苏时需要进行控制损伤。床边黏弹性方法可以定制大出血的血液治疗，并减少血浆的使用量。

参考文献

[1] Levick JR, Michel CC. Microvascular fuid exchange and the revised Starling principle. Cardiovasc Res. 2010;87(2):198–210.

[2] Ait-Oufella H, Lemoinne S, Boelle PY, et al. Mottling score predicts survival in septic shock. Intensive Care Med. 2011;37(5):801–7.

[3] Lima A, Bakker J. Noninvasive monitoring of peripheral perfusion. Intensive Care Med. 2005;31(10):1316–26.

[4] Seif D, Perera P, Mailhot T, Riley D, Mandavia D. Bedside ultrasound in resuscitation and the rapid ultrasound in shock protocol. Crit Care Res Pract. 2012;2012:503254.

[5] Jones AE. Lactate clearance for assessing response to resuscitation in severe sepsis. Acad Emerg Med. 2013;20(8):844–7.

[6] Ostermann M, Joannidis M. Acute kidney injury 2016: diagnosis and diagnostic workup. Crit Care.

2016;20(1):299.

[7] Jay GD, Hughes L, Renzi FP. Pulse oximetry is accurate in acute anemia from hemorrhage. Ann Emerg Med. 1994;24(1):32–5.

[8] Hagedoorn NN, Zachariasse JM, Moll HA. Association between hypotension and serious illness in the emergency department: an observational study. Arch Dis Child. 2020;105(6):545–51.

[9] Wax DB, Lin HM, Leibowitz AB. Invasive and concomitant noninvasive intraoperative blood pressure monitoring: observed differences in measurements and associated therapeutic interventions. Anesthesiology. 2011;115(5):973–8.

[10] Terceros-Almanza LJ, García-Fuentes C, Bermejo Aznárez S, et al. Prediction of massive bleeding. Shock index and modifed shock index. Predicción de hemorragia masiva. Índice de shock e índice de shock modifcado. Med Intensiva. 2017;41(9):532–8.

[11] Dorman T, Breslow MJ, Lipsett PA, et al. Radial artery pressure monitoring underestimates central arterial pressure during vasopressor therapy in critically ill surgical patients. Crit Care Med. 1998;26(10):1646–9.

[12] Rhodes A, Evans LE, Alhazzani W, et al. Surviving sepsis campaign: international guidelines for management of sepsis and septic shock: 2016. Intensive Care Med. 2017;43(3):304–77.

[13] Marik PE, Baram M, Vahid B. Does central venous pressure predict fuid responsiveness? A systematic review of the literature and the tale of seven mares. Chest. 2008;134(1):172–8.

[14] Chytra I, Pradl R, Bosman R, Pelnár P, Kasal E, Zidková A. Esophageal Doppler-guided fuid management decreases blood lactate levels in multiple trauma patients: a randomized controlled trial. Crit Care. 2007;11(1):R24.

[15] Marik PE, Cavallazzi R, Vasu T, Hirani A. Dynamic changes in arterial waveform derived variables and fuid responsiveness in mechanically ventilated patients: a systematic review of the literature. Crit Care Med. 2009;37(9):2642–7.

[16] Malbrain MLNG, Van Regenmortel N, Saugel B, et al. Principles of fuid management and stewardship in septic shock: it is time to consider the four D's and the four phases of fuid therapy. Ann Intensive Care. 2018;8(1):66.

[17] Cecconi M, Hofer C, Teboul JL, et al. Fluid challenges in intensive care: the FENICE study: a global inception cohort study. Intensive Care Med. 2015;41(9):1737–8.

[18] Young P, Bailey M, Beasley R, et al. Effect of a buffered crystalloid solution vs saline on acute kidney injury among patients in the intensive care unit: the SPLIT randomized clinical trial[published correction appears in JAMA. 2015 Dec 15;314(23):2570]. JAMA. 2015;314(16):1701–10.

[19] Savage MW, Dhatariya KK, Kilvert A, et al. Joint British diabetes societies guideline for the management of diabetic ketoacidosis. Diabet Med. 2011;28(5):508–15.

[20] Guidet B, Martinet O, Boulain T, et al. Assessment of hemodynamic effcacy and safety of 6% hydroxyethyl starch 130/0.4 vs. 0.9% NaCl fuid replacement in patients with severe sepsis: the CRYSTMAS study. Crit Care. 2012;16(3):R94.

[21] European Medicines Agency: Hydroxyethyl starch (HES) containing medicinal products. http://www.ema.europa.eu/ema/index.jsp?curl=pages/medicines/human/referrals/Hydroxyethyl_starch_(HES)_containing_medicinal_products/human_referral_prac_000068.jsp&mid=WC0b01ac05805c516f. Date: Feb 2, 2018. Accessed 7 Feb 2018.

[22] Moeller C, Fleischmann C, Thomas-Rueddel D, et al. How safe is gelatin? A systematic review and metaanalysis

of gelatin-containing plasma expanders vs crystalloids and albumin. J Crit Care. 2016;35:75–83.

[23] Caironi P, Tognoni G, Masson S, et al. Albumin replacement in patients with severe sepsis or septic shock. N Engl J Med. 2014;370(15):1412–21.

[24] Sort P, Navasa M, Arroyo V, et al. Effect of intravenous albumin on renal impairment and mortality in patients with cirrhosis and spontaneous bacterial peritonitis. N Engl J Med. 1999;341(6):403–9.

[25] SAFE Study Investigators; Australian and New Zealand Intensive Care Society Clinical Trials Group; Australian Red Cross Blood Service. Saline or albumin for fuid resuscitation in patients with traumatic brain injury. N Engl J Med. 2007;357(9):874–84.

[26] American College of Surgeons. Advanced trauma life support (ATLS) student course manual. 9th ed. Chicago: American College of Surgeons; 2012. p. 62–81.

[27] Holcomb JB, Tilley BC, Baraniuk S, et al. Transfusion of plasma, platelets, and red blood cells in a 1:1:1 vs a 1:1:2 ratio and mortality in patients with severe trauma: the PROPPR randomized clinical trial. JAMA. 2015;313(5):471–82.

[28] CRASH-2 Trial Collaborators, Shakur H, Roberts I, et al. Effects of tranexamic acid on death, vascular occlusive events, and blood transfusion in trauma patients with signifcant haemorrhage (CRASH-2): a randomised, placebo-controlled trial. Lancet. 2010;376(9734):23–32.

24. 心源性休克

叶夫根尼·V. 格雷戈里（Evgeny V. Grigoryev），谢尔盖·M. 叶夫列莫夫（Sergey M. Efremov）

24.1 病理生理学

心源性休克（CS）的特点是由心排出量减少伴代偿性血管收缩导致的微循环紊乱。血管收缩的目的是通过从内脏器官和外周组织动员血液来集中循环流量，以增加前负荷并保持供应于重要器官灌注（即脑和心脏）的血液量。根据最近公布的一份共识声明，CS 可分为 5 个阶段，标记为 A~E（图 24.1）[1]。

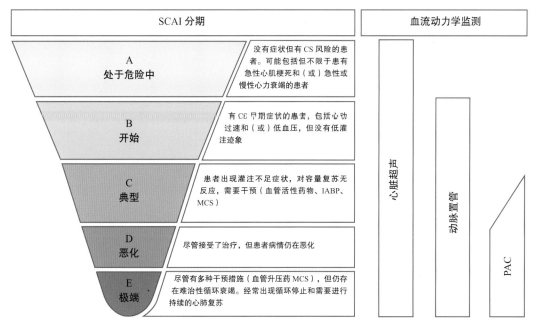

图 24.1 根据心源性休克 SCAI 分期建议的血流动力学监测的容量
CS：心源性休克；MI：心肌梗死；IABP：主动脉内球囊反搏；MCS：机械循环支持；PAC：肺动脉导管

微循环的激活通常被认为是休克时微循环变化的一个重要组成部分。微血栓形成的过程与微血管中的纤维蛋白沉积、抗凝血酶水平降低、灌注毛细血管数量减少、全身炎症进展、细胞活化和内皮损伤有关 [2,3]。

活化的血小板和白细胞在微循环变化的发生中起着关键作用。它们滚动并牢固地黏附在内皮衬里，破坏细胞在微循环中的正常运输。红细胞（RBC）变形能力的丧失和随后 NO 的产生导致受损红细胞粘附于内皮，进而导致小动脉平滑肌松弛 [4,5]。因此，CS 常伴有多器官功能障碍 [6]。CS 的典型病理生理学原因如图 24.2 所示。

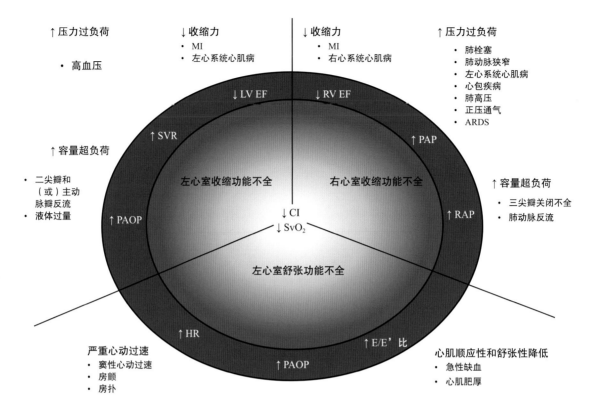

图 24.2 心源性休克的可能病因

呈现了心源性休克最常见的原因和典型的症状。改编来自[43]。ARDS：急性呼吸窘迫综合征；CI：心脏指数；E：二尖瓣水平的早期血流速度；E'：二尖瓣环早期血流速度（心肌多普勒成像）；EF：射血分数；HR：心率；LV：左心室；PAP：肺动脉压；PAOP：肺动脉闭塞压力；RAP：右心房压；RV：右心室；SVR：体循环血管阻力；SvO$_2$：混合静脉血氧饱和度；MI：心肌梗死

24.2 微循环监测

24.2.1 微循环改变的间接迹象

乳酸和静脉 - 动脉二氧化碳梯度是微血管灌注最常用的标志，与心输出量成反比[7-9]。

实操建议

应考虑无低灌注的血清乳酸增加的可能性及无高乳酸血症的低灌注存在。

超声造影灌注成像是一种新的有前途的评估微循环灌注的方法。造影器官（最常见的是肾脏和肝脏）的增强取决于心输出量和感兴趣区域的灌注。该方法的局限性包括造影剂诱发肾病的风险、器官内微循环的不均一性、无法评估局部灌注以及对操作者的依赖性[10]。

激光多普勒血流计和近红外光谱允许测量感兴趣区域中的局部血流和血红蛋白氧饱和度。然而，这两种方法的应用都受到皮肤和器官微循环异质性的限制[11-13]。

24.2.2 血管反应性试验

血管反应性测试可以评估对身体刺激（如温度或暂时性肢体压迫）的最大血管舒张的反应。血管反应性恢复速度的降低可能与器官功能障碍的严重程度相关。然而，这种方法仅在一个区域进行评估以及依赖于破坏四肢血液供应的不同原因，例如慢性缺血。

24.2.3 视频显微镜

活体视频显微镜是研究微循环的金标准技术，因为它允许直接评估微循环灌注和微循环组织床的成像。迄今为止，已经使用了各种技术，包括正交偏振光谱分析、入射暗场照明和侧面照明流式暗场显微镜。所有这些技术都是基于通过反射的直射光对微循环和红细胞进行高穿透性的清晰轮廓可视化。探针通常放置在舌下面。舌下微循环灌注和其他器官的微血管循环之间缺乏相关性仍是一个令人关注的问题。目前没有一种设备可直接显示血液循环[14-19]。

尽管有大量研究微循环的方法，但笔者没有选择任何特定的方法来监测危重症患者的微循环。此外，目前还没有算法将微循环改变作为选择治疗策略的因素之一。

氧摄取的改变是众所周知的休克的临床后果。因此，导致血流不均的毛细血管密度减少 50% 与氧耗减少有关，并与氧扩散距离增加引起的组织缺氧有关。据推测，微循环的恢复不仅取决于将氧输送增加到正常水平，还取决于微循环募集的有效性。而微循环募集的有效性是确保分流减少的稳态恢复、血管内凝血正常化和减少细胞活化所必需的。

24.3 心源性休克的初始治疗的血流动力学特征和注意事项

血管活性支持是 CS 的一线治疗，旨在改善收缩性、前负荷和后负荷。这种疗法的效果取决于正常酸碱状态、电解质平衡、正常体温和通气的维持。表 24.1 总结了常用的正性肌力药和升压药，表 24.2 罗列了不同休克类型的常见血流动力学特征。

表 24.1 血管活性药物的性质

治疗剂量		受体				效果	不良反应
		α_1	β_1	β_2	D		
推荐用于 CS 初始治疗的药物							
去甲肾上腺素	0.05~0.4 μg/（kg·min）	++++	++	+	—	↑↑SVR，↑CO	—
多巴酚丁胺	2.5~20 μg/（kg·min）	+	++++	++	—	↑↑CO，↓SVR，↓PVR	心律失常、心动过速
可用于改善 CS 的血流动力学的药物							
左西孟旦	0.05~0.2 μg/（kg·min）	肌纤维钙增敏剂				↑CO，↓SVR，↓PVR	心律失常、低血压
米力农	0.125~0.75 μg/（kg·min）	PD-3 抑制剂				↑CO，↓SVR，↓PVR	心律失常、低血压、血小板减少症（少于依诺昔酮）

续表

治疗剂量		受体				效果	不良反应
		α₁	β₁	β₂	D		
血管加压素	0.02~0.04 U/min		血管肌 V₁ 受体			↑↑SVR，↔PVR	心肌缺血、室性心律失常
异丙肾上腺素	2.0~20 µg/min	−	++++	+++	−	↑↑CO，↓SVR，↓PVR	心律失常、心动过速
不推荐用于 CS 初始治疗的药物							
肾上腺素	0.01~0.5 µg/（kg·min）	++++	++++	+++	−	↑↑CO，↑↑SVR	乳酸中毒、高血糖、内脏缺血
多巴胺	0.5~2 µg/（kg·min）	−	+	−	+++	↑CO	在 CS 中可能加重肾损伤
	5~10 µg/（kg·min）	+	+++	+	++	↑↑CO，↑SVR	心动过速
	10~20 µg/（kg·min）	+++	++	−	++	↑↑SVR，↑CO	心律失常、心动过速

注：改编自参考文献[20]。CS：心源性休克；PD：磷酸二酯酶；CO：心输出量；SVR：全身血管阻力；PVR：肺血管阻力

表 24.2 不同类型心源性休克的典型血流动力学指标

变量	经典的"湿冷" CS	等容性"寒冷干燥" CS	混合血管舒张"温湿" CS	右心室休克	左心室舒张功能障碍	常温 CS
SAP（mmHg）			< 90			> 90
CI，L/（min·m²）			< 2.2			
PAOP（mmHg）	↑↑	↑↑	↑↑	⇓↔	可变	可变
SVR（dynes-s/cm⁻⁵）	↑↑	↑↑	⇓	↔↑	⇔↑	↔↑
CVP（mmHg）	⇔	⇔	⇔	↑↑	⇔	⇔
PAPi	⇔	⇔	⇔	↑↑	⇔	⇔

注：SAP：动脉收缩压；CI：心脏指数；PAOP：肺动脉闭塞压；SVR：体循环血管阻力；CVP：中心静脉压；PAPi：肺动脉搏动指数，定义为 PA 脉冲压力（PA 收缩压减去 PA 舒张压）与右心房压力之比：PAPi =（PAS－PAD）/ RAP

实操建议

在可行的情况下，应考虑外科手术或经皮导管治疗 CS。

24.3.1 经典型"湿冷"心源性休克

这是 CS 最常见的表型，占心肌梗死（MI）相关 CS 的大多数。心脏指数（CI）的绝对临界值在临床上不太实用，< 1.8~2.2 L/（min·m²）的阈值应与终末器官灌注不足体征的评估一起使用[20]。现有数据表明，去甲肾上腺素是治疗经典型 CS 的一线升压药[21-23]。多巴酚丁胺也被推荐用于典型 CS 的

初始治疗，通常与去甲肾上腺素联合使用。心动过缓也可考虑使用多巴胺，但会增加心律失常的风险。利尿剂和（或）超滤对于降低肺动脉闭塞压（PAOP）和正常化所有"湿"型 CS 的充盈压是必要的。此外，在晚期心力衰竭患者中 PAOP 和右心房压力（RAP）是比 CI 更强的预后预测指标[24]。

24.3.2 等血容量性"干冷"心源性休克

这种类型的 CS 通常出现在患有亚急性慢性心力衰竭（CHF）失代偿的患者中。然而，心肌梗死也是近 30% 等容量性 CS 的原因[25]。等血容量性 CS 不太可能与既往心肌梗死和慢性肾脏疾病有关。等血容量性 CS 的初始血管活性治疗与经典 CS 相似。在慢性心力衰竭失代偿引起的 CS 中，最重要的预后预测因子反映了容量状态，特别是 PAOP 和 RAP[24]。

24.3.2.1 混合性或血管扩张性"温湿"心源性休克

全身炎症与不同原因的 CS 相关，包括心肌梗死、慢性心力衰竭和心脏手术[26-28]。低全身血管阻力指数（SVRI）是全身炎症的典型特征，与败血症和死亡率的风险增加相关[29]。去甲肾上腺素是血管扩张性 CS 患者血流动力学支持的一线药物。

24.3.2.2 右心室休克

右心室休克的发生率相对较低，在 5.3% 的 MI 相关 CS 患者中有报道[30]。由于肺动脉压（PAP）是反映右心室功能不全的主要指标之一，因此肺动脉导管（PAC）在指导治疗方面非常有用。RV 休克患者通常对液体大剂量推注耐受性良好。肺吸入性血管扩张剂应始终考虑用于右心室休克治疗。血管加压素是一种合理的用于右心室休克管理的升压药，因为它对肺血管阻力（PVR）有中和作用[31,32]。然而，这种说法是矛盾的[33]。

米力农是一种有吸引力的用于 RV 休克的药物，因为它结合了正性肌力和肺血管扩张剂的特性[34,35]。

实操建议

使用利尿剂、硝酸酯类药物和无创通气降低左心室前负荷是治疗左心室功能障碍的常用初始治疗方法。降低右心室后负荷是右心室功能障碍治疗的主要目标。

24.3.3 血压正常的心源性休克

这是另一种不常见的 CS 类型，发生率为 5%[20]。血压正常的 CS 可能反映 SCAI B 阶段的休克前状态（血压正常的低灌注），PAC 对于在代偿早期诊断 CS 可能至关重要[1]。然而，不建议血压正常的充血性患者因为急性心力衰竭失代偿常规使用 PAC，患者对初始治疗使用利尿剂和血管扩张剂有反应[36]。考虑到血压正常的 CS 与相对较高的 SVR 相关，多巴酚丁胺是用于恢复灌注的一线正性肌力药。血压正常的 CS，与经典 CS 相比死亡风险较低，与没有低灌注体征的低血压相比较死亡风险高[37]。

24.3.4 左心室舒张功能障碍引起的心源性休克

左心室舒张功能障碍是一种左心室收缩功能减弱同时伴保留全身收缩表现的状态。这种状态的特征是尽管前负荷正常，但左心室无法接受足够的舒张期血容量[38]。

PAC 的使用受到不能测量左心室压力和跨二尖瓣血流的限制。超声心动图是评估左心室舒张功能的有效且实用的工具[39]。维持充盈压（液体补充）、体循环血管阻力（去甲肾上腺素）、房室同步和预防心动过速（β受体阻滞剂）是主要的初始治疗选择。应避免使用正性肌力药物作为一线药物。然而，当心脏充盈、心率和后负荷得到控制时，可以考虑使用具有松弛效应的正性肌力药（左西孟旦和米力农）[40]。

24.3.5 心脏瓣膜疾病

主动脉瓣狭窄引起的心源性休克是后负荷依赖性的，通常推荐用血管升压剂（血管升压素的去甲肾上腺素）进行初始治疗。当主动脉瓣狭窄伴有左心室射血分数（LVEF）降低时，应考虑增加多巴酚丁胺。在这些情况下，也建议通过 PAC 来指导正性肌力治疗[20]。

主动脉瓣反流引起的 CS 的治疗目的在于降低左心室舒张末期充盈。因此，临时起搏和具有变时性效应的正性肌力药物（多巴胺）可能适用于初始治疗。

相反，二尖瓣狭窄引起的 CS 是一种前负荷依赖性状态，需要延长舒张期以维持足够的舒张末期左心室容积。因此，应避免使用变时药。去氧肾上腺素和加压素可与β受体阻滞剂（艾司洛尔）和胺碘酮联合使用。

器质性瓣膜疾病或 MI 导致的二尖瓣反流可能会并发 CS。降低左心室后负荷的治疗通常有助于改善 CI 和降低反流。主动脉球囊反搏可用于治疗伴有二尖瓣反流的 CS，因为它可降低后负荷并改善全身灌注[41]。

实操建议

当初始 CS 治疗无效时，推荐肺动脉导管置入[1]。

24.3.6 心源性休克机械循环支持期间的血流动力学监测

在所有接受或计划接受 MCS 的 CS 患者中，PAC 的使用有助于指导治疗。血流动力学监测对于最初的决策以及选择最符合特定患者需求的 MCS 类型非常有用。肺动脉导管对于 MCS 的有效监测至关重要，对于 MCS 的升级或组合也是必要的。例如，在开始静脉动脉体外膜肺氧合（ECMO）期间，由于左心室舒张末压升高而导致 PAOP 升高，可能表明除 ECMO 外还需要植入左心室辅助装置（如 Impella）。此外，PAC 对于需要 MCS 患者的脱机、预后评估及考虑将 MCS 作为心脏移植的桥梁亦很重要[42]。

24.4 小结

高等的血流动力学监测对 CS 患者的及时诊断、适当治疗和预后至关重要。监测量和衍生参数的利用高度依赖于 CS 的病因和分期。血乳酸和静脉-动脉二氧化碳比率是常规的使用方法，而微循环评估的直接方法具有有限的临床用途。接受 PAC 置入的 CS 患者往往是预后更差的高风险人群，这也凸显了临床评估中血流动力学监测的重要性。

要点
- 心源性休克是一种原发性心肌功能障碍所导致的组织灌注不足的临床状态。
- 目前尚无任何一种算法可将微循环改变作为选择治疗策略的因素之一。
- 血管活性支持是 CS 的一线治疗。

参考文献

[1] Baran DA, Grines CL, Bailey S, et al. SCAI clinical expert consensus statement on the classifcation of cardiogenic shock: this document was endorsed by the American College of Cardiology (ACC), the American Heart Association (AHA), the Society of Critical Care Medicine (SCCM), and the Society of Thoracic Surgeons (STS). Catheter Cardiovasc Interv. 2019;94:29–37.

[2] Croner RS, Hoerer E, Kulu Y, et al. Hepatic platelet and leukocyte adherence during endotoxemia. Crit Care. 2006;10:R15.

[3] Secor D, Li F, Ellis CG, et al. Impaired microvascular perfusion in sepsis requires activated coagulation and P-selectin-mediated platelet adhesion in capillaries. Intensive Care Med. 2010;36:1928–34.

[4] Piagnerelli M, Boudjeltia KZ, Vanhaeverbeek M, et al. Red blood cell rheology in sepsis. Intensive Care Med. 2003;29:1052–61.

[5] Eichelbrönner O, Sielenkämper A, Cepinskas G, et al. Endotoxin promotes adhesion of human erythrocytes to human vascular endothelial cells under conditions of fow. Crit Care Med. 2000;28:1865–70.

[6] Geppert A, Steiner A, Zorn G, et al. Multiple organ failure in patients with cardiogenic shock is associated with high plasma levels of interleukin-6. Crit Care Med. 2002;30:1987–94.

[7] Ospina-Tascón GA, Umaña M, Bermúdez WF, et al. Can venous-to-arterial carbon dioxide differences refect microcirculatory alterations in patients with septic shock? Intensive Care Med. 2016;42:211–21.

[8] Vallée F, Vallet B, Mathe O, et al. Central venous-to arterial carbon dioxide difference: an additional target for goal-directed therapy in septic shock? Intensive Care Med. 2008;34:2218–25.

[9] Hernandez G, Regueira T, Bruhn A, et al. Relationship of systemic, hepatosplanchnic, and microcirculatory perfusion parameters with 6-hour lactate clearance in hyperdynamic septic shock patients: an acute, clinical-physiological, pilot study. Ann Intensive Care. 2012;2:44.

[10] Lima A, van Rooij T, Ergin B, et al. Dynamic contrast-enhanced ultrasound identifes microcirculatory alterations in Sepsis-induced acute kidney injury. Crit Care Med. 2018;46:1284–92.

[11] Sakr Y, Dubois M-J, De Backer D, et al. Persistent microcirculatory alterations are associated with organ failure and death in patients with septic shock. Crit Care Med. 2004;32:1825–31.

[12] Kanoore Edul VS, Enrico C, Laviolle B, et al. Quantitative assessment of the microcirculation in healthy volunteers and in patients with septic shock. Crit Care Med. 2012;40:1443–8.

[13] Massey MJ, Hou PC, Filbin M, et al. Microcirculatory perfusion disturbances in septic shock: results from the ProCESS trial. Crit Care. 2018;22:308.

[14] De Backer D, Creteur J, Dubois M-J, et al. Microvascular alterations in patients with acute severe heart failure and cardiogenic shock. Am Heart J. 2004;147:91–9.

[15] Petroni T, Harrois A, Amour J, et al. Intra-aortic balloon pump effects on macrocirculation and microcirculation in cardiogenic shock patients supported by Venoarterial extracorporeal membrane oxygenation. Crit Care Med. 2014;42:2075–82.

[16] Akin S, dos Reis MD, Caliskan K, et al. Functional evaluation of sublingual microcirculation indicates successful weaning from VA-ECMO in cardiogenic shock. Crit Care. 2017;21:265.

[17] Massey MJ, Shapiro NI. A guide to human in vivo microcirculatory fow image analysis. Crit Care. 2015;20:35.

[18] Ince C, Boerma EC, Cecconi M, et al. Second consensus on the assessment of sublingual microcirculation in critically ill patients: results from a task force of the European Society of Intensive Care Medicine. Intensive Care Med. 2018;44:281–99.

[19] Verdant CL, De Backer D, Bruhn A, et al. Evaluation of sublingual and gut mucosal microcirculation in sepsis: a quantitative analysis*. Crit Care Med. 2009;37:2875–81.

[20] van Diepen S, Katz JN, Albert NM, et al. Contemporary Management of Cardiogenic Shock: a scientifc statement from the American Heart Association. Circulation. 2017;136:e232–68.

[21] Levy B, Buzon J, Kimmoun A. Inotropes and vasopressors use in cardiogenic shock. Curr Opin Crit Care. 2019;25:384–90.

[22] De Backer D, Biston P, Devriendt J, et al. Comparison of dopamine and norepinephrine in the treatment of shock. N Engl J Med. 2010;362:779–89.

[23] Tarvasmäki T, Lassus J, Varpula M, et al. Current reallife use of vasopressors and inotropes in cardiogenic shock - adrenaline use is associated with excess organ injury and mortality. Crit Care. 2016;20:208.

[24] Cooper LB, Mentz RJ, Stevens SR, et al. Hemodynamic predictors of heart failure morbidity and mortality: fuid or fow? J Card Fail. 2016;22:182–9.

[25] Stevenson LW, Pagani FD, Young JB, et al. INTERMACS profles of advanced heart failure: the current picture. J Hear Lung Transplant. 2009;28:535–41.

[26] Hochman JS. Cardiogenic shock complicating acute myocardial infarction. Circulation. 2003;107:2998–3002.

[27] Murphy SP, Kakkar R, McCarthy CP, et al. Infammation in heart failure. J Am Coll Cardiol. 2020;75:1324–40.

[28] Squiccimarro E, Labriola C, Malvindi PG, et al. Prevalence and clinical impact of systemic infammatory reaction after cardiac surgery. J Cardiothorac Vasc Anesth. 2019;33:1682–90.

[29] Kohsaka S. Systemic infammatory response syndrome after acute myocardial infarction complicated by cardiogenic shock. Arch Intern Med. 2005;165:1643.

[30] Jacobs AK, Leopold JA, Bates E, et al. Cardiogenic shock caused by right ventricular infarction. J Am Coll Cardiol. 2003;41:1273–9.

[31] Wallace AW, Tunin CM, Shoukas AA. Effects of vasopressin on pulmonary and systemic vascular mechanics. Am J Physiol Circ Physiol. 1989;257:H1228–34.

[32] Gordon AC, Wang N, Walley KR, et al. The cardiopulmonary effects of vasopressin compared with norepinephrine in septic shock. Chest. 2012;142:593–605.

[33] Ventetuolo CE, Klinger JR. Management of Acute Right Ventricular Failure in the intensive care unit. Ann Am Thorac Soc. 2014;11:811–22.

[34] Chen EP, Bittner HB, Davis RD, et al. Milrinone improves pulmonary hemodynamics and right ventricular function in chronic pulmonary hypertension. Ann Thorac Surg. 1997;63:814–21.

[35] Hollenberg SM. Vasoactive drugs in circulatory shock. Am J Respir Crit Care Med. 2011;183:847–55.

[36] Yancy CW, Jessup M, Bozkurt B, et al. 2013 ACCF/AHA guideline for the Management of Heart Failure: executive summary. Circulation. 2013;128:1810–52.

[37] Menon V, Slater JN, White HD, et al. Acute myocardial infarction complicated by systemic hypoperfusion without hypotension: report of the SHOCK trial registry. Am J Med. 2000;108:374–80.

[38] Suárez JC, López P, Mancebo J, et al. Diastolic dysfunction in the critically ill patient. Med Intensiva (English Ed.). 2016;40:499–510.

[39] Nagueh SF. Left ventricular diastolic function. JACC Cardiovasc Imaging. 2020;13:228–44.

[40] Fredholm M, Jörgensen K, Houltz E, et al. Inotropic and lusitropic effects of levosimendan and milrinone assessed by strain echocardiography-a randomised trial. Acta Anaesthesiol Scand. 2018;62:1246–54.

[41] O'Gara PT, Kushner FG, Ascheim DD, et al. 2013 ACCF/AHA guideline for the management of ST-elevation myocardial infarction: a report of the American College of Cardiology Foundation/American Heart Association Task Force on Practice Guidelines. Circulation. 2013;127:e362–425.

[42] Saxena A, Garan AR, Kapur NK, et al. Value of hemodynamic monitoring in patients with cardiogenic shock undergoing mechanical circulatory support. Circulation. 2020;141:1184–97.

[43] Lomivorotov VV, Efremov SM, Kirov MY, et al. Low-cardiac-output syndrome after cardiac surgery. J Cardiothorac Vasc Anesth. 2017;31:291–308.

25. 分布性休克

阿亚兹·侯塞因（Ayyaz Hussain），弗谢沃洛德·V. 库扎科夫（Vsevolod V. Kuzkov），米哈伊尔·Y. 基洛夫（Mikhail Y. Kirov）

25.1 概述

分布性休克（DS）也称为血管舒张性，是一种由于血管舒缩张力的丧失而导致的组织缺氧且通常不存在原发性心功能不全和严重的血容量不足的休克类型[1-3]。

分布性休克可由不同的病因引起，其中败血症、过敏反应、内分泌和神经源性异常主要造成微循环静脉明显的血管麻痹和组织灌注不足。尽管 DS 发生在不同的生理异常，但其血流动力学模式通常是相似的，包括低体循环血管阻力（SVR）、正常至高心输出量（CO）及在某些情况下增加的每搏输出量（SV）。值得注意的是，DS 是唯一一种与 SVR 原发性降低和最终高动力状态相关的休克类型[3-7]。

25.2 流行病学

毫无疑问，DS 是危重症患者最常见的休克类型。De Backer 等人发表的一项研究表明，68% 严重缺氧患者出现 DS，62% 患者出现脓毒性休克，其他病因导致的 DS 仅占 4%[8]。

25.3 病因学

脓毒性休克是 DS 最常见的原因，被定义为败血症诱发的低血压（尽管有充分的液体复苏，但仍需要注入血管加压药）和高乳酸血症的联合[9]。其他引起严重全身炎症反应综合征（SIRS）或"细胞因子风暴"的 DS 病因包括严重坏死性胰腺炎、过敏反应、内分泌（如急性严重肾上腺皮质功能减退）和神经源性疾病[2,3,10,11]。脊髓或严重颅脑损伤引起的神经源性休克与交感神经张力丧失和缺乏拮抗副交感神经反应有关[12]。缺血 - 再灌注损伤（体外循环后的再灌注休克、大面积急性心肌梗死或长时间心肺复苏的患者）也可能导致分布性休克[10,13-15]。

25.4 病理生理学

分布性休克与严重的血管舒张（血管麻痹、血管松弛）有关，主要影响体循环的静脉段。这种情况与器官功能障碍、内皮损伤和细胞调节障碍有关。DS 的主要病理生理学特征如下（图 25.1）：

• 不利的血流再分配（毛细血管前动脉 - 静脉系统的开放和肺分流）。

- 因微循环 - 线粒体窘迫综合征（MMDS）导致的细胞氧耗和摄取受损（缺氧）。

- 毛细血管通透性增加和毛细血管渗漏综合征，导致因液体和血浆蛋白转移到间质产生相对低血容量。

- 涉及下丘脑 - 垂体 - 肾上腺轴的血管张力体液调节受损，α 受体（主要是静脉 α_1）、血管加压素受体（V_1）、血管紧张素 -2（AT-2）和核糖皮质激素受体的敏感性降低。

- 内源性血管升压剂的相对和（或）绝对缺乏。

- 内源性血管扩张剂 [一氧化氮（NO）]、细胞因子（白细胞介素 -1 和白细胞介素 -6，肿瘤坏死因子）和炎症介质的产生增加以及细胞内信号通路的改变。

- 严重的免疫抑制和免疫反应失调。

- 中枢交感神经机制（大脑）引起的循环失调。

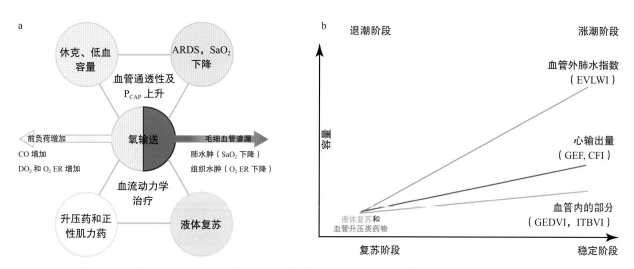

图 25.1 面板（a）前负荷和肺水肿之间的平衡；面板（b）分布性休克中身体组分的动态变化
CO：心输出量；SaO_2：动脉血氧饱和度；O_2ER：氧气提取率；DO_2：氧气输送；PCAP：肺毛细血管压；ARDS：急性呼吸窘迫综合征；EVLWI：血管外肺水指数；GEF：总射血分数；CFI：心功能指数；GEDVI：全心舒张末期容积指数；ITBVI：胸内血容量指数

　　DS 的血流动力学模式包括 SVR、收缩压、平均动脉压，特别是舒张压的降低（通常与脉压升高有关）。在多数情况下，尤其是在年轻患者中，可以观察到心输出量（CO）增加与心动过速或不常见的每搏量绝对增加有关。这种特殊的血流动力学模式很容易将 DS 与其他类型的休克区分开来，并有助于鉴别诊断[16-20]。

实操建议

　　分布性休克是危重患者中最常见的循环性休克类型，也是唯一与全身血管阻力原发性降低相关的类型。

DS 中最常见的器官功能障碍是急性肾损伤、心肌病（主要是原发性舒张功能障碍）、急性呼吸窘迫综合征和弥散性血管内凝血（表 25.1）。与氧摄取受损和 MMDS 相关的缺氧代谢体征，包括高乳酸血症，以及中心静脉血氧饱和度（$ScvO_2$）和静脉 - 动脉二氧化碳分压差（$Pv\text{-}aCO_2$）增加[21-23]。DS 典型的高血容量和组织水肿可进一步促进器官功能障碍和组织低灌注（表 25.1）。

DS 早期"Ebb"高动力阶段的特征是 SVR 降低，主要由于血管舒张、毛细血管通透性增加及对液体反应差的严重绝对或相对血管内血容量减少引起。下一阶段被称为"潮汐"或"流动"阶段，是初始稳定期[24]。初步复苏后，过量的间质液体自发地流回血管腔内，并可伴有多尿、血管外肺水（EVLW）减少以及外周和肺水肿的消退（图 25.2）。

表 25.1 分布性休克的器官特异性症状以及毛细血管渗漏和液体过载并发症

器官	症状	水肿 /"多室"综合征的影响	评估
中枢神经系统	谵妄、认知功能受损、烦躁或意识水平下降	• 脑水肿和 ICP 增加 • 认知功能障碍和谵妄 • 眼压升高 • 脑卒中	通常，中枢神经系统功能障碍是最早的器官特异性体征之一（例如，老年人的败血症）
心血管系统	经常观察到低血压（MAP < 65 mmHg 或血压从基线值下降超过 40 mmHg）和心动过速。局部缺血性损伤 / 心肌坏死的可能迹象	• 心肌水肿，舒张功能障碍和收缩能力紊乱，心肌抑制 • CVP 和 PAOP 增加，静脉回流减少 • 心包积液	高动力型血液循环是分布性休克的常见表现。舒张性心肌功能障碍（充盈障碍）是常见的，混合性或孤立性收缩性心肌功能障碍也会发生
肺	缺氧、水肿、肺功能受损。过度复苏可能导致肺水肿和（或）ARDS	• 肺水肿和 EVLWI 增加 • 胸腔积液 • 肺部和胸部顺应性的变化，呼吸功增加 • 低氧血症和高碳酸血症 • 撤机相关心力衰竭	再氧合损伤可能与低灌注时分流增加有关。ARDS 可能由再灌注、败血症和大量输血治疗引起
肾	少尿或无尿，肌酐浓度增加，出现肾损伤的生物标志物（NGAL、胱抑素等），肾小球滤过率降低	• 间质水肿与肾间室综合征 • 急性肾损伤 • 降低肌酐清除率、电解质和水的再吸收	急性肾损伤是指 48 小时内血清肌酐水平增加 26.5 μmol/L 或以上，或肌酐浓度比基线水平增加 1.5 倍或以上，或者 6 小时内尿量低于 0.5 ml/（kg·h）
肝	胆红素浓度和肝酶升高，血乳酸浓度升高，低血糖，血小板减少，凝血因子缺乏	• 间质水肿和肝间隔综合征 • 合成功能紊乱和胆汁淤积 • P450 功能紊乱和 ICG 清除率降低	很少观察到临床症状
胃肠道	胃轻瘫、排空障碍和病原体定植。麻痹性肠梗阻、缺血、肠壁水肿、肠道微生物移位和急性溃疡，腹内压升高	• 腹水和肠壁水肿 • 吸收不良和缺血（胃 pHi 降低） • 肠梗阻（蠕动减少） • 腹腔内高压和腹腔间隔综合征 • 细菌移位 • 内脏微循环障碍 • 吻合口渗漏	排空障碍和病原体的定植可能导致腹腔内高压和腹腔间隔综合征。微生物的易位被认为是 SIRS 和 MOF 的重要触发因素

续表

器官	症状	水肿/"多室"综合征的影响	评估
皮肤和肌肉组织	皮肤可能苍白冰冷。肢端发绀、血液瘀滞（"斑点"或"花斑"）、外周坏死改变。在脓毒性休克中，可观察到充血和皮肤温热	• 横纹肌溶解综合征（？） • 危重症多发性神经肌病 • ICU 获得性虚弱	菌血症期间皮肤血流量急性下降（集中）、交感神经激活（血管收缩）、微循环障碍。脓毒性休克的高动力阶段可表现为皮肤血管扩张

注：ARDS：急性呼吸窘迫综合征；SIRS：全身炎症反应综合征；MOF：多器官衰竭；NGAL：中性粒细胞明胶酶相关脂质运载蛋白；CNS：中枢神经系统；ICP：颅内压；ICG：吲哚菁绿；pHi：间质 pH；CARS：代偿性抗炎症反应综合征；CVP：中心静脉压；PAOP：肺动脉闭塞压，EVLWI：血管外肺水指数；IAP：腹内压；GER：肾小球滤过率

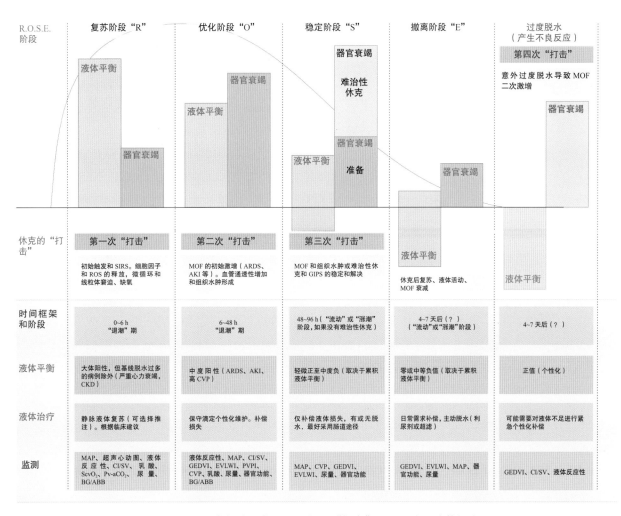

图 25.2　分布性休克的阶段过程："打击"、监测和治疗的概念

SIRS：全身炎症反应综合征；ROS：活性氧；MOF：多器官衰竭；ARDS：急性呼吸窘迫综合征；AKI：急性肾损伤；MAP：平均动脉压；CVP：中心静脉压；CI/SV：心脏指数/每搏输出量；GEDVI：全心舒张末期容积指数；GIPS：全身通透性增加综合征；EVLWI：血管外肺水指数；BG/ABB：血气/酸碱平衡；ScvO$_2$：中心静脉血氧饱和度；Pv-aCO$_2$：静脉-动脉二氧化碳分压差；CKD：慢性肾脏疾病；RRT：肾脏替代疗法

根据目前的共识，难治性 DS 是需要高剂量血管升压药 [去甲肾上腺素＞ 0.5 μg/（kg·min）] 维持血压＞ 65 mmHg 的严重低血压和多器官衰竭相关的 DS（图 25.2）[25]。严重的毛细血管渗漏（全身通透性增加综合征）发展并限制了纠正低血容量的尝试，尽管有液体反应。通常推荐使用辅助性升压药，降低去甲肾上腺素的使用剂量和降低组织缺血的风险（肾上腺素、加压素及其类似物、血管紧张素 -2 等）[26-28]。

25.5 诊断

诊断基于对诸多临床参数的复杂解读，敏感性和特异性有限。以下症状和体征是 DS 所突出的表现。

1. 严重多器官衰竭（MOF）和 SIRS 症状：DS 的特征是严重的 MOF，包括脑病、急性肾损伤、急性呼吸窘迫综合征、外周血流障碍、弥散性血管内凝血（DIC）综合征和急性胃肠病（见表 25.1）。炎症反应伴随 C 反应蛋白（非特异性）和降钙素原（对革兰氏阴性感染引起的脓毒性休克更具特异性）浓度的增加。

2. DS 血流动力学模式的特征：高动力型血液循环，表现为心输出量增加、动脉血压降低、SVR 降低，在某些情况下，肺血管阻力中度增加。在初始的血流动力学支持（补液和升压药）后，中心静脉压（CVP）的快速增加与内脏充血、动脉 - 心室耦联紊乱和急性肾损伤有关。

3. 组织氧摄取障碍导致的代谢变化：包括高乳酸血症、代谢性酸中毒以及 $ScvO_2$ 和 $Pv\text{-}aCO_2$ 增加。

25.6 血流动力学监测

DS 是一种多模式、个性化诊断和治疗的具有生命威胁的情况。需要符合休克阶段的监测（见图 25.2），因此是呈时间依赖性的。

25.6.1 平均动脉压

根据 ESICM 2014 年关于循环休克和血流动力学监测的共识，代偿机制可维持低血压期间的血压 [29]。因此，绝对低血压虽然是一种常见的症状，但不再被推荐作为 DS 的正式标准。然而，平均动脉压（MAP）的相对或绝对下降是目前脓毒性休克定义中的一个重要标准。

平均动脉血压是血流动力学监测中最容易获得的参数之一，用于评估对液体和血管活性治疗的总体反应。休克时，应采用侵入性方法进行连续监测（见第 2 章）。根据目前的脓毒症指南，监测和靶向 MAP 值是输液和血管升压剂治疗的核心组成部分 [30]。一些研究表明，除其他血流动力学参数外，维持平均动脉压 65 mmHg 以上有益于预后 [31-33]。然而，在难治性分布性休克中，动脉压的安全范围可作为个性化治疗的一个主题，取决于患者的年龄、并发症和之前的血压水平。因此，尽管大多数脓毒性休克患者的目标 MAP 在 65~75 mmHg 范围内，但在某些情况下，已存在动脉高血压的老年患者可以受益于更高的 MAP（高达 75~85 mmHg）[34]。

25.6.2 前负荷参数

传统上认为，CVP 常用于监测 ICU 患者的容量状态。然而，静态压前负荷参数如 CVP 和肺动脉闭塞压（PAOP）间接反映了心室舒张末期压力和前负荷。因此，大量研究和 Meta 分析表明，CVP 和

PAOP 都未能预测脓毒症时的液体反应性，限制了在 DS 中将它们作为血流动力学治疗目标的应用 [18,35,36]。

前负荷的静态容量参数具有更好的诊断价值。为了评估心脏的容量以及诊断血流动力学疾病，超声心动图应作为一线技术用于已经处于抢救阶段的 DS 患者 [16,29]。全心舒张末期容积指数（GEDVI）是通过跨肺热稀释技术（见第 12~13 章）测量的容量参数。一些研究表明，在脓毒症患者中，GEDVI 是比 CVP 更好的心脏前负荷指标 [37-40]。然而，在 DS 中，压力和容量前负荷参数都受到包括血管张力、胸膜腔内压和心空顺应性变化的多种因素的影响 [41]。

25.7 液体反应性：动态变量和功能测试

由于 DS 患者低血压的主要原因是严重血管扩张，而不是绝对低血容量，因此通过补液增加前负荷的尝试应严格个体化。尽管目前的指南建议在诊断脓毒性休克后 3 小时内注射 30 ml/kg 的晶体液 [30]，但毛细血管渗漏期间的过量输注会导致组织水肿，并进一步损害氧运输。因此，初始复苏后的输液需要仔细评估液体反应性，包括动态参数和功能测试。

动态变量的作用在第 16 章中有详细描述。在正压机械通气期间，心输出量的变化取决于心动周期中的心肺相互作用。在前负荷不足的情况下，胸腔内压力的潮汐式增加降低了每搏输出量和脉压，这可以反映在动脉波形上。许多研究表明，包括机械通气期间的每搏变异度（SVV）和脉压变异度（PPV）的动脉波形分析能够准确预测液体反应性 [18,35,42,43]。因此，若干个指南 [27,29,30] 均推荐 SVV 和 PPV 用于休克期的监测。然而，这些参数在自主呼吸、非窦性心律、高剂量升压药支持和其他几种临床情况下的价值有限 [44,45]。

实操建议

在目前的血流动力学参数中，分布性休克时结合全心舒张末期容积指数与脉压和每搏量变化似乎与前负荷和心输出量的变化具有可靠的联系。

在这些情况下，功能测试是首选（见第 17 章）。在功能测试中，200~300 ml 血液从下肢短暂返回心脏的被动抬腿（PLR）测试可能是替代经典的不可逆静脉输液测试的最流行技术。如果患者对液体有反应，通过连续心输出量监测、超声心动图或间接呼气末二氧化碳监测评估，功能测试或输液测试后的 CO 和 SV 将增加 10%~15% [22]。功能测试包括其他几种方法：呼气末正压试验（PEEP-test）、微量液体负荷试验、动态动脉弹性评估等 [35,42]。值得注意的是，在 DS 相关的严重毛细血管渗漏中，即使患者是液体反应者，在最初的前负荷和 CO/SV 增加后，血管内的容量也可能迅速地再次缺乏 [46-48]。

实操建议

在 PLR 试验或输液测试过程中，测量 SV 和 CO 很重要，因为这些参数比血压变化更能反映液体反应性。

25.8 血管外肺水指数（EVLWI）

肺水肿是液体超负荷和 ARDS 最常见的不良反应。DS 期间监测 EVLWI 是检测在前负荷优化期间增加的毛细血管渗漏的一个有价值的指标。因此，EVLWI 的动态变化可用于指导和个体化 DS 危重患者的液体管理。最近的研究表明，EVLWI 指导的液体治疗在脓毒性休克中能够减轻器官功能障碍并提高生存率[24]。有关 EVLWI 的更多详细信息见第 7 章、第 12 章和第 14 章。

25.9 中心静脉氧饱和度和静脉 - 动脉二氧化碳分压差

中心静脉血氧饱和度（$ScvO_2$）描述了氧输送（DO_2）和氧耗（VO_2）之间的关系。$ScvO_2$ 降低表明 DO_2 降低或 VO_2 升高。在分布性休克期间，$ScvO_2$ 可能升高或正常，尽管存在因毛细血管微循环受损和分流而导致的局部组织缺氧。因此，$ScvO_2$ 是检测组织缺氧的非特异性参数[48]。

多年以前，静脉 - 动脉二氧化碳分压差（$Pv\text{-}aCO_2$）的增加被当作组织缺氧的一个有价值的指标，现在仍被列为"代谢性"脓毒症的标志之一。$Pv\text{-}aCO_2$ 的增加与低血流状态相关的组织高碳酸血症有关[49]。然而，与乳酸和 $ScvO_2$ 相比，它的变化未延迟，是外周组织灌注不依赖于氧耗减少的可靠指标[22]。在正常情况下，差异不应超过 6 mmHg（0.8 kPa）[50]。在脓毒性休克中，该参数在非幸存者中更高，与较高的乳酸浓度和较低的乳酸清除率、较低的心脏指数以及可能的 ARDS 严重程度相关[49]。在脓毒性休克的非通气患者中，$Pv\text{-}aCO_2$ 增加的预测潜能可进一步提高[51]。

25.10 血流动力学管理的基本原则

DS 初始治疗的关键要素包括休克原因的早期识别（如危及生命的感染、过敏反应）、血流动力学纠正、源头控制和早期抗生素治疗（在感染的情况下）。血流动力学管理旨在评估容量状态、液体反应性、是否需要血管升压剂或正性肌力药支持以及并发症的识别（如肺水肿时的低血容量）。因此，治疗性干预应通过优化血容量和心脏功能来恢复组织灌注。

早期脓毒性休克中目标导向疗法（EGDT）最早由 Rivers 等提出[52]。在脓毒性休克的前 6 小时内，EGDT 方案通过维持 CVP 在 8~12 mmHg、平均动脉压在 65~90 mmHg 和 $ScvO_2 \geq 70\%$ 优化了氧输送并显著降低了脓毒性休克的死亡率。然而，该方案的有效性受到了几项随机临床试验的质疑[53-56]。因此，它被排除在当前的纠正脓毒症指南之外[30]。

DS 血流动力学管理的现代方法考虑了休克的不同阶段（退潮/涨潮、SOSD 和 ROSE 概念），包括抢救、优化、稳定和消退[24,57-59]。前两个阶段对应于退潮阶段，后两个阶段对应于 DS 的涨潮阶段[24]。图 12.2 显示了 DS 的监测和治疗的各阶段。

除了输液和儿茶酚胺，难治性 DS 的血流动力学治疗还可包括氢化可的松、加压素或其类似物、解毒和器官替代疗法[18,25,26,30,60]。一些新的治疗手段仍在讨论中[13,61,62]。

25.11 小结

分布性休克是最常见的休克类型，在鉴别诊断、监测和管理方面对医师来说是一个严峻的挑战。

尽管通过所有努力进行疾病管理，也采取了最新的治疗手段，但 DS 患者的死亡率仍然居高不下，无法接受。开展个体化和分阶段的方法来监测 DS 的血流动力学至关重要。特别是，应进一步关注与全身通透性增加和微循环线粒体窘迫综合征相关的休克分阶段的高级管理。与常规有创动脉压和心输出量监测平行，包含对前负荷、液体反应性、心肌收缩性和肺水肿的复杂评估的滴定法是有益的。

要点

- 分布性休克通常与败血症有关，表现为一种独特血流动力学模式，即严重血管舒张且心输出量保持或增加。
- 与其他循环性休克亚型不同，分布性休克的病程与个体化和时间依赖的监测和管理的连续阶段相关。
- 尽管一致推荐平均动脉压应维持在 65 mmHg 以上，但在难治性分布性休克中，动脉压的安全范围可以进行个体化管理，取决于患者的年龄、并发症和既有的血压水平。
- 在分布性休克中，容量监测是一种有助于个性化血流动力学治疗的有前景的方法。

参考文献

[1] Allen JM, Gilbert BW. Angiotensin II: a new vasopressor for the treatment of distributive shock. Clin Ther. 2019;41:2594–610. https://doi.org/10.1016/j.clinthera.2019.09.014.

[2] Smith N, Lopez R, Silberman M. Distributive shock. Treasure Island: StatPearls; 2020.

[3] Alyeşil C, Doğan NÖ, Özturan İU, Güney S. Distributive shock in the emergency department: sepsis, anaphylaxis, or capillary leak syndrome? J Emerg Med. 2017;52:e229–31. https://doi.org/10.1016/j.jemermed.2017.01.012.

[4] Vincent J-L, Orbegozo Cortés D, Acheampong A. Current haemodynamic management of septic shock. Presse Med. 2016;45:e99–e103. https://doi.org/10.1016/j.lpm.2016.03.005.

[5] Lipcsey M, Castegren M, Bellomo R. Hemodynamic management of septic shock. Minerva Anestesiol. 2015;81:1262–72.

[6] Antonelli M, Levy M, Andrews PJD, Chastre J, Hudson LD, Manthous C, et al. Hemodynamic monitoring in shock and implications for management. International consensus conference, Paris, France, 27-28 April 2006. Intensive Care Med. 2007;33:575–90. https://doi.org/10.1007/s00134-007-0531-4.

[7] Jentzer JC, Vallabhajosyula S, Khanna AK, Chawla LS, Busse LW, Kashani KB. Management of refractory vasodilatory shock. Chest. 2018;154:416–26. https://doi.org/10.1016/j.chest.2017.12.021.

[8] De Backer D, Biston P, Devriendt J, Madl C, Chochrad D, Aldecoa C, et al. Comparison of dopamine and norepinephrine in the treatment of shock. N Engl J Med. 2010;362:779–89. https://doi.org/10.1056/NEJMoa0907118.

[9] Singer M, Deutschman CS, Seymour CW, Shankar Hari M, Annane D, Bauer M, et al. The third international consensus defnitions for sepsis and septic shock (Sepsis-3). JAMA. 2016;315:801–10. https://doi.org/10.1001/jama.2016.0287.

[10] Ji J, Brown DL. Chapter 21—Distributive shock. In: Brown DL, editor. Card intensive care. 3rd ed. Philadelphia: Content Repository Only! 2019. p. 208–215.e4. https://doi.org/10.1016/B978-0-323-52993-8.00021-7.

[11] Dewachter P, Jouan-Hureaux V, Franck P, Menu P, de Talancé N, Zannad F, et al. Anaphylactic shock: a form of distributive shock without inhibition of oxygen consumption. Anesthesiol J Am Soc Anesthesiol. 2005;103:40–9.

[12] Cadotte DW, Fehlings MG. Chapter 27—spinal cord injury. In: Ellenbogen RG, Abdulrauf SI, Sekhar LN, editors. Principles of neurological surgery. 3rd ed. Philadelphia: W.B. Saunders; 2012. p. 445–54. https://doi.org/10.1016/B978-1-4377-0701-4.00027-0.

[13] Busse LW, Barker N, Petersen C. Vasoplegic syndrome following cardiothoracic surgery—review of pathophysiology and update of treatment options. Crit Care. 2020;24:36. https://doi.org/10.1186/s13054-020-2743-8.

[14] Jentzer JC, Chonde MD, Dezfulian C. Myocardial dysfunction and shock after cardiac arrest. Biomed Res Int. 2015;2015:e314796. https://doi.org/10.1155/2015/314796.

[15] Neumar RW, Nolan JP, Adrie C, Aibiki M, Berg RA, Böttiger BW, et al. Post–cardiac arrest syndrome. Circulation. 2008;118:2452–83. https://doi.org/10.1161/CIRCULATIONAHA.108.190652.

[16] Vincent J-L, De Backer D. Circulatory shock. N Engl J Med. 2013;369:1726–34. https://doi.org/10.1056/NEJMra1208943.

[17] Russell A, Rivers EP, Giri PC, Jaehne AK, Nguyen HB. A physiologic approach to hemodynamic monitoring and optimizing oxygen delivery in shock resuscitation. J Clin Med. 2020;9:2052. https://doi.org/10.3390/jcm9072052.

[18] Saugel B, Huber W, Nierhaus A, Kluge S, Reuter DA, Wagner JY. Advanced hemodynamic management in patients with septic shock. Biomed Res Int. 2016;2016:8268569. https://doi.org/10.1155/2016/8268569.

[19] Vignon P. Continuous cardiac output assessment or serial echocardiography during septic shock resuscitation? Ann Transl Med. 2020;8:797. https://doi.org/10.21037/atm.2020.04.11.

[20] Caraballo C, Jaimes F. Organ dysfunction in sepsis: an ominous trajectory from infection to death. Yale J Biol Med. 2019;92:629–40.

[21] Yuan S, He H, Long Y. Interpretation of venous-to arterial carbon dioxide difference in the resuscitation of septic shock patients. J Thorac Dis. 2019;11:S1538–43. https://doi.org/10.21037/jtd.2019.02.79.

[22] Gavelli F, Teboul J-L, Monnet X. How can CO_2-derived indices guide resuscitation in critically ill patients? J Thorac Dis. 2019;11:S1528–37. https://doi.org/10.21037/jtd.2019.07.10.

[23] Mesquida J, Espinal C, Saludes P, Cortés E, Pérez Madrigal A, Gruartmoner G. Central venous-to-arterial carbon dioxide difference combined with arterial-to venous oxygen content difference ($PcvaCO_2$/$CavO_2$) refects microcirculatory oxygenation alterations in early septic shock. J Crit Care. 2019;53:162–8. https://doi.org/10.1016/j.jcrc.2019.06.013.

[24] Malbrain MLNG, Marik PE, Witters I, Cordemans C, Kirkpatrick AW, Roberts DJ, et al. Fluid overload, de-resuscitation, and outcomes in critically ill or injured patients: a systematic review with suggestions for clinical practice. Anaesthesiol Intensive Ther. 2014;46:361–80. https://doi.org/10.5603/AIT.2014.0060.

[25] Nandhabalan P, Ioannou N, Meadows C, Wyncoll D. Refractory septic shock: our pragmatic approach. Crit Care. 2018;22:215. https://doi.org/10.1186/s13054-018-2144-4.

[26] Scheeren TWL, Bakker J, De Backer D, Annane D, Asfar P, Boerma EC, et al. Current use of vasopressors in septic shock. Ann Intensive Care. 2019;9:20. https://doi.org/10.1186/s13613-019-0498-7.

[27] Dugar S, Choudhary C, Duggal A. Sepsis and septic shock: guideline-based management. Cleve Clin J Med.

2020;87:53–64. https://doi.org/10.3949/ccjm.87a.18143.

[28] Shi R, Hamzaoui O, De Vita N, Monnet X, Teboul J-L. Vasopressors in septic shock: which, when, and how much? Ann Transl Med. 2020;8:794. https://doi.org/10.21037/atm.2020.04.24.

[29] Cecconi M, De Backer D, Antonelli M, Beale R, Bakker J, Hofer C, et al. Consensus on circulatory shock and hemodynamic monitoring. Task force of the European Society of Intensive Care Medicine. Intensive Care Med. 2014;40:1795–815. https://doi.org/10.1007/s00134-014-3525-z.

[30] Rhodes A, Evans LE, Alhazzani W, Levy MM, Antonelli M, Ferrer R, et al. Surviving Sepsis campaign: international guidelines for management of sepsis and septic shock: 2016. Crit Care Med. 2017;45:486–552. https://doi.org/10.1097/CCM.0000000000002255.

[31] LeDoux D, Astiz ME, Carpati CM, Rackow EC. Effects of perfusion pressure on tissue perfusion in septic shock. Crit Care Med. 2000;28:2729–32. https://doi.org/10.1097/00003246-200008000-00007.

[32] Thooft A, Favory R, Salgado DR, Taccone FS, Donadello K, De Backer D, et al. Effects of changes in arterial pressure on organ perfusion during septic shock. Crit Care. 2011;15:R222. https://doi.org/10.1186/cc10462.

[33] Bourgoin A, Leone M, Delmas A, Garnier F, Albanèse J, Martin C. Increasing mean arterial pressure in patients with septic shock: effects on oxygen variables and renal function. Crit Care Med. 2005;33:780–6. https://doi.org/10.1097/01.ccm.0000157788.20591.23.

[34] Asfar P, Meziani F, Hamel J-F, Grelon F, Megarbane B, Anguel N, et al. High versus low blood-pressure target in patients with septic shock. N Engl J Med. 2014;370:1583–93. https://doi.org/10.1056/NEJMoa1312173.

[35] Marik PE, Monnet X, Teboul J-L. Hemodynamic parameters to guide fuid therapy. Ann Intensive Care. 2011;1:1. https://doi.org/10.1186/2110-5820-1-1.

[36] Marik PE, Baram M, Vahid B. Does central venous pressure predict fuid responsiveness? A systematic review of the literature and the tale of seven mares. Chest. 2008;134:172–8. https://doi.org/10.1378/chest.07-2331.

[37] Michard F, Alaya S, Zarka V, Bahloul M, Richard C, Teboul J-L. Global end-diastolic volume as an indicator of cardiac preload in patients with septic shock. Chest. 2003;124:1900–8. https://doi.org/10.1378/chest.124.5.1900.

[38] Mirea L, Ungureanu R, Pavelescu D, Grintescu I. Global end-diastolic volume: a better indicator of cardiac preload in patients with septic shock. Crit Care. 2015;19:P179. https://doi.org/10.1186/cc14259.

[39] Kapoor PM, Bhardwaj V, Sharma A, Kiran U. Global end-diastolic volume an emerging preload marker Vis-a-Vis other markers—have we reached our goal? Ann Card Anaesth. 2016;19:699–704. https://doi.org/10.4103/0971-9784.191554.

[40] Trof RJ, Danad I, Groeneveld AJ. Global end diastolic volume increases to maintain fuid responsiveness in sepsis-induced systolic dysfunction. BMC Anesthesiol. 2013;13:12. https://doi.org/10.1186/1471-2253-13-12.

[41] Shujaat A, Bajwa AA. Optimization of preload in severe sepsis and septic shock. Crit Care Res Pract. 2012;2012:e761051. https://doi.org/10.1155/2012/761051.

[42] Monnet X, Teboul J-L. Assessment of fuid responsiveness: recent advances. Curr Opin Crit Care. 2018;24:190–5. https://doi.org/10.1097/MCC.0000000000000501.

[43] Dave C, Shen J, Chaudhuri D, Herritt B, Fernando SM, Reardon PM, et al. Dynamic assessment of fuid responsiveness in surgical ICU patients through stroke volume variation is associated with decreased length of stay and costs: a systematic review and meta-analysis. J Intensive Care Med. 2020;35:14–23. https://doi.org/10.1177/0885066618805410.

[44] Lansdorp B, Lemson J, van Putten MJAM, de Keijzer A, van der Hoeven JG, Pickkers P. Dynamic indices do not predict volume responsiveness in routine clinical practice. Br J Anaesth. 2012;108:395–401. https://doi.org/10.1093/bja/aer411.

[45] Yang X, Du B. Does pulse pressure variation predict fuid responsiveness in critically ill patients? A systematic review and meta-analysis. Crit Care. 2014;18:650. https://doi.org/10.1186/s13054-014-0650-6.

[46] Marik P, Bellomo R. A rational approach to fuid therapy in sepsis. Br J Anaesth. 2016;116:339–49. https://doi.org/10.1093/bja/aev349.

[47] Cordemans C, De laet I, Van Regenmortel N, Schoonheydt K, Dits H, Huber W, et al. Fluid management in critically ill patients: the role of extravascular lung water, abdominal hypertension, capillary leak, and fuid balance. Ann Intensive Care. 2012;2:S1. https://doi.org/10.1186/2110-5820-2-S1-S1.

[48] De Backer D, Orbegozo Cortes D, Donadello K, Vincent J-L. Pathophysiology of microcirculatory dysfunction and the pathogenesis of septic shock. Virulence. 2014;5:73–9. https://doi.org/10.4161/viru.26482.

[49] Bakker J, Vincent JL, Gris P, Leon M, Coffernils M, Kahn RJ. Veno-arterial carbon dioxide gradient in human septic shock. Chest. 1992;101:509–15. https://doi.org/10.1378/chest.101.2.509.

[50] West JB. Respiratory physiology: the essentials. Philadelphia: Lippincott Williams & Wilkins; 2012.

[51] Troskot R, Šimurina T, Žižak M, Majstorović K, Marinac I, Šutić IM. Prognostic value of venoarterial carbon dioxide gradient in patients with severe sepsis and septic shock. Croat Med J. 2010;51:501–8. https://doi.org/10.3325/cmj.2010.51.501.

[52] Rivers E, Nguyen B, Havstad S, Ressler J, Muzzin A, Knoblich B, et al. Early goal-directed therapy in the treatment of severe sepsis and septic shock. N Engl J Med. 2001;345:1368–77. https://doi.org/10.1056/NEJMoa010307.

[53] Investigators PCESS, et al. A randomized trial of protocol-based care for early septic shock. N Engl J Med. 2014;370:1683–93. https://doi.org/10.1056/NEJMoa1401602.

[54] ARISE Investigators, ANZICS Clinical Trials Group, Peake SL, Delaney A, Bailey M, Bellomo R, et al. Goal-directed resuscitation for patients with early septic shock. N Engl J Med. 2014;371:1496–506. https://doi.org/10.1056/NEJMoa1404380.

[55] Mouncey PR, Osborn TM, Power GS, Harrison DA, Sadique MZ, Grieve RD, et al. Trial of early, goal directed resuscitation for septic shock. N Engl J Med. 2015;372:1301–11. https://doi.org/10.1056/NEJMoa1500896.

[56] Angus DC, Barnato AE, Bell D, Bellomo R, Chong C-R, Coats TJ, et al. A systematic review and meta-analysis of early goal-directed therapy for septic shock: the ARISE, ProCESS and ProMISe Investigators. Intensive Care Med. 2015;41:1549–60. https://doi.org/10.1007/s00134-015-3822-1.

[57] Malbrain MLNG, Van Regenmortel N, Saugel B, De Tavernier B, Van Gaal P-J, Joannes-Boyau O, et al. Principles of fuid management and stewardship in septic shock: it is time to consider the four D's and the four phases of fuid therapy. Ann Intensive Care. 2018;8:66. https://doi.org/10.1186/s13613-018-0402-x.

[58] Hoste EA, Maitland K, Brudney CS, Mehta R, Vincent J-L, Yates D, et al. Four phases of intravenous fuid therapy: a conceptual model. Br J Anaesth. 2014;113:740–7. https://doi.org/10.1093/bja/aeu300.

[59] Vincent J-L. How I treat septic shock. Intensive Care Med. 2018;44:2242–4. https://doi.org/10.1007/s00134-018-5401-8.

[60] Roumpf SK, Hunter BR. Does the addition of vasopressin to catecholamine vasopressors affect outcomes in patients with distributive shock? Ann Emerg Med. 2019;74:153–5. https://doi.org/10.1016/

j.annemergmed.2018.10.001.

[61] Porizka M, Kopecky P, Dvorakova H, Kunstyr J, Lips M, Michalek P, et al. Methylene blue administration in patients with refractory distributive shock—a retrospective study. Sci Rep. 2020;10:1828. https://doi.org/10.1038/s41598-020-58828-4.

[62] Lahiry S, Thakur S, Chakraborty DS. Advances in vasodilatory shock: a concise review. Indian J Crit Care Med. 2019;23:475–80. https://doi.org/10.5005/jp-journals-10071-23266.

26. 肺水肿

米哈伊尔·Y. 基洛夫（Mikhail Y. Kirov），弗谢沃洛德·V. 库扎科夫（Vsevolod V. Kuzkov）

26.1 概述

肺水肿（PE）是一种能在许多危重患者中观察到的危及生命的临床现象。在大多数情况下，定义为"心源性"的 PE 通常与心脏收缩功能的急性或慢性下降有关，而"非心源性"PE 通常主要是由血管通透性增加引起的，称为急性呼吸窘迫综合征（ARDS）[1]。尽管分为心源性和非心源性两种类型，但 PE 通常代表着一种"共通"的综合征，包括急性的滤过期和水肿消退期[2,3]。PE 的主要机制包括左心衰竭或直接的肺小静脉收缩导致的流出端（肺静脉）压力的增加，以及由全身炎症反应引起的微血管损伤导致的毛细血管渗漏。炎症细胞迁移、淋巴流动障碍、液体重吸收以及蛋白质渗出可促进血管外肺水（EVLW）的积聚，这是 PE 的特征性标志[1]。

PE 有许多"特异的"亚型，包括神经源性（主要与脑炎、严重头颅创伤和蛛网膜下腔出血有关）[4]、肺切除术后（可能由于肺组织体积减小所致）[5]、阻塞后（在气道阻塞解除后出现）[6]、再扩张（与气胸排空有关）[7]和撤机相关（与心功能不全相关的机械通气停止后）[8]。此外，还有各种"环境"形式的 PE，其与极端的外部条件相关，如高海拔、潜水、游泳、中毒和剧烈的体育锻炼[9]。危重患者PE 形成的相关因素包括肺血管通透性、毛细血管和间质静水压力、多级胶体渗透压和淋巴引流[1,10]（图26.1）。这些因素反映在经典的 Starling 方程中，最近发现内皮糖萼可作为渗透压力增高的独立因素。

实操建议

在许多危重患者中，渗透性和静水压力机制可能均涉及，因此，很难区分肺水肿是"非心源性"还是"心源性"。

Starling 方程描述了液体运输到间隙空间，然后到达肺泡的过程。Kf 系数与毛细血管壁的性质有关。毛细血管静水压力取决于肺部区域和评估方法。对于肺部脉管系统，Pc 约为 7 mmHg，而对于其他组织，Pc 在 17~25 mmHg 的范围内变化。Pi 值通常为负值（−3 ~ −4 mmHg）。σ 系数值与糖萼完整性密切相关，并与毛细血管内皮反射的分子比例相关（在完全不渗透性的情况下，σ = 1；如果所有分子都离开毛细管腔，σ = 0）。πc 和 πi 的值代表毛细血管和间质的渗透压（肺分别为 24 mmHg 和 14 mmHg）。总之，现代模型强调了一种复杂的相互作用，包括多达 4 个胶体渗透区，以及内皮表面层（π_{ESL}）和亚糖萼（πs）胶体渗透压，并且假设 πs 低于 πi。胶体渗透压主要取决于血浆和间质中的胶体分子（主要是白蛋白）浓度以及 ESL 和糖萼内层的完整性。

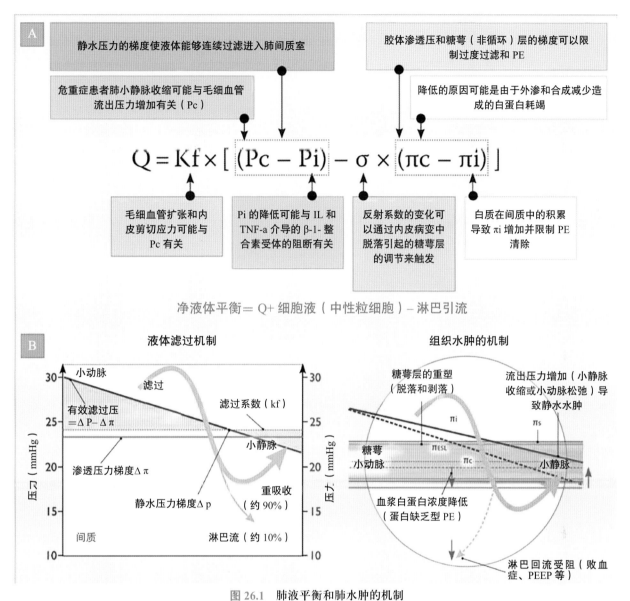

图 26.1　肺液平衡和肺水肿的机制

（A）Starling 方程；（B）危重症患者中影响肺液体滤过的因素。Q：流体通过毛细管壁的流量；Kf：毛细管过滤系数；PE：肺水肿；Pc：毛细管静水压；Pi：间质静水压；σ：反射过滤系数（与糖萼完整性密切相关）；πc：毛细管渗透（胶体渗透）压；πi：间质渗透压；ESL：内皮表层；πESL：内皮表面层渗透压；πs：糖萼下层渗透压

26.2　肺水肿监测

在众多有创和无创方法中，只有跨肺指示剂稀释技术在临床上被批准用于量化血管外肺水指数（EVLWI），并用以评估危重患者的血管通透性[11-13]。历史上，EVLWI 最先采用双指示剂（染料和热）跨肺稀释技术进行评估。后来，这种强大的方法被一种更简单、便宜且创伤性更小的单一（仅热指示剂）跨肺稀释（STD）技术所取代。该技术在第 7 章中有详细描述。

> **实操建议**
>
> 热稀释衍生的血管外肺水指数可用于床旁直接量化肺水肿。

尽管存在诸多限制（图 26.2），但通过 STD 评估的 EVLWI 显示出与"金标准"的死后称重法以及在不同环境中应用的侵入性和非侵入性体内技术具有很强的相关性 [13-15]。因此，尽管肺部超声、生物阻抗断层扫描和定量计算机断层扫描具有潜在价值，但迄今为止，STD 仍可作为 EVLWI 定量的"临床金标准" [13,16]。

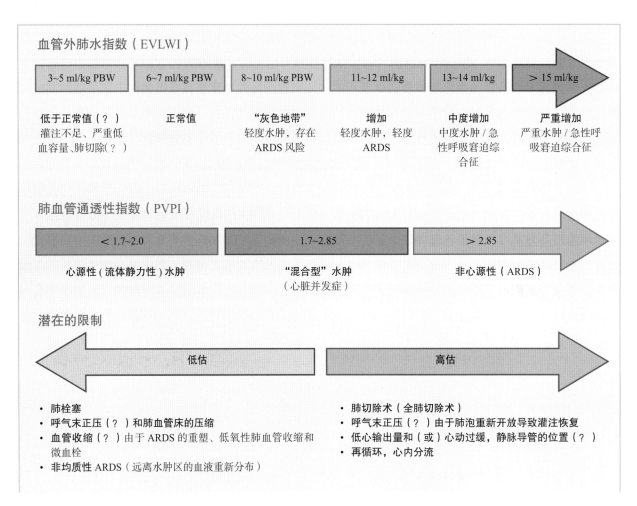

图 26.2　血管外肺水指数和肺血管通透性指数的实用示意图

床旁 EVLWI 测量为我们解决休克、ARDS、心力衰竭和多器官功能障碍综合征的个性化血流动力学管理难题提供了一个重要的工具。EVLW 的测量有助于评估 PE 的严重程度，使液体复苏在有效性和安全性之间达到精确的平衡 [12,17]。此外，当整合到个性化血流动力学管理方案中，使用 EVLWI 作为治疗靶点可能具有改善临床结果的强大潜力 [17,18]。在 ICU 患者中，危重病发作和治疗期间的 EVLWI 增加均与 ARDS 的严重程度和死亡率密切相关 [19,20]。因此，使用 EVLWI 监测 PE 在脓毒性休克、心胸外科手术、严重创伤、心脏骤停和许多其他疾病中均显示清晰的预后价值 [12,13,20-22]。

26.3 单次跨肺热稀释法量化肺水肿的方法学：初步认识

如第 7 章所述，基于 Stewart-Hamilton 方程的心输出量（CO）的估计应用了热指示剂稀释曲线（冷晶体）的分析。除了胸腔内的热体积和肺部的热体积，热稀释模式还包含计算肺血容量（PBV）和 EVLW 的肺部的热体积[22,23]。

此外，STD 衍生变量可用于计算肺血管通透性指数（PVPI — EVLW/PDV），有助于区分心源性、非心源性和"混合型"PE（见图 26.2）[20,21]。

STD 评估 PE 的准确性可受制于多种与"热沉"现象相关引起的导热性偏移的因素，包括胸腔内结构（胸膜腔、心肌的热损伤和大血管），以及低心输出量、心内分流和肺血流的异质性[12,21,23]。

当根据预测体重指数化（EVLWI$_{PBW}$）后，EVLWI 的诊断和预测价值均显著增加[24]。EVLWI 的"正常范围"通常为 4~7 ml/kg；而 Tagami 等人尸检发现正常 EVLWI$_{PBW}$ 值为（7.4 ± 3.3）ml/kg[14]。目前，EVLWI$_{PBW}$ 在 8~10 ml/kg 范围内被临床解释为发生 PE 的"灰色地带"[14,21]。与 PE 和弥漫性肺泡损伤相关的 EVLWIPBW 的最优临界值是 10 ml/kg[21,25]。在中度的 PE 中，EVLWI 范围为 10~15 ml/kg，而超过 15 ml/kg 的阈值对应严重 ARDS 和上升的死亡率[12,13,21]（见图 26.2）。

26.4 肺部超声检查诊断肺水肿

目前，在不同类别的 ICU 和围手术期患者中，使用肺部超声（LUS）识别 B 线已成为一种合理且经济的替代 STD 进行床旁筛查和半定量评估 PE 的方法[16,26]。

肺充血的原因是血管外积水，在 LUS 过程中表现为多重 B 线或"彗星尾"伪影（图 26.3）。B 线的数量与血管外积水的程度成正比，通常使用 8 分区法（每侧四个区）进行评估，尽管 28 分区法最近已经开始广泛使用。肺水肿的严重程度可以通过计算各区域的 B 线数量或确定受影响区域的数量来进行半定量。当计算某个孤立分区的 B 线时，数量 ≤ 3~5 表示无液体积聚，而数量范围为 6~15、16~30 和 > 30 条线分别提示轻度、中度和重度水肿。此外，B 线可合并形成宽条带，发展为"白肺"的表现（又称 LUS"毛玻璃"）[26,27]。

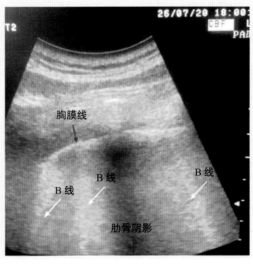

图 26.3　新冠肺炎患者与多条 B 线相关的肺水肿（由俄罗斯联邦 Severodvinsk 的 Konstantin S. Lapin 博士提供）

与胸部平片相比，超声检查诊断肺部充血敏感性更高[26]。B 线是一个血管外液体积聚的非特异性体征，应联合 EVLWI 测量、超声心动图和生物标志物测试，以明确心衰的原因及评估 PE 的严重程度[28]。

26.5 脓毒症肺水肿

脓毒症和脓毒性休克是 ARDS 和 PE 最常见的触发因素。在脓毒性休克中，EVLWI 从基线增加 10% 以上（或 EVLWI 的绝对值 > 10 ml/kg）应限制进一步输液，作为维持零或负液体平衡的一个指南[22,29-31]。EVLWI 指导的个性化液体治疗方案可通过包括其他容量的、血流动力学的以及代谢的参数复杂算法进一步优化[32-34]。

重要的是，在氧合和胸片变化之前就可通过 EVLWI 评估来检测脓毒症中的 PE 发生[22,30]。因此，Martin 等表明，超过 50% 不符合 ARDS 标准的脓毒症患者表现出 EVLWI 的增加，提示了亚临床肺损伤[30]。

实操建议

脓毒症是 ARDS 和休克的主要原因，亦是 ICU 中监测肺水肿最常见的指征之一。

26.6 急性呼吸窘综合征肺水肿

几十年来，非心源性 PE 被认为是 ARDS 最重要的机制之一。因此，其评估对于液体平衡、呼吸和药物干预的个体化处理具有极其重要的意义[12,13,21]。

在 ARDS 中，大多数患者的 EVLWI 和 PVPI 均增加。这些变化在 ARDS 非存活者中更为显著，于发病第 2~4 天达高峰[20,30]。EVLWI > 10 ml/kg PBW 以及 PVPI > 2.85 可作为 ARDS 的重要临床阈值[12,13,35]。根据 Berlin 标准，这些容量参数与 ARDS 的严重程度密切相关[35]。

此外，与其他血流动力学指标的监测同步开展 ARDS 的 PE 床旁定量可促进临床决策，减少机械通气持续时间、ICU 停留和住院时间[23,34,36]。

26.7 心力衰竭肺水肿

EVLW 的监测对于静水压性 PE 和心源性休克也很有价值[21,37]，EVLW 和 PVPI 的诊断阈值分别为 10 ml/kg 和 < 2.0[25,35]。心脏骤停后测量 EVLWI 以评估 PE 的发生具有特别的价值[38]。

26.8 肺水肿监测的其他应用

在混合性的 ICU 中，采用 EVLWI 监测 PE 也可用于多种临床情况下个体化血流动力学管理，包括坏死性胰腺炎[39]、实体器官移植[40] 及肾脏替代疗法[41]。

在心脏手术围手术期评估 EVLWI 和 PVPI 有助于心源性和非心源性（术后 ARDS）的鉴别诊断，EVLWI 是治疗目标之一[42,43]。

在神经重症监护室，量化 EVLWI 可能有助于控制蛛网膜下腔出血的神经源性 PE，并预防继发性迟发性脑损伤、血管痉挛和脑水肿[44,45]。在严重创伤性脑损伤中，EVLW 的升高与创伤严重程度和颅内压升高相关[46,47]。

在并发低血压和低氧血症的复合伤中，PE 的监测导致液体和血管升压剂支持的调整，减少了液体平衡并改善了预后[48]。血管外肺水和其他容量变量为超过 25%~30% 体表面积严重烧伤的成人和儿童的输液治疗提供指导[49,50]。

26.9 小结

PE 监测具有重要作用，为液体状况提供额外信息，在 ICU 和围手术期应个性化治疗。在脓毒症、急性呼吸窘迫综合征、心源性休克、神经重症监护、严重创伤和大手术围手术期中，采用 EVLWI 对 PE 的严重程度进行分级已被证明是一种重要的诊断和预后工具。跨肺热稀释仍然是危重患者床旁肺水定量评估的"金标准"，而 LUS 可以作为其他临床情况下 PE 筛查的首选。

要点

- 许多危重患者可发生肺水肿，在液体超负荷的情况下需要严密的监测和积极脱水处理。
- 血管外肺水指数的基线值和动态变化均可反映肺水肿，并与急性呼吸窘迫综合征的严重程度和预后相关。
- 目前，单次跨肺热稀释法是一项可用于床旁量化血管外肺水指数和其他容积参数的技术。
- 基于包括血管外肺水指数在内的容量参数的临床决策代表了一种重症患者个体化治疗的很吸引人的方法。

参考文献

[1] Ware LB, Matthay MA. Clinical practice. Acute pulmonary edema. N Engl J Med. 2005;353(26):2788–96.

[2] Komiya K, Akaba T, Kozaki Y, Kadota JI, Rubin BK. A systematic review of diagnostic methods to differentiate acute lung injury/acute respiratory distress syndrome from cardiogenic pulmonary edema. Crit Care. 2017;21(1):228.

[3] Ingbar DH. Cardiogenic pulmonary edema: mechanisms and treatment—an intensivist's view. Curr Opin Crit Care. 2019;25(4):371–8.

[4] Busl KM, Bleck TP. Neurogenic pulmonary edema. Crit Care Med. 2015;43(8):1710–5.

[5] Alvarez JM, Panda RK, Newman MA, Slinger P, Deslauriers J, Ferguson M. Postpneumonectomy pulmonary edema. J Cardiothorac Vasc Anesth. 2003;17(3):388–95.

[6] Udeshi A, Cantie SM, Pierre E. Postobstructive pulmonary edema. J Crit Care. 2010;25(3):508.e1–508. e5085.

[7] Sohara Y. Reexpansion pulmonary edema. Ann Thorac Cardiovasc Surg. 2008;14(4):205–9.

[8] Teboul JL. Weaning-induced cardiac dysfunction: where are we today? Intensive Care Med. 2014;40(8):1069–79.

[9] Marabotti C, Cialoni D, Pingitore A. Environment induced pulmonary oedema in healthy individuals. Lancet Respir Med. 2017;5(5):374–6.

[10] Huppert LA, Matthay MA, Ware LB. Pathogenesis of acute respiratory distress syndrome. Semin Respir Crit Care Med. 2019;40(1):31–9.

[11] Cecconi M, De Backer D, Antonelli M, et al. Consensus on circulatory shock and hemodynamic monitoring. Task force of the European Society of Intensive Care Medicine. Intensive Care Med. 2014;40(12):1795–815.

[12] Jozwiak M, Silva S, Persichini R, et al. Extravascular lung water is an independent prognostic factor in patients with acute respiratory distress syndrome. Crit Care Med. 2013;41(2):472–80.

[13] Michard F. Lung water assessment: from gravimetry to wearables. J Clin Monit Comput. 2019;33(3):1–4.

[14] Tagami T, Kushimoto S, Yamamoto Y, et al. Validation of extravascular lung water measurement by single transpulmonary thermodilution: human autopsy study. Crit Care. 2010;14(5):R162.

[15] Kirov MY, Kuzkov VV, Kuklin VN, et al. Extravascular lung water assessed by transpulmonary single thermodilution and post mortem gravimetry in sheep. Crit Care. 2004;8:R451–8.

[16] Anile A, Russo J, Castiglione G, Volpicelli G. A simplifed lung ultrasound approach to detect increased extravascular lung water in critically ill patients. Crit Ultrasound J. 2017;9(1):13.

[17] Monnet X, Teboul J-L. My patient has received fuid. How to assess its effcacy and side effects? Ann Intensive Care. 2018;8(1):54.

[18] Mitchell JP, Schuller D, Calandrino FS, Schuster DP. Improved outcome based on fuid management in critically ill patients requiring pulmonary artery catheterization. Am Rev Respir Dis. 1992;145(5):990–8.

[19] Michard F, Fernandez-Mondejar E, Kirov M, et al. A new and simple defnition for acute lung injury. Crit Care Med. 2012;40(3):1004–7.

[20] Kuzkov VV, Kirov MY, Sovershaev MA, et al. Extravascular lung water determined with single transpulmonary thermodilution correlates with the severity of sepsis-induced acute lung injury. Crit Care Med. 2006;34(6):1647–53.

[21] Tagami T, Ong MEH. Extravascular lung water measurements in acute respiratory distress syndrome: why, how, and when? Curr Opin Crit Care. 2018;24(3):209–15.

[22] Boussat S, Jacques T, Levy B, et al. Intravascular volume monitoring and extravascular lung water in septic patients with pulmonary edema. Intensive Care Med. 2002;28(6):712–8.

[23] Monnet X, Teboul JL. Transpulmonary thermodilution: advantages and limits. Crit Care. 2017;21(1):147.

[24] Phillips CR, Chesnutt MS, Smith SM. Extravascular lung water in sepsis-associated acute respiratory distress syndrome: indexing with predicted body weight improves correlation with severity of illness and survival. Crit Care Med. 2008;36(1):69–73.

[25] Tagami T, Sawabe M, Kushimoto S, et al. Quantitative diagnosis of diffuse alveolar damage using extravascular lung water. Crit Care Med. 2013;41(9):2144–50.

[26] Efremov SM, Kuzkov VV, Fot EV, et al. Lung ultrasonography and cardiac surgery: a narrative review. J Cardiothorac Vasc Anesth. 2020;S1053–0770(20):30093–8.

[27] Brusasco C, Santori G, Bruzzo E, et al. Quantitative lung ultrasonography: a putative new algorithm for automatic detection and quantifcation of B-lines. Crit Care. 2019;23(1):288.

[28] Wang Y, Shen Z, Lu X, Zhen Y, Li H. Sensitivity and specifcity of ultrasound for the diagnosis of acute pulmonary edema: a systematic review and metaanalysis. Med Ultrason. 2018;1(1):32–6.

[29] Cordemans C, De Laet I, Van Regenmortel N, et al. Aiming for a negative fuid balance in patients with acute lung injury and increased intra-abdominal pressure: a pilot study looking at the effects of PAL-treatment. Ann Intensive Care. 2012;5(2 Suppl 1):S15.

[30] Martin GS, Eaton S, Mealer M, Moss M. Extravascular lung water in patients with severe sepsis: a prospective cohort study. Crit Care. 2005;9:R74–82.

[31] Aman J, Groeneveld AB, van Nieuw Amerongen GP. Predictors of pulmonary edema formation during fluid loading in the critically ill with presumed hypovolemia. Crit Care Med. 2012;40(3):793–9.

[32] Murphy CV, Schramm GE, Doherty JA, et al. The importance of fuid management in acute lung injury secondary to septic shock. Chest. 2009;136:102–9.

[33] Sirvent JM, Ferri C, Baró A, et al. Fluid balance in sepsis and septic shock as a determining factor of mortality. Am J Emerg Med. 2015;33(2):186–9.

[34] Wang H, Cui N, Su L, et al. Prognostic value of extravascular lung water and its potential role in guiding fuid therapy in septic shock after initial resuscitation. J Crit Care. 2016;33:106–13.

[35] Kushimoto S, Taira Y, Kitazawa Y, et al.; PiCCO Pulmonary Edema Study Group. The clinical usefulness of extravascular lung water and pulmonary vascular permeability index to diagnose and characterize pulmonary edema: a prospective multicenter study on the quantitative differential diagnostic defnition for acute lung injury/ acute respiratory distress syndrome. Crit Care. 2012;16(6):R232.

[36] Jozwiak M, Teboul J-L, Monnet X. Extravascular lung water in critical care: recent advances and clinical applications. Ann Intensive Care. 2015;5(1):38.

[37] Adler C, Reuter H, Seck C, et al. Fluid therapy and acute kidney injury in cardiogenic shock after cardiac arrest. Resuscitation. 2013;84(2):194–9.

[38] Sutherasan Y, Raimondo P, Pelosi P. Ventilation and gas exchange management after cardiac arrest. Best Pract Res Clin Anaesthesiol. 2015;29(4):413–24.

[39] Huber W, Umgelter A, Reindl W, et al. Volume assessment in patients with necrotizing pancreatitis: a comparison of intrathoracic blood volume index, central venous pressure, and hematocrit, and their correlation to cardiac index and extravascular lung water index. Crit Care Med. 2008;36(8):2348–54.

[40] Venkateswaran RV, Dronavalli V, Patchell V, et al. Measurement of extravascular lung water following human brain death: implications for lung donor assessment and transplantation. Eur J Cardiothorac Surg. 2013;43(6):1227–32.

[41] Compton F, Hoffmann C, Zidek W, et al. Volumetric hemodynamic parameters to guide fuid removal on hemodialysis in the intensive care unit. Hemodial Int. 2007;11(2):231–7.

[42] Lenkin AI, Kirov MY, Kuzkov VV, et al. Comparison of goal-directed hemodynamic optimization using pulmonary artery catheter and transpulmonary thermodilution in combined valve repair: a randomized clinical trial. Crit Care Res Pract. 2012;2012:821218.

[43] Kor DJ, Warner DO, Carter RE, et al. Extravascular lung water and pulmonary vascular permeability index as markers predictive of postoperative acute respiratory distress syndrome: a prospective cohort investigation. Crit Care Med. 2015;43(3):665–73.

[44] Mutoh T, Kazumata K, Ajiki M, et al. Goal-directed fuid management by bedside transpulmonary hemodynamic monitoring after subarachnoid hemorrhage. Stroke. 2007;38(12):3218–24.

[45] Obata Y, Takeda J, Sato Y, et al. A multicenter prospective cohort study of volume management after subarachnoid hemorrhage: circulatory characteristics of pulmonary edema after subarachnoid haemorrhage. J Neurosurg. 2016;125(2):254–63.

[46] Lubrano R, Elli M, Stoppa F, Di Traglia M, et al. Variations of the blood gas levels and thermodilutional parameters during ICP monitoring after severe head trauma in children. Childs Nerv Syst. 2015;31(8):1273–81.

[47] Chaari A, Chtara K, Toumi N, et al. Neurogenic pulmonary edema after severe head injury: a transpulmonary thermodilution study. Am J Emerg Med. 2015;33(6):858.e1–3.

[48] Pino-Sanchez F, Lara-Rosales R, Guerrero-Lopez F, et al. Infuence of extravascular lung water determination in fuid and vasoactive therapy. Trauma. 2009;67(6):1220–4.

[49] Wang W, Yu X, Zuo F, et al. Risk factors and the associated limit values for abnormal elevation of extravascular lung water in severely burned adults. Burns. 2019;45(4):849–59.

[50] Kraft R, Herndon DN, Branski LK, et al. Optimized fuid management improves outcomes of pediatric burn patients. J Surg Res. 2013;181(1):121–8.

第 8 部分　血流动力学监测和治疗的未来

27. 血流动力学监测新方法和传感器

弗雷德里克·米查德（Frederic Michard）

几十年来，危重患者的血流动力学评估几乎完全依赖侵入性稀释技术和超声心动图评估，这些评估是为心脏病专家设计的庞大设备完成的。在过去的 10 年里发生了巨大的变化，发展了多种微创血压和心输出量监测技术以及超声设备小型化[1]。硬件和软件创新的不断加速使得人们很难准确预测未来的血流动力学监测会是什么样子[2]。然而，关键的趋势是可以预见的，并在本章中讨论。

27.1 无创技术的兴起

最近的许多心输出量监测技术是无创的，从生物阻抗气管到生物阻抗表面电极、扁平张力血压监测和容积钳方法[3]。二氧化碳（CO_2）再呼吸方法并不新鲜，但最近已被重新讨论[4]。如果将它们集成到麻醉机或机械呼吸机中，它们将具有广泛的临床应用潜力。电阻抗断层扫描（EIT）目前用于无创和连续的肺功能监测，也有可能用于心输出量监测[5]。新型微型灵活的实验传感器可以"感知"我们的脉搏，并记录高质量的血压曲线[6]。当与脉搏曲线算法联合运用时，这些传感器可允许持续监测压力和血流[7]，这是器官灌注的两个主要决定因素。电子纹身仍在开发中，可测量汗液中的乳酸、电解质和其他代谢物[8]。这些无创工具将有助于减少与创伤性技术相关的血栓形成、出血和感染并发症，并提高患者的舒适度和满意度。

27.2 实用性是临床应用的关键因素

胃静脉测定仪在过去已被用于评估胃黏膜灌注和滴定血流动力学治疗，并证实了有生存获益[9]。然而，由于无法与临床医生的工作流程相匹配，这项技术从我们的监测仪器库中消失了。超声心动图是一个很好的例子，说明了医疗设备的简化和小型化对促进临床应用的作用。口袋超声探头现在已经上市，并有可能在 ICU 使用，甚至在更多地方取代临床医生口袋里的听诊器（图 27.1）。尽管这些工具是小型化的，但已被证明对心功能的定性（如心包积液、右心室扩张、左心室功能障碍）甚至心功能定量评估（如估计左心室射血分数或下腔静脉变异）[10] 是有用的。最近对治疗 COVID-19 危重患者的重症监护医师和麻醉师进行的一项国际调查强调了超声心动图的兴起[11]。

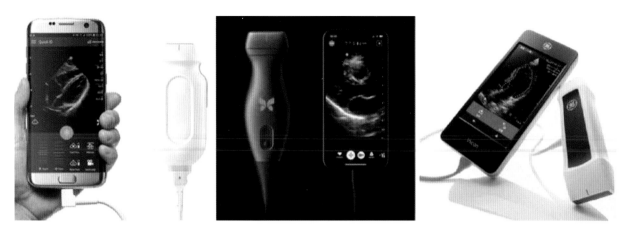

图 27.1 能够快速定性评估心脏功能的口袋超声装置示例

从左到右：Lumify 经飞利浦公司许可，IQ 经 Butterfly 公司许可，VScan 经 GE 公司许可

实操建议

口袋超声设备将取代许多急诊医生口袋里的听诊器。

术中使用液体优化每搏输出量的概念最初用于食管多普勒描述，许多研究报告了术后的预后受益[12]。然而，大多数麻醉师使用未经校准的脉搏曲线法来监测正在接受重大非心脏手术的高风险患者[13]。脉搏曲线法并不比多普勒技术更精确[14]，但脉搏曲线法是即插即用的技术，不依赖于操作人员，不受电灼的影响，并且易于在高风险手术患者中使用。而无论如何，高风险手术患者都需要一个桡动脉导管来持续监测血压。

实操建议

未校准的脉搏曲线技术很容易在高风险手术患者中使用，因为这些患者需要桡动脉导管进行持续血压监测。

升级的危重患者使用工具（例如，臂部袖带或脉搏血氧计或膀胱导管）可能会非常有效地促进临床应用。振荡上臂袖带最近被重新重视，这些新型袖带包括刚性锥形壳体和液压传感器垫（图 27.2，左图），这确实提高了测量血压的准确性和精确度[15]。它还可以记录大约 1 分钟的动脉压力波形，可以在不久的将来用于计算脉压变异度（PPV）和心输出量。升级的膀胱导尿管[16]包括一个光容量描记传感器，能够持续监测尿道黏膜灌注（图 27.2，右图）。从 Foley 导管监测微循环和组织灌注可能有助于个性化的血流动力学治疗，而不改变我们的临床习惯。脉搏血氧计是用来监测氧饱和度的普遍工具。根据最近的研究，它们也可以用来检测血压并触发振荡测量[17]，促进临床采用，并可使临床医生更便利的另一个理想发展是将多个传感器集成到符合人体工程学的工具中，如戒指、衬衫或手镯[18]（图 27.3）。

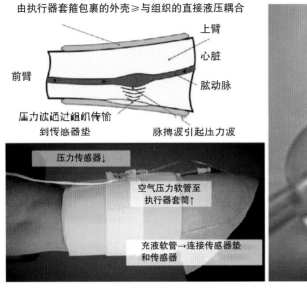
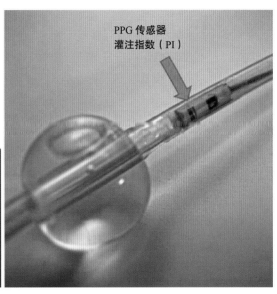

图 27.2　对现有工具的智能升级以促进临床的采用

左图：使用刚性圆锥形壳和液压传感器垫重新组装示波臂袖带使记录的肱动脉压波形高度清晰（经飞利浦公司许可）；

右图：膀胱导管配备光电体积描记传感器后可连续监测组织灌注（经 Vygon 公司许可）

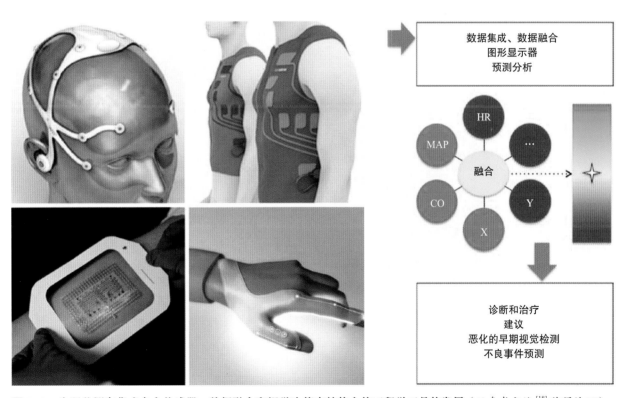

图 27.3　生理监测向集成多个传感器、数据融合和视觉决策支持的人体工程学工具的发展（从参考文献[18]获得许可）

27.3 无线和可穿戴传感器

无线技术是我们日常生活的一部分，但在手术室和 ICU 中很少使用。考虑到技术和计算机创新的快速发展，这种情况在不久的将来可能会改变。首先，通过消除包绕患者的电缆和电线使临床医生的使用更便捷。其次，该技术将有机会监测手术室和重症监护室以外的患者。在医院病房，护士通常每4~8 小时抽查一次生命体征，因此对临床恶化的发现可能会延迟[19]。最近在美国一家医院进行的一项前瞻性观察性研究[20]显示，每 4 小时检查一次血压错过了大约 50% 的低血压事件。来自同一组的另一项研究[21]显示，术后第 1~4 天（大多数患者在病房）发生的低血压与心肌梗死及死亡增加 183% 相关。因此，持续监测血压有助于提高护理质量。不幸的是，血压仍然是一个难以无创连续测量的变量[22]。容积钳和扁平压力血压监测是有线监测系统的一部分，这些系统是为手术室设计的，而不是为移动病房的患者设计的。其他监测系统如结合胸部电极（检测 ECG R 波）和手指脉搏血氧计（检测外周脉搏），能够通过估计脉搏波传输时间的变化来预测血压[22]。Weller 等人[23]在病房患者中使用了这样的系统并报告了呼叫快速反应团队的数量显著减少。在未来，粘连的、柔软的、无线的贴片可用于持续监测颈动脉、臂动脉或桡动脉的血压及其衍生参数[6,7]。超声探头也变得无线化，放置在颈动脉上的多普勒贴片可能对预测前负荷反应有价值[24]（图 27.4）。

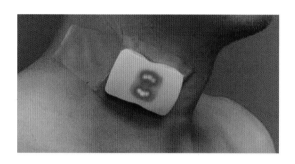

图 27.4　无线多普勒贴片示例（经 Flosonics 公司许可）

实操建议

　　在外科病房中，术后低血压很常见但却不易发现，因为患者没有得到持续监测。

27.4 智能软件和算法

　　随着软件和算法的改进，监控系统将变得更加智能。首先，无创无线传感器记录的信号和数据将被过滤，以消除伪影，防止误报和报警疲劳。真正的警报只会在中央监测站或护士的移动工具上看到或听到，以便为患者创造一个有利于睡眠的环境[18]。其次，来自多个传感器的数据将被整合，以识别特定的模式，并提出诊断和治疗方案（决策支持工具）。再次，数据融合和预测分析将用于创建警告评分或视觉指标，帮助临床医生快速识别不良事件，如血流动力学不稳定（见图 27.3）。最后，因为大脑处理视觉信息的速度是文本信息的 6 万倍，图形显示的使用将会继续扩大[7]。视觉决策支持系统或目标屏幕已经可用来指导临床医生遵循血流动力学方案[25]。血流动力学变量和目标可以由临床医生选择，他们需要调整他们的血流动力学策略，以适应特定的临床情况和个别患者。这些决策支持工具对于量化在目标上的时间[25]和促进方案的依从性[26]是有用的。

> **实操建议**
>
> 1 张图片相当于 1000 个数字，且视觉信息具有提高护理质量的潜能。

预测分析是一种统计方法，通过分析当前和历史数据来预测未来。在临床医生看到患者病情恶化之前，预测分析很容易检测到临床恶化的特异模式或特征。最近提出了预测算法来预测术中低血压的设想。研究得出了敏感度和特异度在 65%~85% 范围内相互矛盾的结果[27]。最近的一项研究[28]表明，低血压的预测可能与低血压时间的减少有关。是否会影响结果仍有待确定。

27.5 自动化和闭环系统

自动化可使临床医生的操作更便捷，简单诊断测试的自动化可能很快会实现。例如，评估呼吸动作（潮气量的短暂上升，吸气末或呼气暂停，肺复张动作）的血流动力学影响已被证实对预测液体反应性是有用的[29]。在呼吸动作中血流动力学没有明显变化的患者不应接受输液。这些简单的测试可以在麻醉机和机械呼吸机上实现自动化，这样麻醉师和重症监护医生无需任何额外操作便可定期了解患者的液体反应状态[30]。

用于血流动力学治疗的自动管理的闭环系统目前正在开发中，但仍有多种挑战。开发安全有效系统的障碍包括混杂因素的数量（例如，呼气末正压和腹压对输入变量的影响如心脏充盈压力和 PPV 等）和传感器冗余的需求（需要多个传感器来保证触发自动干预的信号质量）。在手术患者中，经典的术中目标导向液体治疗方案建议，如果不能增加每搏输出量就应停止输液（无响应的患者）。但真正的低血容量患者如果同时出血，可能不会对输液产生每搏输出量上升的反应。临床医生会很明显地注意到并继续给患者输液，而为输液优化每搏输出量而设计的自动化系统则不会。最近的两项随机对照试验调查了使用一个闭环系统进行输液（根据预设方案）的临床影响，但未能显示出显著的益处[31,32]。在手术过程中自动滴定血管升压剂以确保血压稳定在技术上也是可行的，但这并不意味着血管升压剂总是应对血压降低的正确治疗方案[33]。根据低血压的根本原因，个体化地给予输液、红细胞或收缩性药物，或简单地减少麻醉深度可能会起到更好的效果[33]。

27.6 使用成本

血流动力学监测技术的采用仍然不理想，特别是在手术患者中[34]。调查显示，只有 1/3 的符合条件的患者接受了监测，最近的一项临床调查显示，实际情况可能要少得多（符合条件的患者 < 1/10）[35]。临床采用的主要障碍之一是与使用血流动力学监测技术相关的成本。"MERCI"方程[13,36]可以很容易地估算实施围手术期血流动力学监测的无净成本的可能投资（I）。它考虑了当前的发病率（M）、术后发病率的预期降低（ER）以及并发症的当前成本（C）：

$$M \times ER \times C = I$$

例如，如果结直肠手术后的发病率为 25%（M = 25%），术后发病率的预期降低为 20%（ER =

20%），并且每位患者的并发症平均成本为 10 000 欧元，则在无净成本的情况下实施血流动力学监测的投资为每位患者 500 欧元：

$$0.25 \times 0.20 \times € \, 10\,000 = € \, 500$$

如果监测的实际成本大于 500 欧元 / 人，则高于 500 欧元 / 人的监测成本将代表对卫生系统的新净成本。如果监测费用低于每名患者 500 欧元，则差额将为卫生系统节省费用。

如果并发症的基线发病率和费用更低，而血流动力学监测的临床影响不那么明显，那么投资或"盈亏平衡点"在逻辑上也会更低。例如，如果股骨和髋部骨折修复后的发病率为 15%，术后发病率的预期降低仅为 10%，并且该特定人群并发症的平均成本为 5000 欧元[13]，那么在无净成本的情况下实施血流动力学监测的投资仅为 75 欧元 / 人：

$$0.15 \times 0.10 \times € \, 5\,000 = € \, 75$$

如果实施监测的成本大于 75 欧元 / 人，则高于 75 欧元 / 人的成本将代表卫生系统新的净成本。显然，并发症的发生率和费用越高，在保持净成本节约或无净成本（"盈亏平衡"）的情况下监测成本就越高。

实操建议

在评估血流动力学监测技术投资回报时，有必要考虑与减少并发症和住院时间相关的潜在成本节省。

为了提高围手术期血流动力学监测的使用率，几家医疗技术公司目前提供了更实惠的解决方案，对大量的患者进行监测，收取固定费用。鉴于越来越多的证据支持未经校准的脉搏曲线方法的临床价值[37]，人们也可能期望床边监测公司开发或获得脉搏曲线算法，以便在所有使用桡动脉导管患者的血压值旁边可获得心输出量值（或至少是趋势）。

27.7 小结

在未来，急症护士和临床医生将在他们的口袋里有一个超声探头来监测患者，越来越多地使用无创、无线和可穿戴的（如戒指或手镯）传感器将成为人体工程学工具的一部分。示波臂袖带评估血压的决定因素是心输出量和血管张力；脉搏血氧饱和度的波形变化会提示波臂袖带什么时候充气（智能触发）。麻醉机和机械呼吸机将通过 CO_2 再呼吸方法估计心输出量，并自动检测前负荷反应性。所有的生理信号和数据都将通过智能软件和算法进行过滤、分析和融合，然后就可一目了然地（基于视觉信息）预测和预防不良事件，并接受和遵循合理的治疗建议。

要点

• 微创和无创血流动力学监测技术越来越多地应用于手术室和重症监护病房。
• 在高风险手术中，未校准脉冲曲线技术可用于预测液体反应性和跟踪心输出量的变化。

- 未来的床边监护仪将整合脉搏曲线算法以致心输出量将成为仅次于血压和心率的新的生命体征。
- 超声心动图对于识别 ICU 休克患者的血流动力学表型是必不可少的。
- 口袋超声设备价格实惠，能够快速和定性地评估心脏功能。
- 无线可穿戴传感器正在成为病房连续监测和早期发现临床恶化的解决工具。

参考文献

[1] Michard F, Biais M, Lobo SM, Futier E. Perioperative hemodynamic management 4.0. Best Pract Res Clin 2. Anaesthesiol. 2019;33:247–55.

[2] Michard F, Barrachina B, Schoetkker P. Is your smartphone the future of physiologic monitoring? Intensive Care Med. 2019;45:869–71.

[3] Michard F, Gan TJ, Kehlet H. Digital innovations and emerging technologies for enhanced recovery programmes. Br J Anaesth. 2017;119:31–9.

[4] Peyton PJ, Wallin M, Hallback M. New generation continuous cardiac output monitoring from carbon dioxide elimination. BMC Anesthesiol. 2019;19:28.

[5] Braun F, Proenca M, Adler A, et al. Accuracy and reliability of noninvasive stroke volume monitoring via ECG-gated 3D electrical impedance tomography in healthy volunteers. PLoS One. 2018;13:e0191870.

[6] Schwartz G, Tee BCK, Mei J, et al. Flexible polymer transistors with high pressure sensitivity for application in electronic skin and health monitoring. Nat Commun. 2013;4:1859.

[7] Michard F. Hemodynamic monitoring in the era of digital health. Ann Intensive Care. 2016;6:15.

[8] Michard F. A sneak peek into digital innovations and wearable sensors for cardiac monitoring. J Clin Monit Comput. 2017;31:253–9.

[9] Gutierrez G, Palizas F, Doglio G, et al. Gastric intramucosal pH as a therapeutic index of tissue oxygenation in critically ill patients. Lancet. 1992;339:195–9.

[10] Liebo MJ, Israel RL, Lillie EO, et al. Is pocket mobile echocardiography the next generation stethoscope? A cross-sectional comparison of rapidly acquired images with standard transthoracic echocardiography. Ann Intern Med. 2011;155:33–8.

[11] Michard F, Malbrain MNLG, Martin G, et al. Haemodynamic monitoring and management in COVID-19 intensive care patients: an international survey. Anaesth Crit Care Pain Med. 2020;39(5):563–9. https://doi.org/10.1016/j.accpm.2020.08.001.

[12] Calvo-Vecino JM, Ripolles-Melchor J, Mythen MG, et al. Effect of goal-directed haemodynamic therapy on postoperative complications in low-moderate risk surgical patients: a multicentre randomised controlled trial (FEDORA trial). Br J Anaesth. 2018;120:734–44.

[13] Michard F, Manecke G. Perioperative hemodynamic monitoring: MERCI to predict economic impact. In Vincent JL, editor. Annual update in intensive care and emergency medicine. Springer; 2019. https://doi.org/10.1007/978-

3-030-06067-1_18.

[14] Peyton PJ, Chong SW. Minimally invasive measurement of cardiac output during surgery and critical care: a meta-analysis of accuracy and precision. Anesthesiology. 2010;113:1220–35.

[15] Briegel J, Bahner T, Kreitmeier A, et al. Clinical evaluation of a high-fdelity upper arm cuff to measure arterial blood pressure during noncardiac surgery. Anesthesiology. 2020;133(5):997–1006. https://doi.org/10.1097/ALN.0000000000003472.

[16] Cardinali M, Magnin M, Bonnet-Garin JM et al. A new photoplethysmographic device for continuous assessment of urethral mucosa perfusion: evaluation in a porcine model. J Clin Monit Comput. 2020. https://doi.org/10.1007/s10877-020-00515-w.

[17] Ghamri Y, Proença M, Hofmann G, et al. Automated pulse oximeter waveform analysis to track changes in blood pressure during anesthesia induction: a proof of-concept study. Anesth Analg. 2020;130:1222–33.

[18] Michard F, Pinsky MR, Vincent JL. Intensive care medicine in 2050: NEWS for hemodynamic monitoring. Intensive Care Med. 2017;43:440–2.

[19] Michard F, Bellomo R, Taenzer A. The rise of ward monitoring: opportunities and challenges for critical care specialists. Intensive Care Med. 2019;45:671–3.

[20] Turan A, Chang C, Cohen B, et al. Incidence, severity and detection of blood pressure perturbations after abdominal surgery: a prospective blinded observational study. Anesthesiology. 2019;130:550–9.

[21] Sessler DI, Meyhoff CS, Zimmerman NM, et al. Period-dependent associations between hypotension during and for 4 days after noncardiac surgery and a composite of myocardial infarction and death: a substudy of the POISE-2 trial. Anesthesiology. 2018;128:317–27.

[22] Michard F, Scheeren TWL, Saugel B. A glimpse into the future of postoperative arterial blood pressure monitoring. Br J Anaesth. 2020;125:113–5.

[23] Weller RS, Foard KL, Harwood TN. Evaluation of a wireless, portable, wearable multi-parameter vital signs monitor in hospitalized neurological and neurosurgical patients. J Clin Monit Comput. 2018;32:945–51.

[24] Kenny JS, Barjaktarevic I, Eibl AM, et al. A carotid Doppler patch accurately tracks stroke volume changes during a preload-modifying maneuver in healthy volunteers. Crit Care Explor. 2020;2:e0072.

[25] Michard F. Decision support for hemodynamic management: from graphical displays to closed loops. Anesth Analg. 2013;117:876–82.

[26] Joosten A, Hafane R, Pustetto M, et al. Practical impact of a decision support for goal-directed fuid therapy on protocol adherence: a clinical implementation study in patients undergoing major abdominal surgery. J Clin Monit Comput. 2019;33:15–24.

[27] Michard F, Teboul JL. Predictive analytics: beyond the buzz. Ann Intensive Care. 2019;9:46.

[28] Wijnberge M, Geerts BF, Hol L, et al. Effect of a machine-learning derived early warning system for intraoperative hypotension vs standard care on depth and duration of intraoperative hypotension during elective non-cardiac surgery. JAMA. 2020;323:1052–60.

[29] Michard F. Toward precision hemodynamic management. Crit Care Med. 2017;45:1421–3.

[30] Michard F, Biais M. Predicting fuid responsiveness: time for automation. Crit Care Med. 2019;47:618–20.

[31] Lilot M, Bellon A, Gueugnon M, et al. Comparison of cardiac output optimization with an automated closed-loop goal-directed fuid therapy versus nonstandardized manual fuid administration during elective abdominal surgery:

frst prospective randomized controlled trial. J Clin Monit Comput. 2018;32:993–1003.

[32] Joosten A, Raj Lawrence S, Colesnicenco A, et al. Personalized versus protocolized fuid management using noninvasive hemodynamic monitoring (Clearsight system) in patients undergoing moderate-risk abdominal surgery. Anesth Analg. 2018;129:e8–e12.

[33] Michard F, Liu N, Kurz A. The future of intraoperative blood pressure management. J Clin Monit Comput. 2018;32:1–4.

[34] Michard F, Biais M. Rational fuid management: dissecting facts from fction. Br J Anaesth. 2012;108:369–71.

[35] Molliex S, Passot S, Morel J, et al. A multicentre observational study on management of general anaesthesia in elderly patients at high-risk of postoperative adverse outcomes. Anaesth Crit Care Pain Med. 2019;38:15–23.

[36] Michard F. MERCI for improving quality of surgical care at no cost. World J Surg. 2016;40:3095–6.

[37] Michard F, Giglio MT, Brienza N. Perioperative goal-directed therapy with uncalibrated pulse contour methods: impact on fuid management and postoperative outcome. Br J Anaesth. 2017;119:22–30.

28. 闭环血流动力学管理

布伦顿·亚历山大（Brenton Alexander），约瑟夫·莱因哈特（Joseph Rinehart），亚历山大·约斯滕（Alexandre Joosten）

28.1 概述

麻醉师在整个围手术期过程中与周围的各种设备形成了日益复杂的关系。自 175 年前开发乙醚滴状面罩以来，这些技术一直在以惊人的速度不断进步[1]。实现围手术期病人护理的各个方面完全自动化的重要流程已经发现，其中一个特别令人感兴趣的领域是血流动力学的优化和管理。这种特别扩展的原因很多，但主要包含计算、监控设备、基于证据的数据驱动方案的进步，以及医生工作量的减少、负担能力的提高。围手术期血流动力学的自动化主要集中在 2 个关键领域：输液和升压药管理[2]。随着可降低特定患者人群围手术期发病率的各种目标导向液体治疗（GDFT）方案被广泛接受，有关液体治疗自动化的文献显著增多。鉴于大量发表的论文报道了围手术期低血压和术后并发症之间的联系，升压药自动化也获得了巨大的吸引力[3,4]，并可能在未来几年继续扩大[5-10]。

本章的目的是提供一个最近证据的概述，这些证据涉及各种闭环系统，旨在优化手术期间的血流动力学。我们将通过以下途径进行阐述：首先检查是否有值得自动化的血流动力学目标和实现自动化的益处，然后更仔细地检查被自动化的单个变量。

28.2 是否需要血流动力学目标和方案

答案是肯定的。为了避免很难直接量化的低灌注期和高灌注期，围手术期医生转而致力于优化最佳可获取的血流动力学的替代参数。主要包括动脉压、心脏功能、液体状态、末端器官功能、氧合和许多其他已知影响氧输送的临床变量。使用这些替代参数，目标导向的血流动力学治疗（GDHT）的广泛策略是通过液体状态、血管升压剂和正性肌力药的临床优化来减少潜在的不良灌注[11]。尽管可能没有预测的那么显著，但 GDHT 在高风险手术患者中仍有明显的发病率改善趋势[12-14]，因为低风险至中度风险手术需要更大的样本量来证明有意义的临床益处。

此外，医生在输液实践中存在明显的不一致性（个体内和个体间的差异），这可能导致手术结果的不一致性[15,16]。事实上已经证明，决定手术患者平均液体剂量的主要因素是该患者的主治医生，这导致了护理提供过程中未受验证的变异取代了基于最佳临床证据的治疗[17]。

关于升压药的使用，我们最近在 2 个大型国际学术中心完成了一项研究，对在 ICU 和手术室（OR）持续接受去甲肾上腺素输注治疗的患者进行了检查[18]。这项研究表明，患者仅在不到 50% 的治疗期（血管加压药给药期）内保持在预定的动脉血压目标范围内，大多数患者都保持在目标范围以上（如果血压是下降的，这可能允许有一个"安全边界"）[18]。除了提供者缺乏将患者保持在治疗目标区域的能力之外，还有多项研究直接强调了手术室和重症监护病房中动脉压控制的重要性[9,19-29]。

当综合考虑所有数据时，GDHT 方案似乎确实持续降低了中高风险手术患者的围手术期发病率，尽管对 LOS 和死亡率的结论性影响仍需要额外的临床研究[30]。此外有证据表明，与常规管理相比，围手术期自动输注液体和升压药可在每搏输出量和动脉压管理上提供显著的改善[31-35]。

28.3 自动化的益处

在处理当前输液实践时，非常重要的是要认识到多项试验已经得出结论，在整个围手术期和重症监护环境中输液存在极大的变异[15,16,36]，极端的液体治疗与并发症的增加有关[16,36]。这种变异是方案化治疗的缺陷，被发现很大程度上是由于提供者特定的偏好引起，由于缺乏警惕性和基于证据的知识，偏好可进一步复杂化。即使已经有政府和机构的指南[37]，仍发现独立于学科范围从血糖控制到出血管理[43]的明显变异和整体依从性很差的情况[38-42]。

幸运的是，随着计算机技术的进步，解决这个问题的新颖而有效的方法出现了：自动化。麻醉自动化，无论结合或不结合人工智能和机器学习，是当今非常热门的话题，过去 2~3 年内发表的越来越多的文献证明了这一点[44-49]。本章中自动化的定义包括使用实时信息以部分或完全指导治疗干预的任何系统，包括闭环和开环技术[2]。闭环系统是完全自动化的，并使用输入变量（本章中的生理变量）来改变输出变量（本章中的液体、血管升压剂和正性肌力药物），不需要临床医生的输入。开环系统执行相同的任务，但是在治疗被自动启动或调整之前需要临床医生少量的输入（例如，在实际液体推注或调整血管加压药输注速率前获得最终的许可）。这些系统可以消除多方面的重复提供者的工作负担，当与计算机系统持续监测和每秒进行数千次观察和调整的能力相结合时，它们可以极大地提高依从性，减少不稳定性[50]，并开始独立地显示 GDHT 系统自动治疗后患者结果的改善。

这些系统有一个独特的和可识别的设计。通常，有一台计算机带有可接收患者血流动力学数据的输入接口和可与一种或多种标准化干预措施（液体疗法、血管升压剂或正性肌力药物）连接的输出接口。随着病例的增加，计算机通过软件不断地（通常每秒多次）分析收集到的数据，并使用成熟的方案来调整输出干预。在最简单的形式中，这些系统完美地增加了对已建立的 GDHT 方案的遵守，同时也减少了提供者的工作量。

28.4 现有的闭环血流动力学管理系统

28.4.1 液体疗法

液体疗法是临床研究人员最早实现自动化的干预手段之一。美国犹他州的一个小组在 20 世纪 70 年代末将液体泵与尿量的电子测量相连接[51]。此后，多种技术被用于指导液体治疗，包括血压[52,53]、近红外光谱[54]、液体反应的动态预测[55]或血流动力学变量的组合[56]。

许多 GDFT 方案[57-59]使用的算法方法非常适合计算机辅助。我们的团队已经使用闭环 GDFT 系统进行了多项临床研究，显示了在各种临床环境中方案依从性的提高[35,60,61]、住院时间的缩短及术后并发症的减少[60]。我们还通过新的方式利用闭环系统去回答问题，例如："利用晶体或胶体溶液使GDFT策略优化患者的每搏输出量会更好吗？"[62,63]。表28.1总结了过去10年中使用闭环GDFT管理系统进行的研究。重要的是，许多其他小组目前正在研究闭环液体复苏算法，我们认为这是一个有可能在未来几年迅速扩展的领域[66,70-73]。与手动滴定GDFT策略相比，我们的学术机构将该技术作为实时决策支持系统（辅助液体管理）进行实施，从而允许患者手术的时间更少，每搏输出量变异在13%以上[74]。

表 28.1 使用作者的闭环输液系统进行研究

作者	机构	主要发现
Joosten 等人[60]	比利时布鲁塞尔 Erasme 大学医院	与常规护理相比，闭环 GDFT 方案减少了术后并发症和损失
Joosten 等人[64]	比利时布鲁塞尔 Erasme 大学医院	闭环 GDFT 具有与原方案液体治疗相似的心血管终点
Joosten 等人[65]	比利时布鲁塞尔 Erasme 大学医院	结合两个独立的闭环系统（镇静/止痛和液体）是可行的
Joosten 等人[62]	比利时布鲁塞尔 Erasme 大学医院	闭环 GDFT 系统用于比较 2 种类型的流体（胶体和晶体）
Rinehart 等人[66]	法国里昂大学医院	闭环组与手动控制组相比，心脏指数增加更多，其他方面没有差异
Joosten 等人[67]	比利时布鲁塞尔 Erasme 大学医院	双闭环系统（镇静和 GDFT 控制）是可能的
Joosten 等人[61]	美国加州大学欧文分校	使用无创指套血流动力学监测的术中闭环 GDFT 控制设备是可行的
Rinehart 等人[35]	美国加州大学欧文分校	与手动组 GDFT 相比，闭环 GDFT 控制组在前负荷独立状态下花费了更多的时间
Rinehart 等人[68]	法国巴黎 CHU Pitié Salpêtrière 大学和美国加州大学欧文分校	闭环 GDFT 控制是可能的且是可重复的
Rinehart 等人[69]	美国加州大学欧文分校	出血期间的闭环 GDFT 控制在低可变性下有效
Rinehart 等人[55]	美国加州大学欧文分校	模拟患者的闭环 GDFT 控制出血量超过手动控制
Rinehart 等人[56]	美国加州大学欧文分校	闭环系统在模拟出血情况下是一种有效的容量复苏器，并改善了医生对模拟出血的管理

注：GDFT：目标导向的液体治疗；LOS：持续时间

实操建议

这种实时临床决策支持系统（辅助流体管理系统）目前拥有 CE 标志，允许自 2017 年 3 月起在欧洲进行商业发布，并将很快获得美国 FDA 的批准。

图 28.1 显示了我们在比利时布鲁塞尔 EraSme 医院的手术室里进行腹部大手术时的闭环液体给药系统。

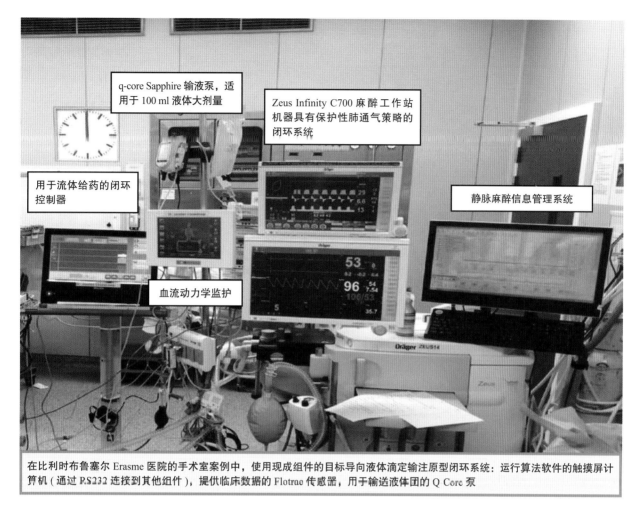

q-core Sapphire 输液泵，适用于 100 ml 液体大剂量

Zeus Infinity C700 麻醉工作站机器具有保护性肺通气策略的闭环系统

用于流体给药的闭环控制器

静脉麻醉信息管理系统

血流动力学监护

在比利时布鲁塞尔 Erasme 医院的手术室案例中，使用现成组件的目标导向液体滴定输注原型闭环系统：运行算法软件的触摸屏计算机（通过 RS232 连接到其他组件），提供临床数据的 Flotrac 传感器，用于输送液体团的 Q Core 泵

图 28.1　比利时布鲁塞尔 Erasme 大学医院的闭环液体管理系统

28.4.2 血管升压剂

血管升压药输注也显示出自动化的指数增长，特别因其是一个经常在围手术期和危重护理环境中进行测量和治疗的独特变量[61-63]。如上所述，有大量证据表明了在手术室和重症监护室中动脉压优化的临床重要性，同时也有一些证据表明手动滴定升压药可能是无效和不精确的[20]。现代化的用于围手术期和重症监护、产科和脊髓诱发性低血压[75-77]以及脓毒性休克[78]的自动升压药系统目前正在开发中。在最近的一项概念验证研究中，我们报道了使用该系统输注去甲肾上腺素可显著降低围手术期低血压的发生率到治疗时间的 3% 以下[31]。我们的团队目前正在进行多项随机对照试验，在不同类型手术中比较闭环升压药滴定和手动管理。图 28.2 显示了我们在比利时布鲁塞尔 Erasme 医院手术室中的闭环升压药输注系统。

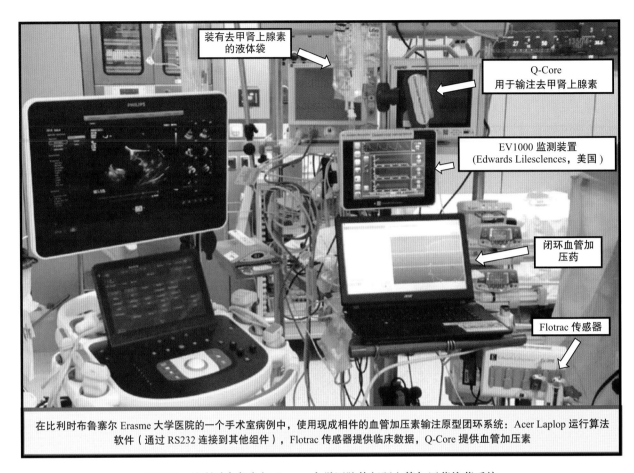

在比利时布鲁塞尔 Erasme 大学医院的一个手术室病例中，使用现成相件的血管加压素输注原型团环系统：Acer Laplop 运行算法软件（通过 RS232 连接到其他组件），Flotrac 传感器提供临床数据，Q-Core 提供血管加压素

图 28.2　比利时布鲁塞尔 Erasme 大学医院的闭环血管加压药给药系统

28.4.3　心脏功能

心脏功能尚未作为闭环药物干预的一个主题进行大量研究。这可能是心脏治疗引起的生理效应类型的自然结果 [调节速率和（或）增加变力性]，因为许多这些效应是非线性的，并且具有上限效应，即使在低输注速率下也是如此。一个明显的例外是植入式心脏起搏器，它相当先进，包含了许多层控制算法来管理其操作[79]。

据报道，有一些小组已经探索了通过闭环算法进行药物速率控制[80]，特别是心脏压力试验，其中异丙肾上腺素常被使用，尽管其他药物也可使用[81]。使用正性肌力药的研究有限，但需要额外的临床研究[82,83]。

28.4.4　血管扩张剂

如升压药一样，血管扩张剂的使用通过动脉血压来控制变量，它们的滴定是另一个非常早期的原型系统[84]。尽管如此，相对较少的研究探索了血管扩张剂滴定，这可能是因为血管扩张剂滴注的需要相对罕见以及存在过度治疗的风险。两项研究在颅内手术中[85]和心内直视手术后[86]探索了通过闭环系统的自动滴定。

28.5 未来方向

对该领域的研究进展是一个令人兴奋和富有挑战性的前景。法国巴黎的一个小组正在探索自动同时输注血管升压剂和液体的可行性，并取得了令人鼓舞的结果[87]。这无疑是朝着正确方向迈出的一步，因液体和血管升压剂的给药是相互依赖的，需要由一个"意识到"两者的系统来处理。同样，我们的小组已经报告了在高风险患者中同时使用多个但独立工作的闭环系统实施麻醉的可行性，并取得了优异表现[65,67]。

这些"简单"的自动化系统与日益流行的人工智能（AI）和机器学习领域的结合引起了人们的极大兴趣。允许自适应的 AI 系统控制液体和升压药的输注（伴随其他未来治疗方法）可能创造一个安全有效处理意外和独特情况患者的更特异的强大系统。这种最终的合作需要大量工程学和临床的交流，但潜在的益处将是相当重大的。未来前景是，是否可以使用预测分析为每个患者确定最佳低血压阈值，从而进一步个性化血流动力学治疗。此外，很可能个性化的药物滴定将基于对现有和既往有相似临床特征的患者进行智能比较的系统。这些系统将能够更准确地预测特定患者对特定药物的反应，并在他们的临床方案中使用特定的预测治疗模型。这将允许真正的"精准医疗"，是近年来重症监护和围手术期领域的现有目标。最后，AI 和高级分析将用于更好地理解各种闭环系统之间同时工作的交互作用，并帮助完善这些系统的工作方式。重要的是要始终记住，这些闭环系统的总体目标是改善每个患者的管理和临床结果[88]。

28.6 小结

总之，建立和确保正确遵守 GDHT 方案的临床益处是明确的。自动化（闭环和开环系统）增加了对这些方案的依从性，同时也减少了血流动力学的变异。近年来，闭环血流动力学系统主要集中在液体和升压药的管理，尽管有新的研究系统可以将多个自动化系统结合在一起，未来可能会用 AI 整合。这些都是未来开发的重要领域，需要额外的基础和临床研究。

要点

- 麻醉学的实践不可避免地依赖于技术。麻醉首先成为可能，然后越来越安全，现在更具创新性和功能性，主要归功于监测设备和输送技术的进步。
- 闭环血流动力学系统正以前所未有的速度发展，与手动调节系统相比，能够提高 GDHT 策略的依从性，同时还可能改善患者的结果。
- 使用闭环系统的总体目标是试图帮助临床医生在提供护理时变得更加标准化。这些系统的作者和开发者努力为我们的患者提供解决方案，使围手术期设置更加安全和更加一致（在合适的时候）。
- 闭环血流动力学系统应始终作为临床医生的辅助手段，而非替代。我们为患者及其家属提供的人性化治疗不能也不应该被机器所取代。

参考文献

[1]   Seger C, Cannesson M. Recent advances in the technology of anesthesia. F1000Res. 2020;9:F1000.

[2]   Rinehart J, Liu N, Alexander B, Cannesson M. Review article: closed-loop systems in anesthesia: is there a potential for closed-loop fuid management and hemodynamic optimization? Anesth Analg. 2012;114(1):130–43.

[3]   Michard F, Liu N, Kurz A. The future of intraoperative blood pressure management. J Clin Monit Comput. 2018;32(1):1–4.

[4]   Joosten A, Rinehart J. Part of the steamroller and not part of the road: better blood pressure management through automation. Anesth Analg. 2017;125(1):20–2.

[5]   Wesselink EM, Kappen TH, Torn HM, Slooter AJC, van Klei WA. Intraoperative hypotension and the risk of postoperative adverse outcomes: a systematic review. Br J Anaesth. 2018;121(4):706–21.

[6]   Walsh M, Devereaux PJ, Garg AX, Kurz A, Turan A, Rodseth RN, Cywinski J, Thabane L, Sessler DI. Relationship between intraoperative mean arterial pressure and clinical outcomes after noncardiac surgery: toward an empirical defnition of hypotension. Anesthesiology. 2013;119(3):507–15.

[7]   Sun LY, Wijeysundera DN, Tait GA, Beattie WS. Association of intraoperative hypotension with acute kidney injury after elective noncardiac surgery. Anesthesiology. 2015;123(3):515–23.

[8]   Sessler DI, Bloomstone JA, Aronson S, Berry C, Gan TJ, Kellum JA, Plumb J, Mythen MG, Grocott MPW, Edwards MR, et al. Perioperative quality initiative consensus statement on intraoperative blood pressure, risk and outcomes for elective surgery. Br J Anaesth. 2019;122(5):563–74.

[9]   Sessler DI, Khanna AK. Perioperative myocardial injury and the contribution of hypotension. Intensive Care Med. 2018;44(6):811–22.

[10]   Sessler DI, Meyhoff CS, Zimmerman NM, Mao G, Leslie K, Vasquez SM, Balaji P, Alvarez-Garcia J, Cavalcanti AB, Parlow JL, et al. Period-dependent associations between hypotension during and for four days after noncardiac surgery and a composite of myocardial infarction and death: a substudy of the POISE-2 trial. Anesthesiology. 2018;128(2):317–27.

[11]   Suehiro K, Joosten A, Alexander B, Cannesson M. Guiding goal directed therapy. Curr Anesthesiolol Rep. 2014;4:360–75.

[12]   Pearse R, Dawson D, Fawcett J, Rhodes A, Grounds RM, Bennett ED. Early goal-directed therapy after major surgery reduces complications and duration of hospital stay. A randomised, controlled trial[ISRCTN38797445]. Crit Care. 2005;9(6):R687–93.

[13]   Rhodes A, Cecconi M, Hamilton M, Poloniecki J, Woods J, Boyd O, Bennett D, Grounds RM. Goal directed therapy in high-risk surgical patients: a 15-year follow-up study. Intensive Care Med. 2010;36(8):1327–32.

[14]   Cannesson M, Ramsingh D, Rinehart J, Demirjian A, Vu T, Vakharia S, Imagawa D, Yu Z, Greenfeld S, Kain Z. Perioperative goal-directed therapy and postoperative outcomes in patients undergoing high-risk abdominal surgery: a historical-prospective, comparative effectiveness study. Crit Care. 2015;19:261.

[15]   Lilot M, Ehrenfeld JM, Lee C, Harrington B, Cannesson M, Rinehart J. Variability in practice and factors predictive of total crystalloid administration during abdominal surgery: retrospective two-centre analysis. Br J Anaesth. 2015;114(5):767–76.

[16]   Thacker JK, Mountford WK, Ernst FR, Krukas MR, Mythen MM. Perioperative fuid utilization variability and

association with outcomes: considerations for enhanced recovery efforts in sample US surgical populations. Ann Surg. 2016;263(3):502–10.

[17]	Minto G, Mythen MG. Perioperative fuid management: science, art or random chaos? Br J Anaesth. 2015;114(5):717–21.

[18]	Rinehart J, Ma M, Calderon MD, Bardaji A, Hafane R, Van der Linden P, Joosten A. Blood pressure variability in surgical and intensive care patients: is there a potential for closed-loop vasopressor administration? Anaesth Crit Care Pain Med. 2019;38(1):69–71.

[19]	Salmasi V, Maheshwari K, Yang D, Mascha EJ, Singh A, Sessler DI, Kurz A. Relationship between intraoperative hypotension, defned by either reduction from baseline or absolute thresholds, and acute kidney and myocardial injury after noncardiac surgery: a retrospective cohort analysis. Anesthesiology. 2017;126(1):47–65.

[20]	Futier E, Lefrant JY, Guinot PG, Godet T, Lorne E, Cuvillon P, Bertran S, Leone M, Pastene B, Piriou V, et al. Effect of individualized vs standard blood pressure management strategies on postoperative organ dysfunction among high-risk patients undergoing major surgery: a randomized clinical trial. JAMA. 2017;318(14):1346–57.

[21]	van Waes JA, van Klei WA, Wijeysundera DN, van Wolfswinkel L, Lindsay TF, Beattie WS. Association between intraoperative hypotension and myocardial injury after vascular surgery. Anesthesiology. 2016;124(1):35–44.

[22]	Vincent JL, Nielsen ND, Shapiro NI, Gerbasi ME, Grossman A, Doroff R, Zeng F, Young PJ, Russell JA. Mean arterial pressure and mortality in patients with distributive shock: a retrospective analysis of the MIMIC-III database. Ann Intensive Care. 2018;8(1):107.

[23]	Nguyen DN, Huyghens L, Parra J, Schiettecatte J, Smitz J, Vincent JL. Hypotension and a positive fuid balance are associated with delirium in patients with shock. PLoS One. 2018;13(8):e0200495.

[24]	Cengic S, Zuberi M, Bansal V, Ratzlaff R, Rodrigues E, Festic E. Hypotension after intensive care unit drop-off in adult cardiac surgery patients. World J Crit Care Med. 2020;9(2):20–30.

[25]	Rots ML, Fassaert LMM, Kappelle LJ, de Groot MCH, Haitjema S, Bonati LH, van Klei WA, de Borst GJ. Intra-operative hypotension is a risk factor for post-operative silent brain ischaemia in patients with pre-operative hypertension undergoing carotid endarterectomy. Eur J Vasc Endovasc Surg. 2020;59(4):526–34.

[26]	Alghanem SM, Massad IM, Almustafa MM, Al-Shwiat LH, El-Masri MK, Samarah OQ, Khalil OA, Ahmad M. Relationship between intra-operative hypotension and post-operative complications in traumatic hip surgery. Indian J Anaesth. 2020;64(1):18–23.

[27]	Ahuja S, Mascha EJ, Yang D, Maheshwari K, Cohen B, Khanna AK, Ruetzler K, Turan A, Sessler DI. Associations of intraoperative radial arterial systolic, diastolic, mean, and pulse pressures with myocardial and acute kidney injury after noncardiac surgery: a retrospective cohort analysis. Anesthesiology. 2020;132(2):291–306.

[28]	Roshanov PS, Sheth T, Duceppe E, Tandon V, Bessissow A, Chan MTV, Butler C, Chow BJW, Khan JS, Devereaux PJ. Relationship between perioperative hypotension and perioperative cardiovascular events in patients with coronary artery disease undergoing major noncardiac surgery. Anesthesiology. 2019;130(5):756–66.

[29]	Maheshwari K, Nathanson BH, Munson SH, Khangulov V, Stevens M, Badani H, Khanna AK, Sessler DI. The relationship between ICU hypotension and in-hospital mortality and morbidity in septic patients. Intensive Care Med. 2018;44(6):857–67.

[30]	Chong MA, Wang Y, Berbenetz NM, McConachie I. Does goal-directed haemodynamic and fuid therapy improve peri-operative outcomes?: a systematic review and meta-analysis. Eur J Anaesthesiol. 2018;35(7):469–83.

[31] Joosten A, Alexander B, Duranteau J, Taccone FS, Creteur J, Vincent JL, Cannesson M, Rinehart J. Feasibility of closed-loop titration of norepinephrine infusion in patients undergoing moderate- and high-risk surgery. Br J Anaesth. 2019;123(4):430–8.

[32] Joosten A, Coeckelenbergh S, Alexander B, Cannesson M, Rinehart J. Feasibility of computer assisted vasopressor infusion using continuous noninvasive blood pressure monitoring in high-risk patients undergoing renal transplant surgery. Anaesth Crit Care Pain Med. 2020;39(5):623–4.

[33] Rinehart J, Cannesson M, Weeraman S, Barvais L, Obbergh LV, Joosten A. Closed-loop control of vasopressor administration in patients undergoing cardiac revascularization surgery. J Cardiothorac Vasc Anesth. 2020;34(11):3081–5.

[34] Ngan Kee WD, Khaw KS, Ng FF, Tam YH. Randomized comparison of closed-loop feedback computer-controlled with manual-controlled infusion of phenylephrine for maintaining arterial pressure during spinal anaesthesia for caesarean delivery. Br J Anaesth. 2013;110(1):59–65.

[35] Rinehart J, Lilot M, Lee C, Joosten A, Huynh T, Canales C, Imagawa D, Demirjian A, Cannesson M. Closed-loop assisted versus manual goal-directed fuid therapy during high-risk abdominal surgery: a case-control study with propensity matching. Crit Care. 2015;19:94.

[36] Shin CH, Long DR, McLean D, Grabitz SD, Ladha K, Timm FP, Thevathasan T, Pieretti A, Ferrone C, Hoeft A, et al. Effects of intraoperative fuid management on postoperative outcomes: a hospital registry study. Ann Surg. 2018;267(6):1084–92.

[37] Vallet B, Blanloeil Y, Cholley B, Orliaguet G, Pierre S, Tavernier B. Guidelines for perioperative haemodynamic optimization. Ann Fr Anesth Reanim. 2013;32(10):e151–8.

[38] Miller TE, Roche AM, Gan TJ. Poor adoption of hemodynamic optimization during major surgery: are we practicing substandard care? Anesth Analg. 2011;112(6):1274–6.

[39] Joosten A, Rinehart J, Cannesson M. Perioperative goal directed therapy: evidence and compliance are two sides of the same coin. Rev Esp Anestesiol Reanim. 2015;62(4):181–3.

[40] Molliex S, Passot S, Morel J, Futier E, Lefrant JY, Constantin JM, Le Manach Y, Pereira B. A multicentre observational study on management of general anaesthesia in elderly patients at high-risk of postoperative adverse outcomes. Anaesth Crit Care Pain Med. 2019;38(1):15–23.

[41] Spanjersberg WR, Bergs EA, Mushkudiani N, Klimek M, Schipper IB. Protocol compliance and time management in blunt trauma resuscitation. Emerg Med J. 2009;26(1):23–7.

[42] Lipton JA, Barendse RJ, Schinkel AF, Akkerhuis KM, Simoons ML, Sijbrands EJ. Impact of an alerting clinical decision support system for glucose control on protocol compliance and glycemic control in the intensive cardiac care unit. Diabetes Technol Ther. 2011;13(3):343–9.

[43] Godier A, Bacus M, Kipnis E, Tavernier B, Guidat A, Rauch A, Drumez E, Susen S, Garrigue-Huet D. Compliance with evidence-based clinical management guidelines in bleeding trauma patients. Br J Anaesth. 2016;117(5):592–600.

[44] Zaouter C, Joosten A, Rinehart J, Struys M, Hemmerling TM. Autonomous systems in anesthesia: where do we stand in 2020? A narrative review. Anesth Analg. 2020;130(5):1120–32.

[45] Coeckelenbergh S, Zaouter C, Alexander B, Cannesson M, Rinehart J, Duranteau J, Van der Linden P, Joosten A. Automated systems for perioperative goal-directed hemodynamic therapy. J Anesth. 2020;34(1):104–14.

[46] Connor CW. Artifcial intelligence and machine learning in anesthesiology. Anesthesiology. 2019;131(6): 1346–59.

[47] Komorowski M, Celi LA. The artifcial intelligence clinician learns optimal treatment strategies for sepsis in intensive care. Nat Med. 2018;24(11):1716–20.

[48] Alexander JC, Joshi GP. Anesthesiology, automation, and artifcial intelligence. Proc (Baylor Univ Med Cent). 2018;31(1):117–9.

[49] Wijnberge M, Geerts BF, Hol L, Lemmers N, Mulder MP, Berge P, Schenk J, Terwindt LE, Hollmann MW, Vlaar AP, et al. Effect of a machine learning-derived early warning system for intraoperative hypotension vs standard care on depth and duration of intraoperative hypotension during elective noncardiac surgery: the HYPE randomized clinical trial. JAMA. 2020;323(11):1052–60.

[50] Kong E, Nicolaou N, Vizcaychipi MP. Hemodynamic stability of closed-loop anesthesia systems: a systematic review. Minerva Anestesiol. 2020;86(1):76–87.

[51] Bowman RJ, Westenskow DR. A microcomputer based fuid infusion system for the resuscitation of burn patients. IEEE Trans Biomed Eng. 1981;28(6):475–9.

[52] Blankenship HB, Wallace FD, Pacifco AD. Clinical application of closed-loop postoperative autotransfusion. Med Prog Technol. 1990;16(1–2):89–93.

[53] Hoskins SL, Elgjo GI, Lu J, Ying H, Grady JJ, Herndon DN, Kramer GC. Closed-loop resuscitation of burn shock. J Burn Care Res. 2006;27(3):377–85.

[54] Chaisson NF, Kirschner RA, Deyo DJ, Lopez JA, Prough DS, Kramer GC. Near-infrared spectroscopy guided closed-loop resuscitation of hemorrhage. J Trauma. 2003;54(5 Suppl):S183–92.

[55] Rinehart J, Alexander B, Le Manach Y, Hofer C, Tavernier B, Kain ZN, Cannesson M. Evaluation of a novel closed-loop fuid-administration system based on dynamic predictors of fuid responsiveness: an in silico simulation study. Crit Care. 2011;15(6):R278.

[56] Rinehart J, Chung E, Canales C, Cannesson M. Intraoperative stroke volume optimization using stroke volume, arterial pressure, and heart rate: closed-loop (learning intravenous resuscitator) versus anesthesiologists. J Cardiothorac Vasc Anesth. 2012;26(5):933–9.

[57] Rollins KE, Lobo DN. Intraoperative goal-directed fuid therapy in elective major abdominal surgery: a meta-analysis of randomized controlled trials. Ann Surg. 2016;263(3):465–76.

[58] Ripolles-Melchor J, Espinosa A, Martinez-Hurtado E, Abad-Gurumeta A, Casans-Frances R, Fernandez Perez C, Lopez-Timoneda F, Calvo-Vecino JM. Perioperative goal-directed hemodynamic therapy in noncardiac surgery: a systematic review and metaanalysis. J Clin Anesth. 2016;28:105–15.

[59] Ramsingh DS, Sanghvi C, Gamboa J, Cannesson M, Applegate RL 2nd. Outcome impact of goal directed fuid therapy during high risk abdominal surgery in low to moderate risk patients: a randomized controlled trial. J Clin Monit Comput. 2013;27(3):249–57.

[60] Joosten A, Coeckelenbergh S, Delaporte A, Ickx B, Closset J, Roumeguere T, Barvais L, Van Obbergh L, Cannesson M, Rinehart J, et al. Implementation of closed-loop-assisted intra-operative goal-directed fuid therapy during major abdominal surgery: a case-control study with propensity matching. Eur J Anaesthesiol. 2018;35(9):650–8.

[61] Joosten A, Huynh T, Suehiro K, Canales C, Cannesson M, Rinehart J. Goal-directed fuid therapy with closed-loop assistance during moderate risk surgery using noninvasive cardiac output monitoring: a pilot study. Br J Anaesth.

2015;114(6):886–92.

[62] Joosten A, Delaporte A, Ickx B, Touihri K, Stany I, Barvais L, Van Obbergh L, Loi P, Rinehart J, Cannesson M, et al. Crystalloid versus colloid for intraoperative goal-directed fuid therapy using a closed-loop system: a randomized, double blinded, controlled trial in major abdominal surgery. Anesthesiology. 2018;128(1):55–66.

[63] Joosten A, Delaporte A, Mortier J, Ickx B, Van Obbergh L, Vincent JL, Cannesson M, Rinehart J, Van der Linden P. Long-term impact of crystalloid versus colloid solutions on renal function and disability free survival after major abdominal surgery. Anesthesiology. 2019;130(2):227–36.

[64] Joosten A, Raj Lawrence S, Colesnicenco A, Coeckelenbergh S, Vincent JL, Van der Linden P, Cannesson M, Rinehart J. Personalized versus protocolized fuid management using noninvasive hemodynamic monitoring (Clearsight system) in patients undergoing moderate-risk abdominal surgery. Anesth Analg. 2019;129(1):e8–e12.

[65] Joosten A, Jame V, Alexander B, Chazot T, Liu N, Cannesson M, Rinehart J, Barvais L. Feasibility of fully automated hypnosis, analgesia, and fuid management using 2 independent closed-loop systems during major vascular surgery: a pilot study. Anesth Analg. 2019;128(6):e88–92.

[66] Lilot M, Bellon A, Gueugnon M, Laplace MC, Baffeleuf B, Hacquard P, Barthomeuf F, Parent C, Tran T, Soubirou JL, et al. Comparison of cardiac output optimization with an automated closed-loop goal-directed fuid therapy versus non standardized manual fuid administration during elective abdominal surgery: frst prospective randomized controlled trial. J Clin Monit Comput. 2018;32(6):993–1003.

[67] Joosten A, Delaporte A, Cannesson M, Rinehart J, Dewilde JP, Van Obbergh L, Barvais L. Fully automated anesthesia and fuid management using multiple physiologic closed-loop systems in a patient undergoing high-risk surgery. A & A Case Rep. 2016;7(12):260–5.

[68] Rinehart J, Le Manach Y, Douiri H, Lee C, Lilot M, Le K, Canales C, Cannesson M. First closed-loop goal directed fuid therapy during surgery: a pilot study. Ann Fr Anesth Reanim. 2014;33(3):e35–41.

[69] Rinehart J, Lee C, Canales C, Kong A, Kain Z, Cannesson M. Closed-loop fuid administration compared to anesthesiologist management for hemodynamic optimization and resuscitation during surgery: an in vivo study. Anesth Analg. 2013;117(5):1119–29.

[70] Jin X, Bighamian R, Hahn JO. Development and in silico evaluation of a model-based closed-loop fuid resuscitation control algorithm. IEEE Transac Biomed Eng. 2018;66(7):1905–14.

[71] Gholami B, Haddad WM, Bailey JM, Geist B, Ueyama Y, Muir WW. A pilot study evaluating adaptive closed-loop fuid resuscitation during states of absolute and relative hypovolemia in dogs. J Vet Emerg Crit Care (San Antonio). 2018;28(5):436–46.

[72] Hundeshagen G, Kramer GC, Ribeiro Marques N, Salter MG, Koutrouvelis AK, Li H, Solanki DR, Indrikovs A, Seeton R, Henkel SN, et al. Closed-loop and decision-assist-guided fuid therapy of human hemorrhage. Crit Care Med. 2017;45(10):e1068–74.

[73] Joosten A, Alexander B, Delaporte A, Lilot M, Rinehart J, Cannesson M. Perioperative goal directed therapy using automated closed-loop fuid management: the future? Anaesthesiol Intens Ther. 2015;47(5):517–23.

[74] Joosten A, Hafane R, Pustetto M, Van Obbergh L, Quackels T, Buggenhout A, Vincent JL, Ickx B, Rinehart J. Practical impact of a decision support for goal-directed fuid therapy on protocol adherence: a clinical implementation study in patients undergoing major abdominal surgery. J Clin Monit Comput. 2019;33(1):15–24.

[75] Ngan Kee WD, Tam YH, Khaw KS, Ng FF, Lee SW. Closed-loop feedback computer-controlled phenylephrine

for maintenance of blood pressure during spinal anesthesia for cesarean delivery: a randomized trial comparing automated boluses versus infusion. Anesth Analg. 2017;125(1):117–23.

[76] Ngan Kee WD, Khaw KS, Tam YH, Ng FF, Lee SW. Performance of a closed-loop feedback computer-controlled infusion system for maintaining blood pressure during spinal anaesthesia for caesarean section: a randomized controlled comparison of norepinephrine versus phenylephrine. J Clin Monit Comput. 2017;31(3):617–23.

[77] Ngan Kee WD, Tam YH, Khaw KS, Ng FF, Critchley LA, Karmakar MK. Closed-loop feedback computer controlled infusion of phenylephrine for maintaining blood pressure during spinal anaesthesia for caesarean section: a preliminary descriptive study. Anaesthesia. 2007;62(12):1251–6.

[78] Merouani M, Guignard B, Vincent F, Borron SW, Karoubi P, Fosse JP, Cohen Y, Clec'h C, Vicaut E, Marbeuf-Gueye C, et al. Norepinephrine weaning in septic shock patients by closed loop control based on fuzzy logic. Crit Care. 2008;12(6):R155.

[79] Tjong FV, Reddy VY. Permanent leadless cardiac pacemaker therapy: a comprehensive review. Circulation. 2017;135(15):1458–70.

[80] Sarabadani Tafreshi A, Klamroth-Marganska V, Nussbaumer S, Riener R. Real-time closed-loop control of human heart rate and blood pressure. IEEE Trans Biomed Eng. 2015;62(5):1434–42.

[81] Valcke CP, Chizeck HJ. Closed-loop drug infusion for control of heart-rate trajectory in pharma cological stress tests. IEEE Trans Biomed Eng. 1997;44(3):185–95.

[82] Uemura K, Kawada T, Zheng C, Sugimachi M. Less invasive and inotrope-reduction approach to automated closed-loop control of hemodynamics in decompensated heart failure. IEEE Trans Biomed Eng. 2016;63(8):1699–708.

[83] Osswald S, Cron T, Gradel C, Hilti P, Lippert M, Strobel J, Schaldach M, Buser P, Pfsterer M. Closed loop stimulation using intracardiac impedance as a sensor principle: correlation of right ventricular dP/dtmax and intracardiac impedance during dobutamine stress test. Pacing Clin Electrophysiol. 2000;23(10 Pt 1):1502–8.

[84] Hammond JJ, Kirkendall WM, Calfee RV. Hypertensive crisis managed by computer controlled infusion of sodium nitroprusside: a model for the closed loop administration of short acting vasoactive agents. Comput Biomed Res. 1979;12(2):97–108.

[85] Mackenzie AF, Colvin JR, Kenny GN, Bisset WI. Closed loop control of arterial hypertension following intracranial surgery using sodium nitroprus side. A comparison of intra-operative halothane or isofurane. Anaesthesia. 1993;48(3):202–4.

[86] Bednarski P, Siclari F, Voigt A, Demertzis S, Lau G. Use of a computerized closed-loop sodium nitroprusside titration system for antihypertensive treatment after open heart surgery. Crit Care Med. 1990;18(10):1061–5.

[87] Libert N, Chenegros G, Harrois A, Baudry N, Decante B, Cordurie G, Benosman R, Mercier O, Vicaut E, Duranteau J. Performance of closed-loop resuscitation in a pig model of haemorrhagic shock with fuid alone or in combination with norepinephrine, a pilot study. J Clin Monit Comput. 2020. Epub ahead of print.

[88] Joosten A, Rinehart J, Bardaji A, Van der Linden P, Jame V, Van Obbergh L, Alexander B, Cannesson M, Vacas S, Liu N, et al. Anesthetic management using multiple closed-loop systems and delayed neurocognitive recovery: a randomized controlled trial. Anesthesiology. 2020;132(2):253–66.

29. 人工智能和预测分析

伊隆卡·N. 德·凯泽（Ilonka N. de Keijzer），西蒙·T. 维斯蒂森（Simon T. Vistisen），托马斯·W. L. 舍仁（Thomas W. L. Scheeren）

29.1 概述

人工智能（AI）是一个非常宽泛的术语，有多种定义，甚至对这些定义有几种解释。因此，AI 一词出现在许多社会环境中，在医学中也是如此。特别是，机器学习（AI 技术的一个子集）是一种经常应用于血流动力学监测的方法，以预测未来的血流动力学事件。术语预测分析同样是一个具有广泛定义的术语和诠释。然而，由于本章侧重于血流动力学监测领域内的人工智能和预测分析，因此它将关注不良血流动力学事件的预测，如低血压或心动过速，是基于血流动力学监测的时间序列数据的高级分析。

我们将首先介绍高级预测分析技术应用于连续血流动力学监测数据的一般方法，并定义该方法中使用的术语，这将通过一个实践中的例子来说明。

29.2 预测分析的通用术语

假设我们想要预测接下来 5 分钟内发生心动过速的风险，比如说每分钟心率超过 130 次，因这可能被认为是一种不良的血流动力学事件[1]。显然，我们需要将预测建立在数据的基础上，心电图的分析似乎是一个直观的起点。也许其他重要的时间序列监测模型，如体积描记法和动脉血压，或患者临床特征和药物治疗的基础特征，也可能在数据源列表上，研究者用来制定假设，包含心率的未来预测信息。

定义了所需的数据源后，研究人员必须思考和计划最终数据分析的各个步骤，以得出心动过速预测性能的结果。临床示例的最终目标是预测模型，可在接下来的 5 分钟内的任何时间点及时预测是否会发生心动过速。预测模型本质上是或多或少高级的数学模型，被训练基于若干称为"特征"的输入数据源输出一个预测分数，并且该预测分数被认为能够以一定的准确度预测感兴趣的结果。结果通常二分类为事件或非事件（所谓的标签），例如心动过速或非心动过速，这通常意味着当（在本例中）心动过速的风险较高时，预测得分较高。如果预测模型运行良好，从特征中总结的预测分数可以正确地预测标签，并且只有少量的假预测。

输入特征可以是单个数字，例如，对于年龄和性别，但是对于血流动力学监测，我们很少会认为原始 ECG 本身就是一个特征。ECG 是一个高分辨率的时间序列（例如，一个电压水平的测量每秒

100~1000 次且信号经过滤波处理）。一个电压水平的每个单独的毫秒级数字实际上从不用于预测；而是来源于 ECG 波形的特性（例如，特征），以用于总结 ECG 中包含的信息。对于心动过速的预测，一个明显的特征是心率的衍生识别，包括单个 R 尖峰和它们之间的时间间隔的计算，可能是几个 RR 间隔的平均值的计算。ECG 的其他特征可以是心率变异的测量、QT 间期、可能导出的呼吸率，或者在过去几分钟内心率变化。与心率变化相比，QT 间期直觉上不像一个特征，但研究人员可以在这个探索发展阶段选择任何潜在感兴趣的概括特征并可能发现未知的生理关系,如果预测模型允许如此解释。并且这些特征也可以来源于其他信号，如动脉血压波形或光电容积描记信号。

为了总结血流动力学监测中预测分析的总体工作流程,我们希望能够预测一些临床问题——标签，基于采集的大量（预处理的）时间序列监测数据，被总结成若干个特征。特征提取之后可以进行或不进行特征评估，例如评估特征的内部相关性，之后将它们输入到一个或多个预测模型中，最终输出预测分数以评估标签；参见图 29.1。

预测分数通常是计算出的事件概率的可解释数字，例如低血压预测指数（HPI）[2]，或者可以具有任意级别，取决于特征和预测模型的选择。无论哪种方式，预测分数旨在预测标签。同时，预测分数的某个阈值应该能够以某个精确度预测标签，例如可以区分将发生的事件与非事件。

实操建议

预测分析的目的是能够预测一些临床问题，基于大量（预处理的）时间序列监测数据的获取，监测数据被归纳为数字或特征。特征在输入到一个或多个预测模型之前进行内部相关性评估。最后，可以在不同模型之间比较模型性能，以选择最适合预测临床问题的模型。

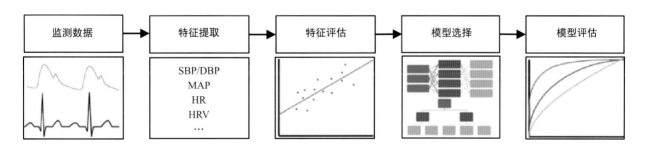

图 29.1　血流动力学时间序列监测的预测分析工作流程

29.3 预测分析评估

评估预测模型的典型方法是，在收集所有必需的数据后，将整个数据集分为训练和测试数据集（最好是可以从外部获取的第三个验证数据集）。通过这种方式，预测模型可以在如上所述的训练集上开发，而模型对测试集一无所知。一旦建立了模型，通过检查基于训练数据集开发的模型，能够通过预测测试数据集中的事件以及可能的第三外部验证数据集中的事件来评估模型性能（图 29.2）。

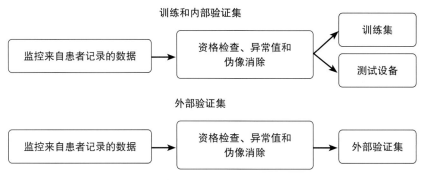

图 29.2 如何评估预测分析模型的示意图

当预测任务涉及二分结果（如心动过速在短期内存在或不存在）时，通常使用受试者工作特征（ROC）曲线统计来报告模型性能。ROC 曲线是预测分数在所有可能阈值下识别事件（如心动过速）和非事件（如无心动过速）的可视化图形。例如，在每个可能阈值下的综合灵敏度和特异度。

所有事件预测得分的极端值（通常是最低），例如心动过速，都将被正确预测——100% 的敏感度，而所有非事件都将被错误分类——0% 特异度。如果模型运行良好，从极限水平逐渐增加预测分数阈值将显著增加特异性，而不会降低敏感性。这种情况会持续到阈值达到一定水平，此时特异性的增加是以不可接受的灵敏性散失为代价的。以这种方式从一个极端到另一个极端地改变阈值基本上就是 ROC 曲线创建／绘制的过程。存在各种算法可以用来选择最佳阈值，如 Youden 指数，使灵敏性和特异性之和最大化，但最终阈值应由随时间而变化的临床设置决定。此外，在血流动力学监测的预测分析中确定最佳阈值可以被认为是一项筛选任务，其中特异性通常优于灵敏性（不包括 Youden 指数方法）。这是因为随着时间的推移，相对于血流动力学稳定的主要时期，恶化是罕见的事件，并且通常情况下，高频率的假警报会导致临床医生产生警报疲劳。

然而，在模型开发阶段，研究人员通常希望确保模型是基于训练和验证数据集中案例和非案例的平衡而开发的。事件前和非事件前具有数据的窗口被同等地提取，即使可能不反映临床现实。如果存在同一个事件被用于训练和验证数据集的创建，那么该模型基本上是不合理的。所有评估措施都是基于确定发生了什么事件，例如心动过速，以及何时发生。以这种方式导出的模型的后续临床实施预计在实践中显著不同，因为提交给模型的连续数据集可能会有显著不同[3]。

评估的另一个重要方面是将模型性能与可感知的参考模型进行比较。做判断性分析的研究人员应该明确，高级模型不仅是一辆用来过河取水的大型悍马。在心动过速预测中，模型性能报告不应局限于 ROC 曲线面积和其他 ROC 统计以及对掷硬币式的 ROC 曲线面积为 0.5 进行检验。基于心率及其随时间发展（例如 1 分钟的导数）的简单且临床上直观的预测模型可以用作合理的比较模型，新开发的先进的预测分析算法应该胜过该模型。如果新模型优于简单模型，下一个问题是可解释性。如果心动过速在临床上并不突出，并且如果已知预测模型与合理的参考模型相比仅在一定程度上（即使在统计学上显著）更好地预测事件，当临床医生从难以解释的算法中获知即将到来的心动过速时，他们可能不太相信该预测，当然可能不会主动治疗。例如，如果当前心率相当低（比如 50 bpm），与当前心率在 120 bpm 左右时相比，患者在短期内不太可能发展成心动过速。预测分析数据科学家应该考虑模型的可解释性需求和高预测性能需求之间的反比关系。如果目标是临床接受和实施，则算法的可解释性越差，对优秀预测准确性的需求就越高。

实操建议

在开发预测模型时，与简单的生理直观模型相比，预测模型的复杂性和可解释性应与增加的预测性能进行权衡。如果目标是临床接受和实施，则算法的可解释性越差，对卓越预测准确性的要求就越高。

29.4 预测分析的应用

已经进行了几项关于预测 ICU 中低血压的研究 [2,4-11]。重症监护医疗信息中心（MIMIC）数据库已被大多数研究用于开发和训练预测模型。MIMIC 数据库保存了来自 ICU 入院记录的数千份患者信息。从这些数据中，生命体征的特征和患者临床信息被用于不同的模型以预测动脉低血压。所有这些文章都报道了所使用的特征提取方法。在这些研究中，只有两项 [6,10] 进行了因果数据提取。唯有另外两个算法将他们的模型与参考模型进行了比较 [5,7]。HPI[5] 显示提前 5 分钟对动脉性低血压进行预测，ROC 曲线下面积（AUROC）才最大 [AUROC 0.97，灵敏度 92%，特异度 92%，阳性预测值（PPV）88.8%，阴性预测值（NPV）94.4%]。使用来自两个中心的回顾性数据对 HPI 进行了实时测试，并在低血压事件前 5 分钟显示出了较高的预测值（AUROC 0.926，灵敏度 85.8%，特异度 85.8%），因此优于包含平均动脉压和 3 分钟窗口内平均动脉压变化的参考模型 [2]。另一个表现良好的算法是超级学习者算法（AUROC 0.929，灵敏度 59%，特异度 96%，PPV 77%，NPV 91%，准确率 89%）[11]。并非所有文章都报道了 AUROC；然而，在其中两项研究中，报告了灵敏性和特异性 [6,10]，最后一项研究报告的准确性仅比基于平均动脉压的预测高 13.7%[7]。

3 项不同的研究侧重于预测麻醉诱导后立即发生的动脉低血压（诱导后低血压），可能是大多数麻醉剂的血管麻痹和负性肌力作用的结果 [12-14]。在这些研究中，模型以患者临床特征、生命体征、并发症和服用药物为特征建立。使用了不同的预测窗口；在一项研究中，从麻醉开始到插管的时间被用作窗口 [12]，第二项研究仅使用第一平均动脉压和第一峰值吸气压以及其他特征 [13]，最后一项研究使用基线心率和动脉血压 [14]。这些模型都没有经过实时测试，没有与参考模型相比，也未经过因果数据提取。由 Lin 等人开发的人工神经网络模型显示了 AUROC 最佳预测值为 0.893（灵敏度 76.4%，特异度 85.6%，准确性 82.3%），这是令人惊讶的，因为所使用的特征是由临床医生选择的，而不是基于事件和非事件之间的区分能力进行统计选择 [14]。

此外，两项研究旨在预测 ICU 中的心动过速 [1,15]。他们都使用生命体征的特征来预测心动过速，一个使用正则化套索逻辑回归选择特征 [1]，而另一个使用先前研究中选择的心率变异性（HRV）特征，并增加了 3 个呼吸率变异性（RRV）特征 [15]。这两个已开发的模型没有与参考模型进行比较或进行实时测试，两个队列都进行了因果数据提取。在这两项研究中，事件与非事件是 1 : 1 匹配的。具有 11 个 HRV 和 3 个 RRV 特征的人工神经网络模型优于另一个模型 [15]，能够以 0.93 的 AUROC 提前 1 小时预测心动过速（灵敏度 88.2%，特异度 82.4%，PPV 83.3%，NPV 87.5%，准确性 85.3%）。另一项研究旨在通过评估不同模型的预测能力来预测插管后心动过速[16]。具有 8 个手工制作特征（通过探索性数据分析过程选择有希望的特征）的逻辑回归模型显示了最佳结果，AUROC 为 0.85（准确度 80.5%，精确度 79.9%，召回率 85.1%）。该模型也没有与参考模型进行比较，也没有进行实时测试。

总之，临床使用预测分析预测不良血流动力学事件的证据正不断出现，并显示出有希望的结果。然而，在常规临床护理中应用这些模型前，需要进行更多的实时测试，与更直观、更容易理解的简单模型相比，大多数模型的复杂性是否显著提高了预测需要被评估。

实操建议

比较不同的模型仍然很困难。模型性能通常使用受试者操作特征（ROC）曲线统计、灵敏性和特异性来报告。特异性通常优先于灵敏性，因为高频率的假警报可能导致临床医生产生警报疲劳。

要点

- 预测分析——AI 技术的一个子集，是一种经常应用于预测未来血流动力学事件的方法，基于血流动力学监测时间序列数据的高级分析。
- 预测模型的输入特征可以是如年龄和性别的单个数据，但是对于血流动力学监测，ECG 或血压来源的特征通常构成算法的基础。
- 为了创建预测模型，将特征输送到一个或多个预测模型之前需要从监控数据中提取并且优选评估。然后模型可以被比较以选择性能最佳的模型。
- 当预测任务涉及二分性结果（如近期出现或不出现心动过速）时，通常使用受试者工作特征（ROC）曲线统计来报告模型性能。
- 预测模型应该与合理的参考模型进行比较，以评估它们的附加价值。
- 预测模型显示了有希望的结果，但目前只有少数用于临床实践。

参考文献

[1] Yoon JH, Mu L, Dubrawski A, Hravnak M, et al. Predicting tachycardia as surrogate for instability in the intensive care unit. J Clin Monit Comput. 2019;33:973–85.

[2] Davies SJ, Vistisen ST, Jian Z, et al. Ability of an arterial waveform analysis-derived hypotension prediction index to predict future hypotensive events in surgical patients. Anesth Analg. 2020;130:352–9.

[3] Vistisen ST, Johnson AEW, Scheeren TWL. Predicting vital sign deterioration with artifcial intelligence or machine learning. J Clin Monit Comput. 2019;33:949–51.

[4] Donald R, Howells T, Piper I, et al. Forewarning of hypotensive events using Bayesian artifcial neural network in

neurocritical care. J Clin Monit Comput. 2019;33:39–51.

[5] Hatib F, Jian Z, Buddi S, et al. Machine-learning algorithm to predict hypotension based on high-fdelity arterial pressure waveform analysis. Anesthesiology. 2018;129:663–74.

[6] Jiang D, Peng C, Chen Y, et al. Probability distribution pattern analysis and its application in the acute hypotensive episode prediction. Measurement. 2017;14:180–91.

[7] Kim SH, Li L, Faloutsos C, et al. HeartCast: predicting acute hypotensive episodes in intensive care units. Stat Methodol. 2016;33:1–13.

[8] Lee J, Mark RG. An investigation of patterns in hemodynamic data indicative of impending hypotension in intensive care. Biomed Eng Online. 2010;9:62.

[9] Moghadam MC, Abas EMK, Bagherzadeh N, et al. A machine-learning approach to predicting hypotensive events in ICU settings. Comput Biol Med. 2020;118:103626.

[10] Rocha T, Paredes S, de Carvalho P, et al. Prediction of acute hypotensive episodes by means of neural network multi-models. Comput Biol Med. 2011;41:881–90.

[11] Cherifa M, Blet A, Chambas A, et al. Prediction of an acute hypotensive episode during an ICU hospitalization with a super learner machine-learning algorithm. Anesth Analg. 2020;130:1157–66.

[12] Kang AR, Lee J, Jung W, et al. Development of a prediction model for hypotension after induction of anesthesia using machine learning. PLoS One. 2020;15:e0231172.

[13] Kendale S, Kulkarni P, Rosenberg AD, et al. Supervised machine-learning predictive analytics for prediction of post induction hypotension. Anesthesiology. 2018;129:675–88.

[14] Lin CS, Chang CC, Chiu JS, et al. Application of an artifcial neural network to predict post induction hypotension during general anesthesia. Med Decis Making. 2011;31:308–14.

[15] Lee H, Shin SY, Seo M, et al. Prediction of ventricular tachycardia one hour before occurrence using artifcial neural networks. Sci Rep. 2016;6:32390.

[16] Kim H, Jeong YS, Kang AR, et al. Prediction of post intubation tachycardia using machine-learning models. Appl Sci. 2020;10:115.

30. 结论性意见

米哈伊尔·Y. 基洛夫（Mikhail Y. Kirov），弗谢沃洛德·V. 库扎科夫（Vsevolod V. Kuzkov），贝恩德·绍格尔（Bernd Saugel）

这本书给出了血流动力学监测方法的概述。图 30.1 总结了血流动力学监测的水平。对于低风险手术患者和血流动力学稳定的 ICU 患者，无创常规监测就足够，而患有心血管 - 呼吸系统共病、危重疾病和高风险手术干预的患者需要更多的有创方法。例如，复杂的择期手术中的有创血压监测、多普勒技术和脉搏波分析（Ⅰ~Ⅲ级）或心脏手术或顽固性休克患者的指示剂稀释法（Ⅳ~Ⅴ级）。超声心动图可以补充血流动力学监测。功能性血流动力学监测考虑了临床过程中给定时间点的患者生理，因此有助于个体化治疗。微循环监测方法以及其他新技术仍然需要在不同的患者群体和临床环境中进一步验证。

随着疾病的严重程度和有创治疗（例如，体外生命支持、肾脏替代治疗）的风险增加，监测技术的仪器库也应增加。因此，复杂的有创血流动力学监测是为最危重的患者保留的，在这些患者中不良结果和并发症的风险很高。最后，任何血流动力学监测方法的安全性和有效性都应该在循证治疗方案的背景下考虑，因为不是监测本身，而是基于监测的血流动力学变量精确控制的干预措施甚至可以改善患者的结果。

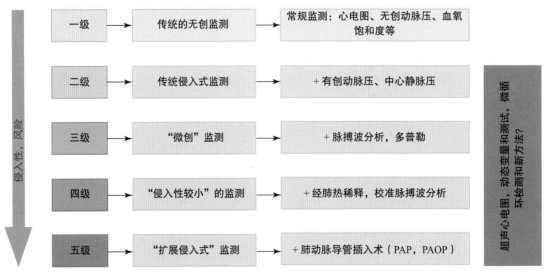

图 30.1 血流动力学监测的水平

ECG：心电图；SpO$_2$：脉搏血氧饱和度；EtCO$_2$：呼气末二氧化碳；PAP：肺动脉压；PAOP：肺动脉闭塞压